杏林求真

中草药制剂穴位植入疗法

傅云祥 著

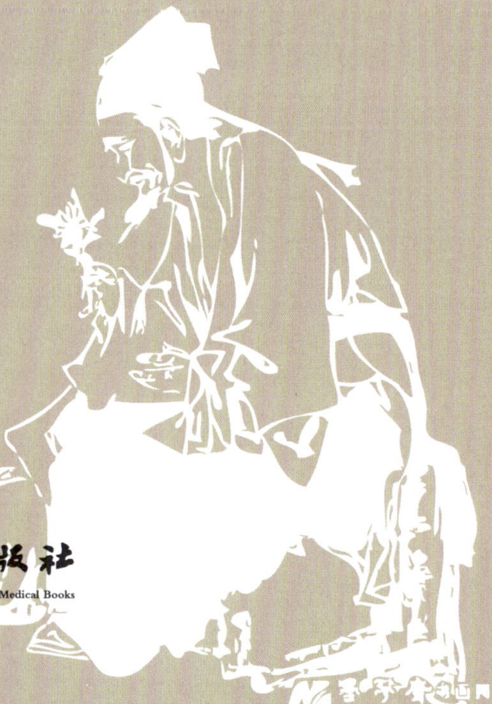

中医古籍出版社
Publishing House of Ancient Chinese Medical Books

图书在版编目（CIP）数据

杏林求真 ：中草药制剂穴位植入疗法 / 傅云祥著 -- 北京 ：中医古籍出版社，2025. 6.
ISBN 978-7-5152-2976-8

Ⅰ. R245.9

中国国家版本馆 CIP 数据核字第 2024E124P2 号

杏林求真：中草药制剂穴位植入疗法

傅云祥　著

责任编辑　刘　婷
封面设计　北京宝蕾元科技发展有限责任公司
出版发行　中医古籍出版社
社　　址　北京市东城区东直门内南小街 16 号（100700）
电　　话　010-64089446（总编室）　010-64002949（发行部）
网　　址　www.zhongyiguji.com.cn
印　　刷　北京中献拓方科技发展有限公司
开　　本　710mm × 1000mm　1/16
印　　张　30
字　　数　430 千字
版　　次　2025 年 6 月第 1 版　2025 年 6 月第 1 次印刷
书　　号　ISBN 978-7-5152-2976-8
定　　价　258.00 元

作者简介

傅云祥，1942 年 10 月出生于浙江省丽水市雅溪镇何宅村。自幼家境贫寒，长期目睹乡亲饱受缺医少药之苦，因而立志学医，造福百姓。后历经十载寒窗苦读，研习各类医书典籍。完成高中学业后应征入伍，复员后担任大队赤脚医生。1980 年 8 月丽水地区医院针灸科参与协作研究、治疗工作。1988 年，毕业于健康报振兴中医刊授学院。

傅云祥在多年的工作中，将中草药制剂穴位植入疗法应用于临床，对于多种疑难病症取得了良好的疗效，尤擅治疗颈椎病、腰椎间盘突出症、痛风、坐骨神经痛、类风湿关节炎、强直性脊柱炎、腰背肌劳损、胆肾结石、股骨头坏死引起的各种痛症。1981 年，在《浙江医学》发表“中草药制剂穴位植入疗法治疗风、湿、伤痛 376 例疗效观察”一文。1998 年，荣获卫生部（现国家卫生健康委）中国医疗保健国际交流促进会专家审评委员会颁发的“中国特技名医”荣誉称号。1993 年，荣获浙江省丽水地区行政公署颁发的丽水地区科学进步奖（二等奖）。

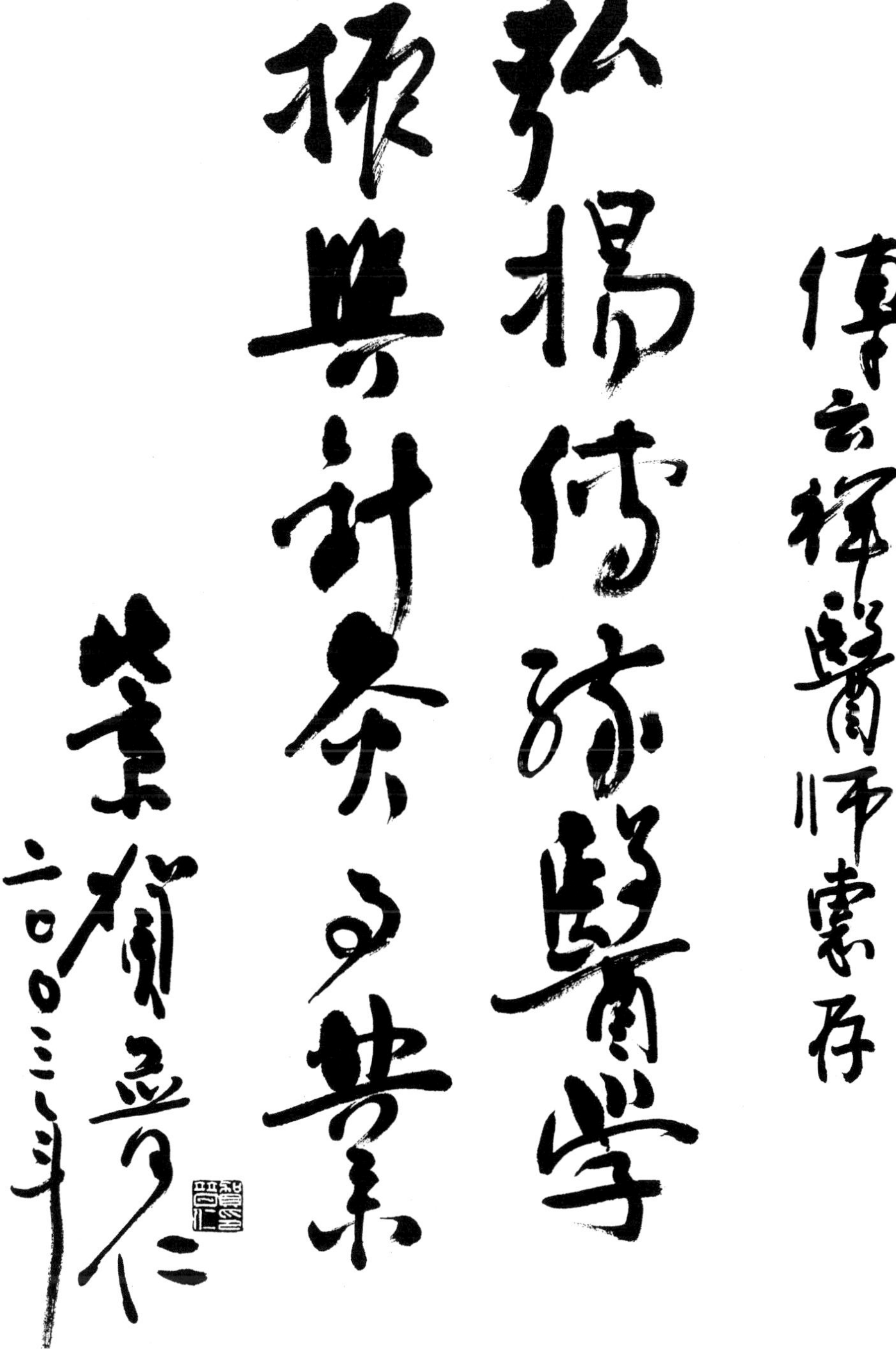

国医大师贺普仁先生题字

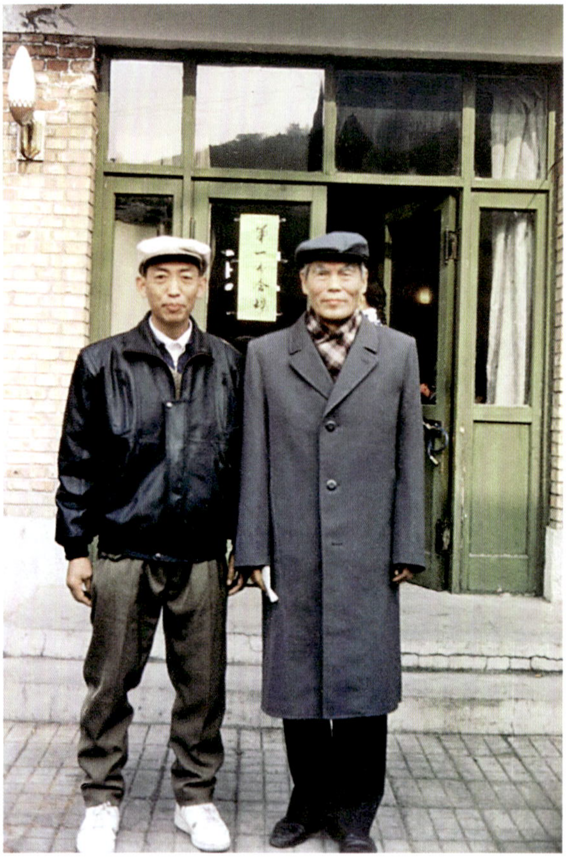

作者与焦树德先生合影

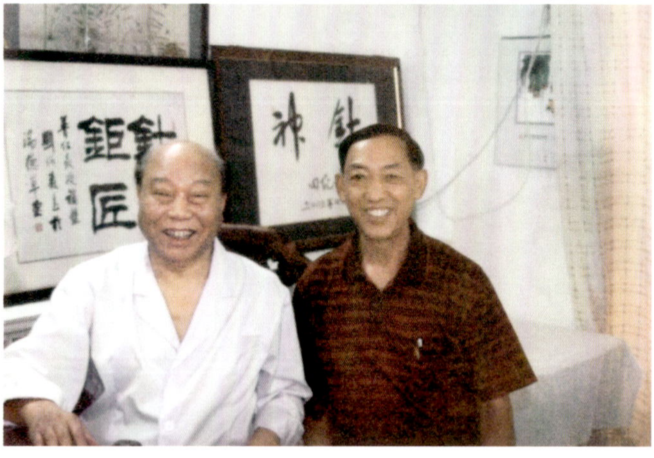

作者与贺普仁先生合影

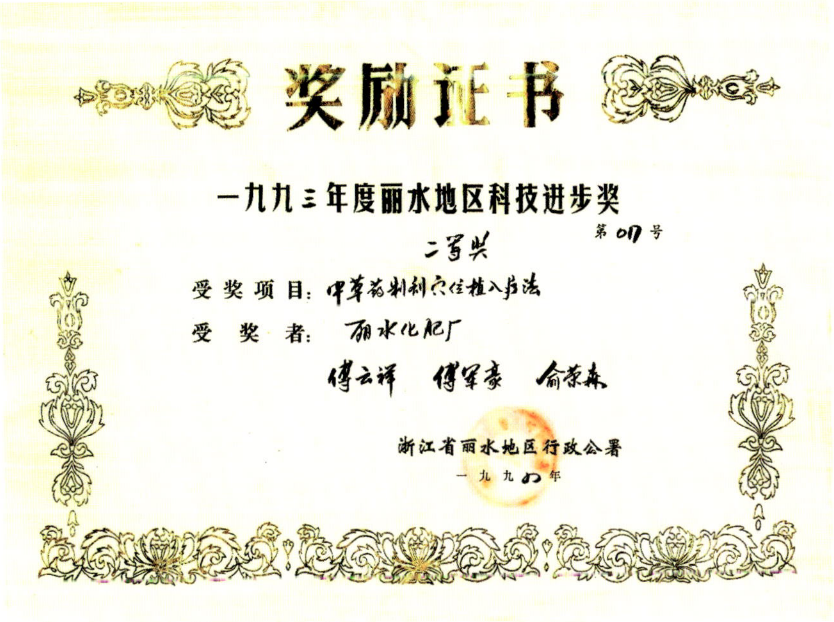
奖励证书
一九九三年度丽水地区科技进步奖
第017号
二等奖
受奖项目：中草药制剂穴位植入疗法
受奖者：丽水化肥厂
傅云祥 傅军豪 俞荣森
浙江省丽水地区行政公署

“中草药制剂穴位植入疗法”获丽水地区科学进步奖（二等奖）

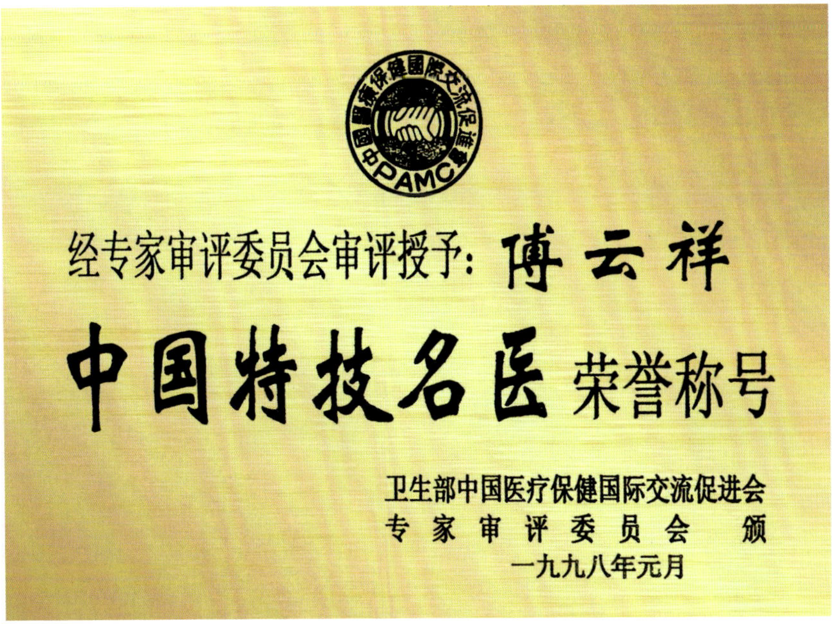

作者被授予“中国特技名医”荣誉称号

傅氏中医成员

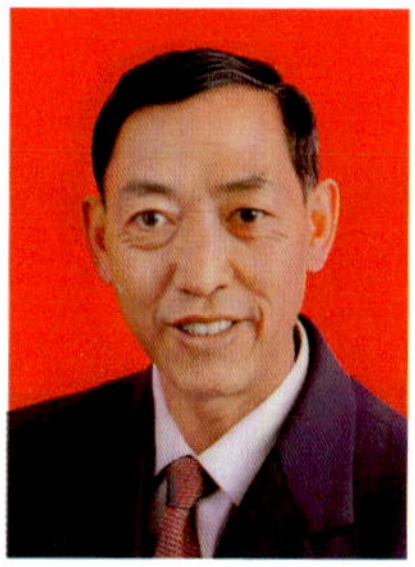
傅云祥

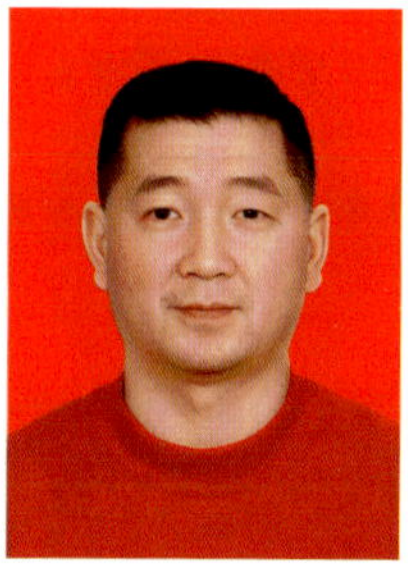
傅军豪

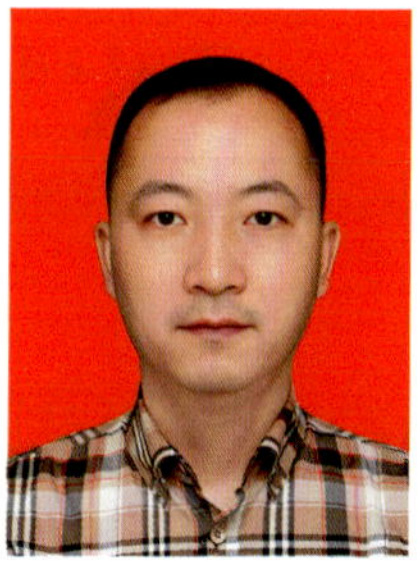
傅军健

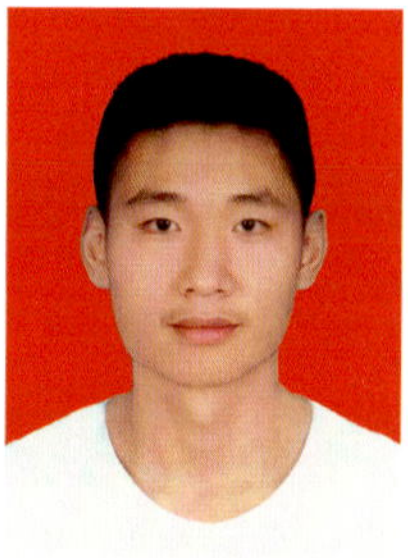
傅天振

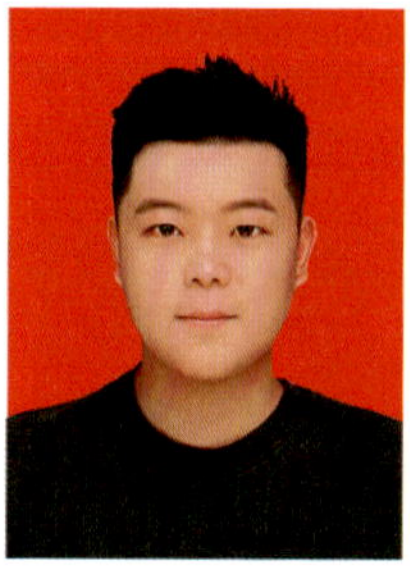
傅天圣

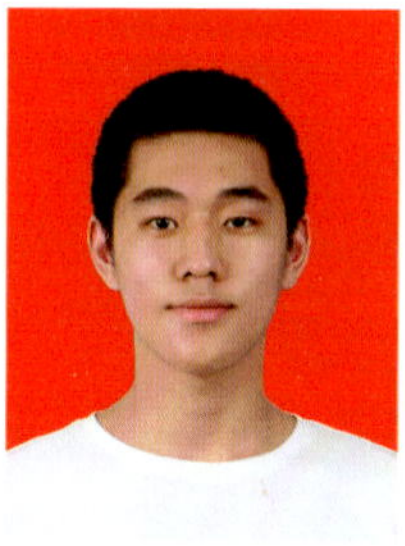
傅天骏

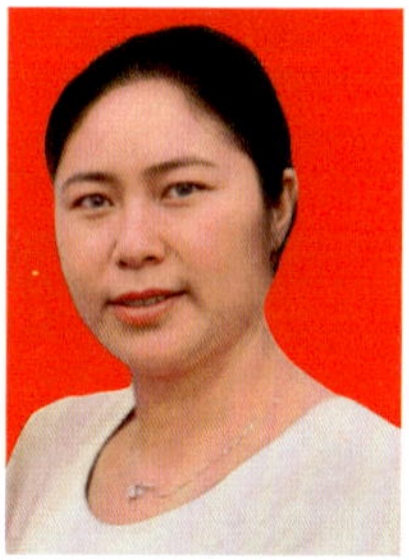
叶红剑

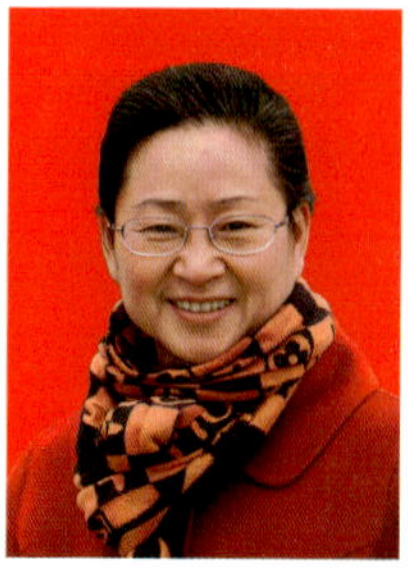
傅君红

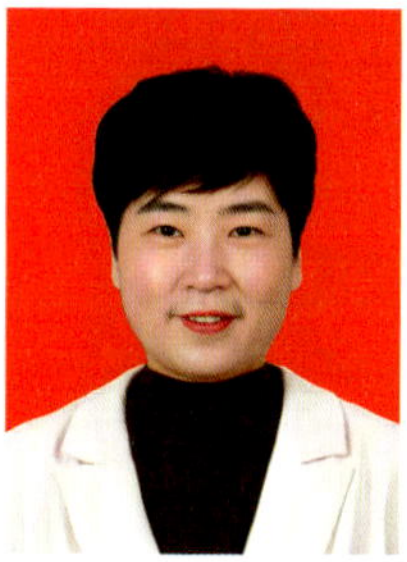
傅君青

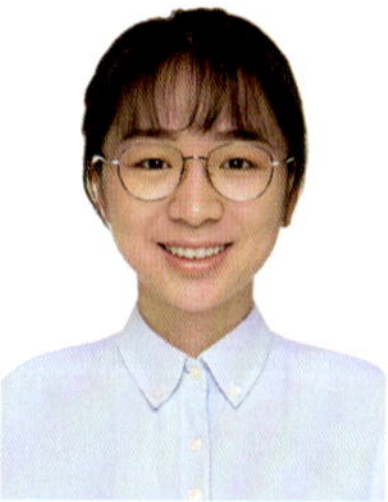
徐夏薇

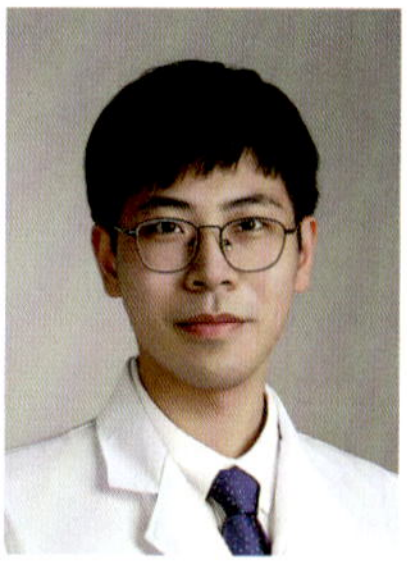
缪克雷

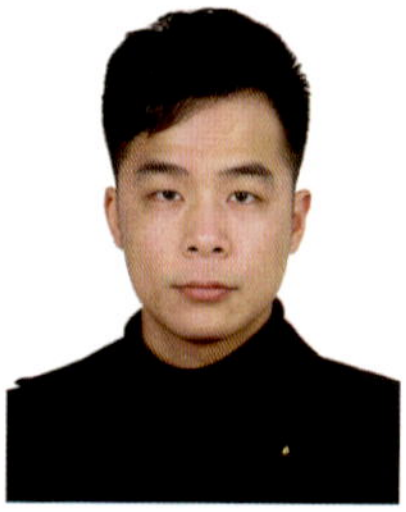
傅海俊

前　言

在人类与疾病斗争的漫长历史进程中，医学始终在不断探索、创新与发展。从古老的中医智慧到现代医学的精准技术，每一种疗法都凝聚着无数医者的心血与智慧，为人类健康福祉贡献着力量。

中医经络学说作为中华民族传统医学的瑰宝，历经数千年的实践与验证，早已深入人心。它认为人体经络是气血运行的通道，连接着五脏六腑、四肢百骸，通过刺激特定穴位可以调节人体的生理功能，达到防治疾病的目的。而中药作为中医治疗的重要手段，以其天然、温和、多靶点的作用特点，在治疗各种疾病方面发挥着不可替代的作用。中草药制剂穴位植入疗法正是巧妙地将这两者融合在一起，通过将精心制备的中草药制剂植入人体特定穴位，使药物在穴位局部持续发挥作用，同时借助经络的传导作用，调节全身的气血阴阳平衡，从而达到治疗疾病、改善体质的效果。

傅云祥先生行医五十余年，于中草药制剂穴位植入领域深耕不辍。他曾经带领团队对27味中药进行了182种不同的组方、配方研究和769次制药，先后自身植药68次，植入319个穴次，体验其排异反应程度、疗效高低等。之后历经对19788例患者开展的临床治疗实践，形成了一套完善的中草药制剂穴位植入诊疗体系，对多种疾病取得了显著疗效，尤为擅长治疗类风湿关节炎、强直性脊柱炎、颈椎病、腰腿痛、胆肾结石、腰背肌劳损以及所谓骨质增生引起的各种痛症。

与传统的口服、注射等给药方式相比，中草药制剂穴位植入疗法具有诸多独特的优势。首先，它能够实现药物的精准定位释放，使药物直接作用于病变部位或相关经络穴位，提高了药物的利用度和治疗效果，减少了药物在全身的分布和可能带来的不良反应。其次，该疗法作用持久，药物在穴位内缓慢释放，可持续刺激穴位，发挥长效的治疗作用，尤其适用于一些慢性疾病的长期调理。再者，它避免了口服药物可能对胃肠道造成的刺激以及注射给药带来的疼痛和感染风险，患者接受度高，依从性好。

本书是傅云祥先生行医五十余年的经验总结，旨在系统地介绍中草药制剂穴位植入疗法的理论基础、操作技术、临床应用实例，为从事中医临床、科研、教学的工作人员以及广大中医爱好者提供一本全面、实用的参考书籍。希望通过本书的出版，能够推动中草药制剂穴位植入疗法的进一步发展和规范应用，让这一创新疗法，在保障人类健康的道路上发挥更大的作用。

本书内容虽经反复斟酌、多方求证，仍难免存在疏漏或未尽之处。医学实践日新月异，书中观点或受限于现有研究进展与编者认知局限，未必能涵盖所有临床情境，亦可能随时间推移而需修正。若读者在阅读中发现内容偏差之处，恳请不吝赐教。本书旨在为医学专业人士、医学生及相关领域研究者提供学术参考与知识更新，所涉及的临床诊疗建议、诊断标准、治疗方案及药物使用等信息均基于傅云祥先生医论及病案整理而成。然而，医学是一门高度依赖个体化评估的实践科学，疾病的发生发展、患者体质差异、合并症情况及医疗资源可及性等因素均可能导致临床决策的复杂性与不确定性。书中所述内容无法替代临床医生根据患者具体情况（年龄、性别、基础疾病、基因特征、经济条件等）进行的综合判断与动态调整。任何诊疗建议均需结合实际临床场景，由专业医务人员审慎评估后实施。医学知识随研究深入不断更新，书中部分观点可能因新证据出现而需修正。读者应关注最新权威指南及循证医学证据，避免将本书内容视为固定诊疗规范。本书出版方不对因直接或间接使用本书内容导致的任何医疗行为、临床结果或法律纠纷承担责任。医疗行为始终需以患者安全为核心，遵循现行法律法规及伦理规范。请读者将本书作为参考，而非唯一决策依据；临床实践中务必结合多学科会诊、患者意愿及实时医疗数据制定方案；持续关注专业学术组织发布的更新版诊疗指南。医学的进步源于对生命复杂性的敬畏与探索，愿本书助力您在严谨求实的道路上精进医术，惠及患者。

我们相信，随着医学科技的不断进步和人们对健康需求的日益提高，中草药制剂穴位植入疗法必将迎来更加广阔的发展前景。让我们携手共进，不断探索和创新，为推动中医药事业的发展和人类健康事业做出更大的贡献！

目录

上篇　中草药制剂穴位植入基础理论

下篇　中草药制剂穴位植入疗法临床应用

附录　其他医学心得

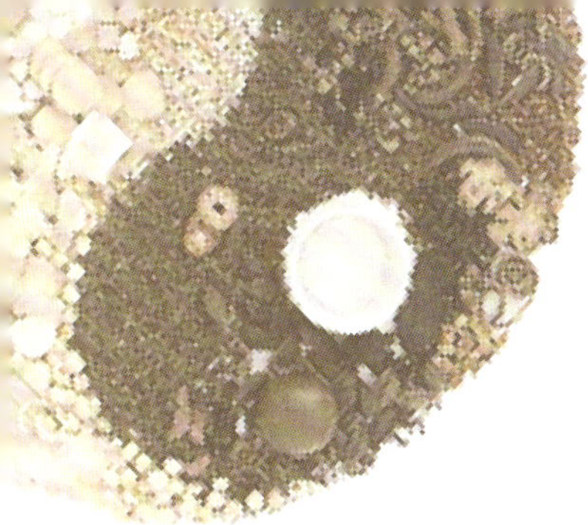

上 篇

中草药制剂穴位植入基础理论

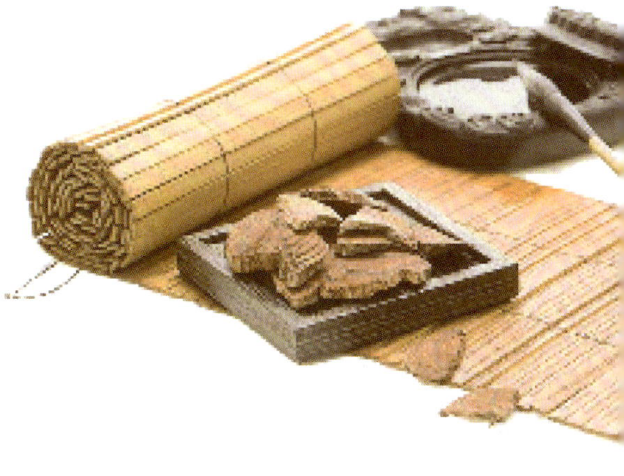

第一节　中草药制剂穴位植入疗法概述

中草药制剂穴位植入疗法，是一种结合了传统中医理论与现代医疗技术的创新疗法，它是在中医学的中药理论及经络腧穴理论指导下进行的。该疗法通过特殊的针具，将中药制剂（或含有中药成分的特定线体，如羊肠线、蛋白线等）植入到人体的特定穴位中。这些制剂植入后会对人体产生持续的化学和物理效应，一段时间后才能被人体完全吸收。在这个过程中，制剂会对穴位产生慢性刺激，同时将中药有效成分缓慢释放到人体中，达到类似长期针刺及缓释剂的效果，并引发机体的免疫调节反应。

由于中药在穴位内产生的持续刺激作用，中草药制剂穴位植入疗法具有疗效持久的特点。相比传统的针刺疗法，该疗法能够更长时间地维持治疗效果。因此，它在临床上主要被用于治疗一些慢性疾病、疼痛类疾病，以及风湿免疫性疾病、皮肤病，例如慢性胃炎、哮喘、湿疹、牛皮癣、癫痫、心律不齐等。这些疾病往往具有病程长、易反复的特点，而中草药制剂穴位植入疗法通过其慢性持久的温和刺激作用，有助于调节机体的内环境，提高机体的抗病能力，从而达到治疗疾病的目的。

该疗法操作简便，无需复杂的设备和仪器支持，易于在基层医疗机构推广和应用。由于治疗过程中使用的线体为生物可吸收材料，且植入量较小，因此该疗法具有不良反应小的特点。同时，中药制剂的加入也进一步降低了治疗过程中的不良反应风险。

不同患者对中草药制剂穴位植入疗法的反应可能存在个体差异。因此，在治疗过程中需要密切关注患者的病情变化，并根据实际情况调整治疗方案。对于某些特定疾病或体质的患者，如严重心脏病、出血倾向等，应谨慎使用中草药制剂穴位植入疗法。该疗法需要由专业的医生进行操作，以确保治疗的安全性和有效性。患者应避免自行尝试或在不具备资质的机构接受治疗。

第二节　中草药植入制剂简介

一、中草药植入制剂的特点

中药的临床运用多与西药不同。西药多是化学药品，成分相对单一，作用突出，针对性强，药效迅速，这是其优势所在；但西药在治疗过程中常出现不良反应，致使大量西药被淘汰。层出不穷的医源性和药源性疾病以及沉重的经济负担等问题，逐渐被人们所重视。西方国家逐渐对中医药产生浓厚的兴趣，因为中药具备简、便、廉、验的特点，它的天然有效成分具有化学药品无法替代的功效。

中药的作用是依靠口尝、身受和临床直接观察疗效等宏观方法研究出来的。五味作用于人体，发挥不同效应，如《黄帝内经》说："辛散、酸收、甘缓、苦坚、咸软。"根据阴阳学说，五味可分为两大类，即"辛甘发散为阳，酸苦涌泄为阴，咸味涌泄为阴，淡味渗泄为阳"。又据五行学说："五味分别归五脏，酸入肝，辛入肺，苦入心，咸入肾，甘入脾。"五味反映出来的不同药性作用是有一定物质基础的。今人认为：辛味中药多含挥发油，酸味中药多含有机酸，甘者中药多含糖类，苦者中药多含生物碱以及苦味质苷，咸味中药多含盐类。它们反映出药物所含成分的规律性。

中药在临床多是以复方制剂的形式出现，同时强调药物之间的相互配伍作用，即全方位、多层次的联合作用。所以中药的治疗范围广泛，凭借加减化裁可用于各种复杂病证。除此之外，中药在治病的同时，更注意保护人体脏腑正常功能，发挥自身的抗病能力，扶正祛邪。所以说中药是既治病、又治人。中药复方绝不是单味药的作用叠加。

经临床实践证明，中药经配伍以后往往产生出许多新的药理作用。如实验证实，单味的芍药与甘草均没有缓解平滑肌痉挛的作用，而它们配成芍药甘草汤以后则出现较强的缓解平滑肌痉挛的作用。这种作用是西药无法比拟的。复方的运用和研究已为国外学者所瞩目，他们认为这是药物学发展的新方向，足以说明中药理论的先进性和科学性。因此中医药声誉与日俱增，经久不衰。

因此，植入制剂药物的选择必须经过临床反复验证，疗效确凿，使用安全，方可纳入候选行列。再根据中医阴阳、四气五味、升降浮沉理论，候选入药，制成复方制剂后，再经临床验证后，方能定夺。

自1970年至2019年，在这近50年间，笔者团队针对曼陀罗子、仙桃草、红茴香、生川乌、生草乌、羌活、独活、秦艽、北细辛、紫苏、生大黄、山苍术（烂屁股）、天南星、水蛭、红花、周毛悬钩子（蒙牛）、叶下白、野苦麻、刘寄奴、五灵脂、生白术、玄胡、莪术、马钱子、党参、威灵仙、雷公藤等27味中药，进行了182种不同的组方、配方研究和769次制药。先后植药68次，植入319个穴次，体验其排异反应程度、疗效高低等；之后历经对19788例患者开展的临床治疗实践，终于获得了对类风湿关节炎、强直性脊柱炎、颈椎病、腰腿痛、胆肾结石、腰背肌劳损以及所谓骨质增生引起的各种痛症的独特疗效，创立了以穴位皮下为药物贮库的新疗法。它在连续释药的同时产生连续刺激，融中医药疗法与针刺疗法为一炉，集中西医为一体，具有定向、定位、缓释的独特作用，以及见效快、疗效好、经济实用又不良反应较少等特点。

二、中草药植入制剂的制作方法

（一）单味中药溶液的制作

1. 药物选择

严格选择无霉变、无蛀蚀、无杂质、正宗地道药材，以保证临床疗效。药物可根据病情而定，以下是笔者常用的两种药物。

（1）落新妇：俗名五指丹、铁拳头、铁水菱、铁火钳、冷水丹、金毛狮子、疔疮药等。本药品种众多，笔者在临床与科研中多用以下三种：景宁产的红花五指丹，简称为“景丹”；雅溪产的白花五指丹，简称为“雅丹”；峰源产的红花小块种五指丹，简称为“峰丹”。

（2）周毛悬钩子：本药种类繁多，笔者在临床与科研中选用“东南悬钩子”的叶，简称为“蒙牛”。

2.溶剂选择

应根据临床所需中药成分和含量，选用适当的溶剂。根据以往研究经验及临床效果，笔者多选用92%的医用乙醇溶液。

3.容器选择

笔者多选取500mL葡萄糖溶液空瓶，经高温消毒后可用。

4.环境要求

考虑到包括活性成分在内的挥发油会在35℃时会挥发，所以在药物制备的过程中，环境温度必须保持在32℃以下，以防挥发油挥发。笔者采取自然分离方法，保持中药天然成分稳定。

5.药液浓度

中药种类繁多，药物成分差别较大，饱和浓度不明确，需要在保持药液稳定的情况下，设定标准浓度作为定量依据。将标准质量的原生中药，加入100mL溶剂里，即为标准药液。例如：30g景丹浸泡在100mL乙醇溶液中，其药液浓度便为30%。根据既往临床经验，叶、花、草等松泡质的中药溶液浓度以10%为佳，而块根等比重较大的中药溶液浓度以20%为佳。

6.制作过程

（1）将中药材适当切碎，成黄豆粒大小即可，以便后续浸出生理活性成分。但不要用粉碎机将中药材研成粉末状，这样会造成浸出和过滤困难。

（2）将中药材各自浸泡。气温25℃以上时，浸泡时间需10天以上；气温0～20℃时，浸泡时间需20天以上，可长达1～2个月。待浸泡完成后，用定性滤纸过滤，再将过滤后的药液分别装进无菌密封的容器里备用。

（二）复方制剂的制作

在复方制剂中，各种药物的比例十分重要。并非某种功效的中药含量越多，相关治疗效果越好。例如，当活血药在复方制剂的比例占40%以上时，临床上的活血效果并不佳；而将活血药的比例控制在20%以下，再配合其他祛风湿、温阳通经类药物，活血的效果却大有改善。因此，复方制剂的配置应当遵循中药的升降浮沉理论，搭配好各种单味中药的比例，对于新制成的复方制剂不断验证、不断总结，逐步改善临床疗效，最终摸索出复方制剂的最佳组合。下面以落新妇、周毛悬钩子为例，介绍复方制剂的制作方法。

1. 准备

（1）准备若干搪瓷盘，以浅灰色、白色等单色为佳。避免使用颜色鲜艳的搪瓷盘，以免铅、镉等重金属物质与药物产生化学反应。不可使用铁、铝等金属容器。

（2）房间消毒，保持空气清洁，不能在有空气污染及芳香气味的环境中制作。否则其他成分可溶入药液中，污染药物成品。室内保持温度15～30℃，湿度30%左右。最好在周围墙壁上围以无菌篷布，既能吸湿，又不会引起返流。

2. 配制

选取落新妇溶液和周毛悬钩子溶液，以19∶1的质量比混合，摇匀备用。见图1。

例如，要选取19g落新妇与1g周毛悬钩子配比，落新妇溶液浓度为20%，所以体积为95mL；周毛悬钩子溶液浓度为10%，所以体积为10mL。故两种药液的体积比为95∶10。

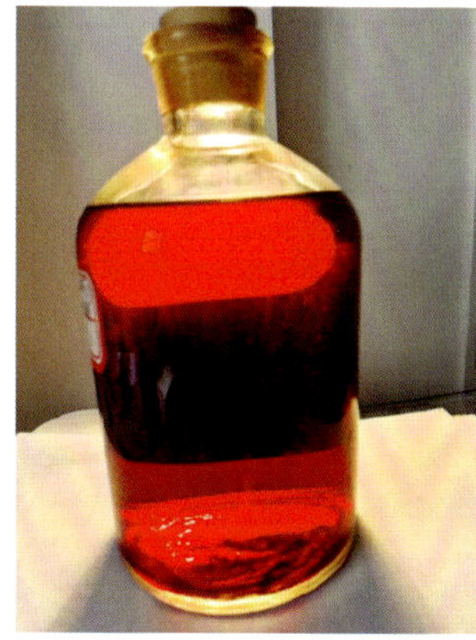
图1　药液混匀

3. 浓缩

把配好的药液分次倒在搪瓷盘上，

将药液铺成薄层，以扩大蒸发面积，缩短浓缩时间。以实验室加热灯（100W）进行干燥处理，调整pH值在5～8之间。见图2、图3。

一般复方药物制作时间20～40小时为佳，如药物受热时间过长，有效成分可能遭到破坏，以致影响疗效。

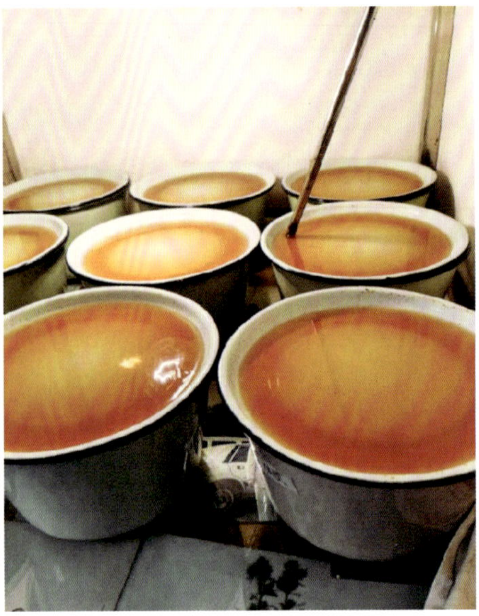

图2 药液铺层

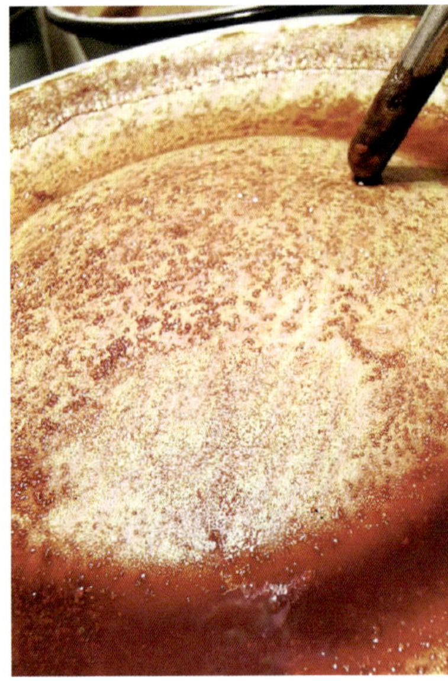

图3 药液浓缩

4.刮药

当药液干燥至80%左右，用无菌手术刀刮下药剂。洗手至无菌后，将药剂均匀揉捏、捻形，成形后可继续干燥至所需硬度收药。见图4。

5.捻粒

将药拧捏成饼状，之后用无菌剪刀将药物剪成条状，再捻成药粒。每粒约100mg。待药粒完全干燥、互不相粘时，封装在经过高温消毒的无菌瓶里。每瓶约装10粒，抽样经细菌培养阴性后密封备用。见图5。

6.贮藏

将中药制剂贮藏在干燥阴凉之处，避开强光、磁场、电场的影响。每年的6月至10月气温较高，药物有效期约为2.5～3.5个月，其他时间的药物有效期为5个月左右。取用后，剩下的药物仍要密封后保管。见图6。

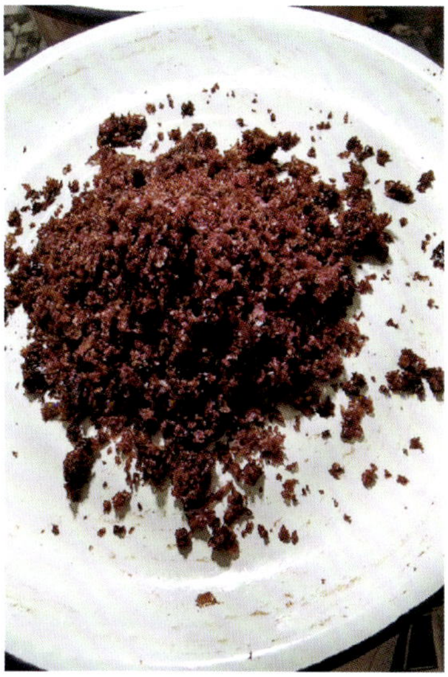

图 4　刮药成形

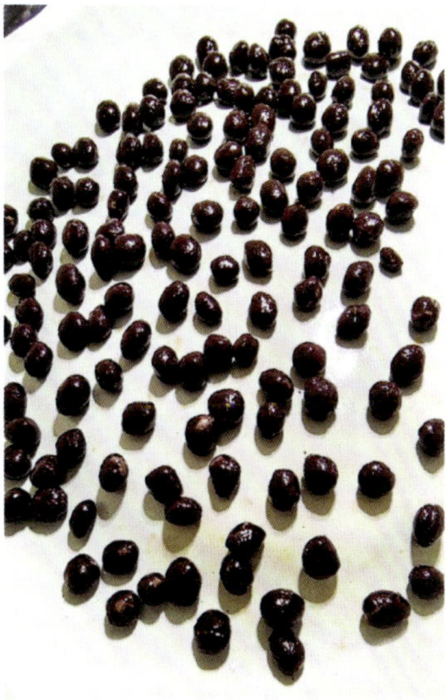

图 5　药物捻粒

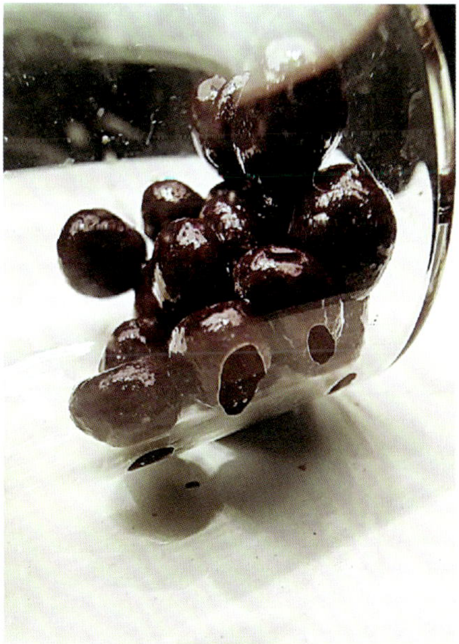

图 6　制剂贮藏

三、中草药植入制剂的使用方法

打开无菌瓶，以无菌钳夹出所需药粒，并剪成10mg大小颗粒。选取与治疗相关穴位，消毒皮肤，用1%利多卡因注射液局部麻醉，制作皮丘，用11号刀片切开约0.5cm创口，用血管钳夹药一粒植入，以针缝合，再用无菌纱布包扎即可。一般每个穴位植药10mg，每粒药可供10个穴位植入。

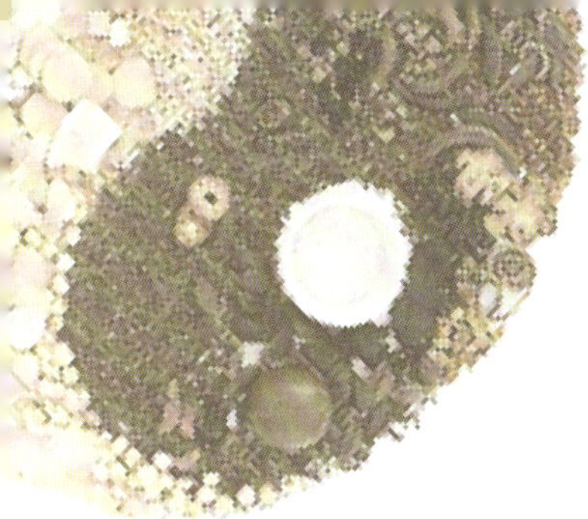

下篇

中草药制剂穴位植入疗法临床应用

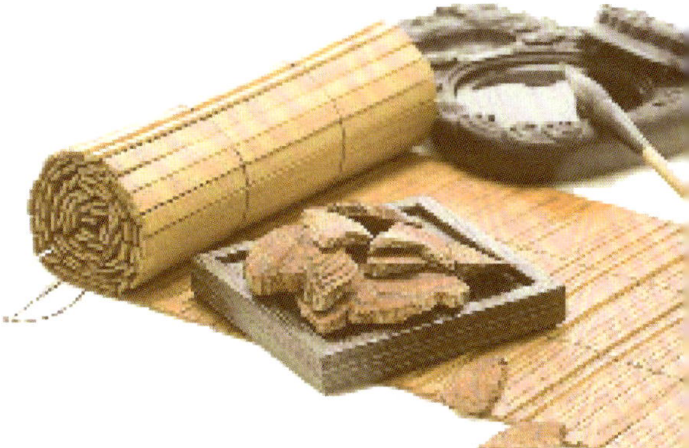

第一章　呼吸系统疾病

第一节　咳嗽

咳嗽是以发出咳声或伴有咳痰为主症的一种病证。它既是肺系疾病中的一个症状，又是独立的一种疾患。有声无痰为咳，有痰无声为嗽，临床上多表现为痰声并见，难以截然分开，故以咳嗽并称。西医学中的急性气管-支气管炎、慢性支气管炎、咳嗽变异型哮喘等以咳嗽为主要症状的疾病均属于本病范畴。

本病四季皆可发作，多见于寒冷季节，尤其是清晨寒冷时易发，如常被称为"粪缸嗽"。慢性咳嗽者平素易感冒，常伴肺部感染。本病虽属常见，但部分慢性咳嗽病例亦是难以医治的顽疾。一些患者终生不愈，还会有肺源性心脏病等并发症。

一、病因病机

肺主气，司呼吸，开窍于鼻，主皮毛。常言道："肺为贮痰之器，脾为生痰之源。"外邪犯肺，或从口鼻入，或皮毛所受，肺脏首当其冲。肺卫受邪，肺失宣肃，肺气上逆不降，则产生喉痒咳嗽。肺气不利，津液失布，湿困脾土，运化失司，则生痰湿。寒则痰液清稀色白，热则痰黄而黏，湿则痰黏挂丝、吐之难出。若肾气不足，纳气不利，亦会致病。

二、诊断要点

根据患者咳而有声、或伴咳痰的临床表现进行诊断，需排除其他原发疾病。急性咳嗽病程一般在3周以内，亚急性咳嗽病程为3～8周，慢性咳嗽病程在8周以上。

三、辨证论治

1.实邪犯肺

主症：风寒者，咳喘气急，胸部胀闷，痰白量多，伴有恶寒或发热，无汗，口不渴，舌苔薄白而滑，脉浮紧。痰浊者，咳声重浊，痰多色白而黏，胸满窒闷，纳呆，口黏不渴，甚或呕恶，舌苔厚腻色白，脉滑。

治法：壮阳祛寒，宣肺通气，化痰止咳。

主穴：大椎、肺俞、列缺、合谷。

配穴：风寒袭肺者，配风门、外关；痰湿蕴肺者，配丰隆。

方义：大椎可强壮督脉，壮阳祛寒；肺俞为肺气所注之处，可调理肺脏气机，使其清肃有权；列缺为手太阴经的络穴，合谷为手阳明经的原穴，二穴原络相配，表里相应，可疏风祛邪，宣肺止咳。

2.肺虚体弱

主症：咳嗽气短，痰涎清稀，反复易感，自汗畏风，舌淡苔白，脉细弱。兼脾气虚者，倦怠乏力，咳痰量多易出，面色㿠白，食后腹胀，便溏。兼肾气虚者，咳喘气促，动则尤甚，腰酸耳鸣。

治法：补益肺气，健脾补肾。

主穴：肺俞、膻中、气海、三阴交。

配穴：兼脾气虚者，配脾俞、胃俞、中脘、足三里；兼肾气虚者，配关元、膏肓、肾俞。

方义：肺俞泻之宣肺、补之益肺，无论虚实及外感内伤的咳嗽，均可使用；膻中为气会，可宽胸理气；气海可培补元气；三阴交为肝、脾、肾三经的交会穴，可疏肝健脾，使肝脾共调，肺气肃降，痰清咳平。

四、临证验案

病案一

富某，男，35岁，1970年2月13日就诊。患者自幼常有咳嗽气急、胸闷痰多等症状，有时痰咳难出，面赤流泪，咳出后症状稍缓。患者夏季相对症状平稳，春、冬两季与天冷时症状加重。时有夜间咳嗽，以致难以入睡，甚则通宵达旦，痛苦难当。查体：桶状胸，弯背，咳嗽气急，痰多，行走跛行，人称“交腿”，痰白黏稠。

治疗：在大椎、膻中、定喘、大杼、肺俞、风门、脾俞、胃俞、肾俞、关元、气海、天枢等腧穴植入中药制剂。

1970年2月14日访：患者咳嗽、气急症状缓解，已能平卧睡眠，痰多。

1970年2月17日访：患者精神好转，痰易咳出。治疗：在天突、华盖、中脘、足三里、三阴交、列缺、鱼际、丰隆等腧穴处植入中药制剂。

1970年2月21日访：患者仅有咳嗽，其他症状基本消失。

1970年2月25日访：患者症状基本消失，可正常工作。

1978年6月访：患者症状大为改善，天冷时仍有轻度咳嗽，但不再影响工作、睡眠，体重较治疗前增加5kg左右。

病案二

林某，男，43岁，1976年11月8日就诊。患者咳嗽、咳痰反复发作十余年，常由天气寒冷或感冒等因素而诱发。不发作时一如常人，发作则坐卧不安，咳嗽气急，休息或服用氨茶碱时可缓解，天气转暖时发作显著减少。查体：无明显阳性体征，仅见气急、咳嗽。

治疗：在天突、膻中、中脘、定喘、大椎、至阳、大杼、风门、肺俞、脾俞、胃俞、肾俞等腧穴处植入中药制剂。

1976年11月15日访：患者症状大为缓解，已恢复工作。治疗：在气海、关元、天枢、足三里、三阴交、列缺、丰隆等腧穴处植入中药制剂。

1977年6月11日访：患者偶有咳喘发作，但不影响工作。

病案三

应某，女，15岁，因咳嗽4年，于1989年8月24日就诊。患者4年前曾患麻疹，经治疗后遗留慢性支气管炎，多处治疗后无效。现症见咳嗽，痰多，气急，故求诊于穴位埋药治疗。取穴定喘、膻中、丰隆，植入中药制剂。

1989年11月6日访：患者在治疗后三四天内症状明显加重，而后逐渐好转，及至消失，近2个月来未发作。

1994年3月访：患者症状至今未发作。

第二节　哮喘

哮喘是一种反复发作性的肺、肾系常见疾病，古代医籍中亦以“喘鸣”“鸣息”“呷嗽”“哮吼”等记载。“哮”与“喘”在症状表现方面有所不同，如《医学正传》指出：“哮以声响名，喘以气息言。”“哮”是指喉中发出水鸡声一样的哮鸣声，“喘”是指张口抬肩、呼吸困难。但两者常在临床上同时发作，难以严格区分。且其病因病机大致相同，治法也基本类似，所以二者相提并论，名曰“哮喘”病。本病男女老少皆可为患，一年四季均可发生，尤以寒冷季节，气候剧变，穿脱衣物失当和劳累过度时多发。其主要临床症状是：往往突然发作，反复发作，胸闷气急，张口抬肩，呼吸困难，喉中哮鸣，甚则唇甲青紫，面目肿胀，不能平卧，坐床度夜。发病之初多有干咳，或痰稠成块，咳而不出，喉中作响，一经咯痰后症状立减。其发作可在数分钟内缓解，也有持续数日后方能缓解，也有常年发作或间断性加重者。本病临床上可分虚、实两类，均为气机升降出入失常所致。

本病归属于西医学的支气管哮喘和哮喘性支气管炎范畴，其他如支气管扩张症、慢性支气管炎、风湿性心脏病、阻塞性肺气肿、肺源性心脏病、心力衰竭、肺结核、肾衰竭等见哮喘症状者，亦可参照本病辨证论治。

一、病因病机

导致哮喘病的病因较多，可由外感和内伤引起，但无外乎邪实、正虚两个方面。张景岳认为："实喘者有邪，邪气实也；虚喘者无邪，元气虚也。"实喘者每因感受风寒或风热而引起，或为痰浊及肝郁所逆等壅阻肺气而成。虚喘则为精气不足，肺肾出纳失常，或脾虚生痰所致。

1.痰浊内伏

饮食不节，食肥甘厚味，嗜饮汤水、酒浆。或久思不遂，气郁伤脾，损害中焦脾胃，脾失健运，痰湿内生，即"脾为生痰之源"。外感诸邪，由浅入深，留于肺系，或吸烟成瘾，熏灼气道，影响肺气之宣发肃降，导致水湿不布，痰浊内停，即所谓"肺为贮痰之器"。如果痰浊不化，交结于胸膈肺系，遂成宿根，由新邪诱发，则痰随气动，发为哮喘。

2.外感风寒

邪入肺系，壅阻肺气，引动内伏宿根，以致痰阻气逆，发为哮喘。其他花粉、烟尘、异气亦属外邪，影响肺气宣降，引动宿根，诱发哮喘。

3.饮食触发

贪食生冷，寒饮内停，或嗜食酸咸肥甘，特别是嗜食咸味，尤易引发哮喘。[①]

4.劳倦诱发

患者有伏痰宿根，久病不愈，肺、脾、肾等脏气亏虚，每遇房劳过度、疲劳过度，导致正不胜邪，伏根萌动，气痰相抟，发为哮喘。

5.肺、脾、肾虚

肺居上焦，主宣降，司水湿之布散，即所谓"上焦如雾"。脾居中焦，主运化，化生并转输水谷精微，进而化生气血，即所谓"中焦如沤"。肾

---

① 同村某青年人，有哮喘病史，但平素潜伏不发。他曾有选调机会，但自己较为抗拒，于是在体检前半小时故意食盐，很快诱发哮喘，他也因此未通过体检。

居下焦，主纳气，是指肾有收纳、摄纳肺吸入之清气而调节呼吸的生理功能。所谓“纳”即有收纳、摄纳之意。肺的呼吸功能需依靠肾主纳气功能的协助，才能有一定深度。肾中精气充盛，也要依靠肺吸入之气经肃降作用下达于肾，再由肾摄纳。肾精气不足，摄纳无权，吸入之气迅速浮于上，则见喘促，呼多吸少，动则喘甚，张口抬肩，呼吸困难。三脏俱虚，则水湿浊液聚而为痰为饮，令伏痰益甚。宿痰不除，即发哮喘。

二、诊断要点

以发作时喉中哮鸣有声、呼吸气促困难，甚则喘息不能平卧为特征。多有慢性咳嗽、肺痨、心悸等病史，每遇外感、情志刺激及劳累而诱发。治疗时需注意辨虚实、寒热论治。

三、辨证要点

（1）实证

主症：起病急，病程短，声高息粗，张口抬肩，胸中满闷，以呼出为快，脉滑有力。

治法：祛邪肃肺，化痰平喘。以手太阴经穴及相应俞募穴为主。

主穴：大椎、天突、定喘、外定喘[①]、膻中、列缺、尺泽、肺俞、中府。

配穴：寒者，配风门、合谷；热者，配风池、丰隆、曲池。

方义：大椎是督脉、手足三阳经的交会穴，与心肺相邻，有理气降逆的作用，能治咳嗽气喘；天突属局部取穴，多数哮喘患者反映此处有不适感，疾病应于外，治疗通于内；定喘、外定喘为哮喘经验穴，贺普仁教授主张“喘甚者加天突、定喘”；膻中宽胸理气，止咳平喘，调节心肺功能；列缺为手太阴肺经络穴，宣肺解表，散风祛邪；尺泽为手太阴肺经合穴，

---

① 外定喘：经外奇穴。位于第7颈椎棘突下（即大椎）旁开1.5寸，左右共计2穴。

“合主逆气而泄”，治疗肺气上逆之实喘；肺俞、中府乃肺的俞、募穴，俞募相配，调理肺脏、止哮平喘。

（2）虚证

主症：起病缓，病程长，呼吸短促难续，声怯见弱，动则喘重，胸中少气，似不能接续，以深吸气为快。病程后期肺、脾、肾均亏，喉中痰鸣，如水鸡声，日轻夜重，夜不能卧，甚则病危，脉微弱沉细。

治法：补益肺肾，止哮平喘。以相应背俞穴及手太阴、足少阴经穴为主。

主穴：肺俞、膏肓、肾俞、太渊、太溪、足三里、定喘。

配穴：肺气虚者，配气海、膻中；肾气虚者，配阴谷、关元。

方义：肺俞、膏肓针灸并用，可补益肺气；补肾俞以纳肾气；肺之原穴太渊配肾之原穴太溪，可充肺肾真元之气；足三里调和胃气，以资生化之源，使水谷精微上归于肺，肺气充则自能卫外；定喘为平喘之效穴。

四、临证验案

病案一

周某，女，11岁，1970年2月就诊。患者患哮喘病7年，常年气急，间断性加重发作，夜里往往不能卧床，端坐过夜。严重时生活不能自理，哮鸣声15米外就能听到，胃呆。多方治疗无效。患者、家人都已失去治愈信心。查体：气急，耸肩，鸡胸，唇紫，慢性病容。面色萎黄，舌质淡白，脉沉细。

治疗：水罐疗法。选用无底青霉素雾化瓶，装2%高锰酸钾水溶液，占瓶容量的2/3，倒扣在背部足太阳膀胱经上腧穴处，再用针筒抽吸瓶内空气，产生负压，吸于腧穴。每次吸20～25个水罐，半小时后去罐休息。每4天1次，10次后症状消失而愈。

2012年9月访：治愈后至今四十余年未发作。

病案二

应某，男，20岁，1989年6月29日就诊。患者8岁时去河里洗澡后感冒，愈后遗留哮喘症状，至今已十余年，多方治疗无效。曾服西药，后因无效停服。常年发作，白天稍缓，入夜加重，呈突然阵发性，一般4～5天后才能缓解。发作时张口抬肩，胸闷气急，呼吸困难，喉中发出哮鸣声，唇甲青紫，不能平卧，痰液黏稠。查体：气喘，消瘦，脉沉细。

治疗：在外定喘、天突、膻中、鸠尾、左鱼际等腧穴处植入中药制剂。

1989年8月23日访：经治疗后，10天内有4天发作较重，与治疗前类似，其他时间正常。10天后第1次发作持续6天，但症状较轻，不发作时一切正常。此次就诊前近20天未发作过。临床已愈。

2012年9月8日访：患者就诊至今二十余年未发作，平素身体健康。

病案三

杨某，男，27岁，1996年10月5日就诊。患者哮喘已18年，常年发作，夏季较重，冬季较轻。夏季经常发作，每个月3～4次，每次4～5天，发作时胸闷气急，干咳无痰，上楼梯时每层要歇2～3次，夜间也会发作，干咳无痰，不能平卧，坐靠床上度夜，非常痛苦。查体：患者就诊时正值发作期，唇甲青紫，张口抬肩，脉沉细。

治疗：在天突、膻中、定喘、肺俞等腧穴处植入中药型制剂。

1996年11月29日访：患者已愈。

2012年9月6日访：患者治愈后至今，十余年间未发作。

病案四

赖某，女，27岁，1993年7月9日就诊。患者2岁时患哮喘病，至今已二十余年，曾于杭州等处多方治疗无效，已失去治愈信心。患者每年常于5—10月哮喘发作，7—8月症状最重，夜间发作居多，严重时服氨茶碱等西药亦不见效，需持续4～5天后才能缓解。自产后症状加重，4—5月就开始发作。近3～4天夜半子时尤为明显，天突处有憋闷感，张口抬肩，呼吸困难，咳嗽，痰多而稠，咳出后稍有缓解，服西药后略有改善。患者不能平卧，时常靠坐过夜，腰酸，有时兼有头顶痛及胃痛。查体：不发作时外观无典型病征，脉滑沉细，按压肾俞时全身有舒适感，按压定喘时局部有酸胀感。

治疗：在大椎、命门、肾俞、天突等腧穴处植入中药制剂。

1993年7月25日访：患者症状消失，临床已愈。

2012年9月7日访：患者自治愈至今已近20年，从未发作。

病案五

李某，男，11岁，1990年7月1日就诊。母亲代诉：患者1岁发为哮喘，至今已十余年，多处治疗无效。目前常年发作，并有间断性反复加重。发作时胸闷气急，张口抬肩，呼吸困难，不能卧床。天热时加重，冷时缓解，伴见多汗、自汗、盗汗，发作4~5天后好转。患者自3岁起每日口服泼尼松、磺胺甲基异噁唑、氨茶碱、麻黄素，常年服药。查体：见耸肩，鸡胸。

治疗：在右外鱼际、天突、定喘等腧穴处植入中药制剂。治疗时患者哮喘开始发作，待天突穴植入治疗后发作停止；1小时后再次发作，后缓解。

1990年9月17日访：患者经治疗后未发作，现已愈。

病案六

王某，男，54岁，2011年11月16日就诊。患者患哮喘十余年，常因油漆、煤气等异常气味发作，伴见胸闷气急、呼吸困难，经喉咙喷药后症状缓解。兼有失眠，左半侧头痛。查体：脉数、沉细，脾俞、肾俞压痛(+)。

治疗：在大椎、定喘、胃俞、三焦俞、肾俞、廉泉、天突、中脘、上脘、关元、气海、左曲池、血海等腧穴处植入中药制剂。

2012年8月7日访：已愈。

病案七

张某，男，53岁，1996年9月10日就诊。患者患哮喘8年，常年胸部有憋闷感，天突至膻中一带尤甚。气喘困难，痰稠难咳，咳出后略有缓解。一般于清晨或凌晨醒后加重，痰多致难以入睡。患者每年6—10月症状严重，天冷稍好。查体：气急、唇紫、咳嗽。

治疗：在廉泉、天突、膻中、肺俞等腧穴处植入中药制剂。

1996年9月12日访：气急略有缓解，痰量略少。

1996年9月13日访：气急明显缓解，痰多。

1996年9月17日：治疗：在定喘、风门等腧穴处植入中药制剂。

1996年9月25日访：已愈。

2012年9月8日访：治愈后至今16年，未发作。

病案八

刘某，女，24岁，1990年8月18日就诊。患者患哮喘17年，常年发作，日轻夜重，多方治疗无效。目前症状反复发作，间断性加重，胸闷气急，咳嗽痰多，唇甲青紫，不能平卧。常服氨茶碱，每天1片。查体：消瘦，脉沉细滑。

治疗：在定喘、大椎、天突、鱼际等处植入中药制剂。

1990年10月23日访：已愈。

第二章　消化系统疾病

第一节　胃痛

胃痛亦被称作“心下痛”“胃脘痛”，即胃脘部发生疼痛。胃脘部位于人体上腹部，是指胸骨剑突下方至脐部上方的区域。本病主要表现为上腹部不适，是临床的常见病、多发病，无论男女老幼，一年四季均可发病，多数患者会在气候转冷时加重。本病常规用药治疗效果欠佳，部分患者可长达几年至数十年不能治愈，甚至有癌变的可能性。

一、病因病机

1. 外邪犯胃

外感邪气，最易客于胃腑。胃气受伤，轻则气机壅滞，重则不降而上逆，症见胃痛或呕吐、腹泻，可诱发溃疡发作。外邪之中，当以寒邪、暑邪伤胃居多。冬令以寒邪为主，寒主收引，气机不畅，故发胃痛。如《素问·举痛论》所言：“寒气客于肠胃之间，膜原之下，血不得散，小络急引故痛。”夏至以暑邪为主，暑必挟湿，湿热中阻，气机逆乱，可诱发胃痛。

2. 饮食不节

胃之受纳，腐熟水谷，开窍于口。若饮食不节，暴饮暴食，饥饱失调，寒热不适，过食生冷、肥甘，酷嗜烟酒，以及过用伤胃药物，则可伐伤胃气，致气机阻滞而发生疼痛。故病机多是中州生湿蕴热，阻碍气机，引起胃痛。《医学正传》指出："致病之由，多因纵恣口腹，喜好辛酸，恣饮热酒煎煿，复餐寒凉生冷，朝伤暮损，日积月深……故胃脘疼痛。"

3.情志不畅

各种精神因素，如气郁恼怒伤肝，肝气失于疏泄而有郁结，横逆犯胃，气机阻滞，食之无味；或是忧思焦虑伤脾，脾失健运，气机失畅，故能引起胃痛。如《素问·六元正纪大论》所言："木郁之发……民病胃脘当心而痛。"气为血帅，血为气母，气滞日久，病及血络，气血瘀阻，胃痛日甚。气郁化火，煎熬津液，阴津耗伤，则胃痛缠绵。

4.脾胃虚弱

思虑劳倦过度，失血过多，久病伤及脾胃，或素体脾胃虚弱，运化无权，气机升降无力，中焦气机阻滞，故而胃痛；中气不升，反而下降，脾运失司，胃气阻滞，则可胃痛；若脾胃阳虚，阴寒内生，脉络失于温养，则拘急作痛；胃阴受伤，胃失濡养，气机失调，亦致胃痛；久饿之后，突然暴饮暴食，亦致胃痛。所以地震、煤矿事故中被救之人，久饿后暂不给食或缓慢给食，以防"饥饱伤"。

5.起居失宜

坐卧湿冷之地，或冒雨涉水，或暑季贪凉而卧于屋檐下、门窗空气对流之处，或躺卧石板等凉冷之地，寒冷之邪内侵困脾，脾失健运，气机逆乱，气血运行不畅。或素有胃疾，或体弱胃虚之人，复因上述诸因素而诱发胃痛。

综上所述，胃痛与胃、肝、脾关系最为密切，初起病位主要在胃，而后旁及于肝，久病则主要在脾，或脾胃同病。胃为阳土，主受纳、腐熟水谷，以和降为顺。胃气一伤，初则壅滞，继而上逆，此即气滞为病。其中，首先是胃气壅滞，无论外感、食积均可造成；其次肝气郁结，横逆犯胃，亦可造成气机阻滞，即所谓肝胃气滞。气为血帅，故气滞日久，必致血涩，终致血瘀。另外，"气有余便是火"，气机不利，蕴久化热，肝胃蕴热可暗耗阴液，或血脉瘀阻，新血不生，阴虚血少则胃阴不足。胃病日久，必内传脾，脾为阴土，主运化输布，以升为健，若脾气受伤，轻则中气不足，运化无力，进而中气下陷而为壅滞，再致脾胃虚寒，胃络失温。总之，其病因虽多，病机尚有虚实寒热、在气在血之分。但其发病的原理有共同之处，即所谓“不通则痛”。久病损伤胃络，则可见呕血、便血等症。

二、诊断要点

以胃脘部发生疼痛为特征，其疼痛有胀痛、刺痛、隐钝痛等不同的性质。常伴食欲不振、恶心呕吐、嘈杂泛酸、嗳气吞腐等上消化道症状。患者以中青年居多，多有反复发作病史，发病前多有明显的诱因，如天气变化、恼怒、劳累、暴饮暴食、饥饿，或进食生冷、干硬、辛辣之物及醇酒，或服用有损脾胃的药物等。

三、辨证要点

1. 辨急、慢性

急性胃痛具有发病急骤、疼痛剧烈、持续半小时以上不缓解、病情变化迅速、病程短等特点。慢性病急性发作，如有慢性胃溃疡史者，出现恶心，大量呕血（出血速度快，颜色鲜红），黑粪或柏油样粪便，以及胃穿孔等，为消化道大出血。该病来势凶猛，具有生命危险，不属本疗法治疗范围。慢性胃痛者，起病缓慢，疼痛渐发，或反复发作，疼痛可耐受，服药可缓解或症状消失，具有病势较缓、病程较长等特点。

2. 辨虚实

实者多疼痛剧烈，固定不移，拒按，脉盛，若补之则痛加剧，大便闭结不通，多见新病体壮之人；虚者多痛势绵绵，隐隐作痛，痛处弥漫，喜按，脉虚，攻之痛剧，多见于久病体虚之人。

3. 辨寒热

胃痛遇寒痛甚，得温痛减，为寒证；胃灼痛而急迫，遇热痛甚，得凉痛减，苔黄或黄腻，脉弦数或滑数、濡数，为热证。

4. 辨气血

一般初病在气，久病在血。在气者，有气滞、气虚之分。气滞者，多见胀痛，或涉及两胁，或兼见恶心呕吐，嗳气频频，疼痛与情志因素息息相关，往往排矢气或呃逆后好转；气虚者，除胃痛外，兼见饮食减少，食后腹胀，大便溏薄，面色少华，舌淡脉弱。在血者，有血瘀和血虚之异。其中血瘀者，疼痛部位固定不移，痛如针刺，舌质紫暗或有瘀斑，脉涩，或兼见呕血、便血；血虚者，兼见面色萎黄不华，唇甲色淡、舌淡，头晕目眩，心悸神倦，脉细等。

5. 辨在肝、在脾

胃病初犯，多由外感、伤食所致，症见胃脘胀满、疼痛，以及嗳气、有饱腹感、大便不爽、脉滑等。病有在肝、在脾之分。在肝，胃痛反复发作，多与情志不遂有关，胃部胀痛连胁，窜走不定，太息为快，脉弦等。在脾，胃痛日久，胃中隐痛，饥饿为甚，进食可缓，疲乏无力，大便溏薄，脉缓等。

6. 注意兼夹

胃痛常见寒凝、气滞、食积、湿热、血瘀、气虚、阴虚等证，但各证往往不是单独出现或一成不变，而是互相转化或兼夹的，如寒热错杂、虚中夹实、气血同病等。胃溃疡疼痛特点是饭后半小时许开始疼痛，空腹不痛；而十二指肠溃疡则相反，为空腹痛，饮水或食后就不痛。

四、辨证论治

1. 脾胃虚弱

主症：倦怠乏力、神疲懒言、畏寒肢冷、大便溏薄，或有初硬后溏、食欲不振或食则易饱等表现。空腹痛重，得食则减，食后腹胀。虚寒则胃痛隐隐，喜温喜按，遇冷则痛或疼痛加重，舌质淡嫩、边有齿印、苔薄白，脉沉细或迟。阴虚则隐痛而有烧灼感（民间俗称“烧心”）。舌红少苔、舌质多有裂纹，脉细数。兼有口苦而干、渴不多饮等表现。

治法：健脾益胃。阳虚者温中补虚，阴虚者益胃养阴。

主穴：中脘、下脘、脾俞、胃俞、足三里、三阴交、至阳。

配穴：梁门、章门。

方义：中脘、下脘建运中州，调理气机；脾俞、胃俞为脾胃的俞募穴，配足三里、三阴交，温中散寒，补脾和胃；至阳遵循“疾病应于外，治疗通于内”的原则。

2. 实邪犯胃

主症：寒邪犯胃者，胃痛暴作，苔白，脉弦紧，兼有遇寒痛重、得热痛减、口不渴或喜热饮等表现。饮食停滞（伤食）者，上腹胀满而痛，拒按厌食，嗳腐吞酸，恶心呕吐，吐后痛缓，苔厚腻，脉弦滑，兼有饮食不节或暴饮暴食史、大便黏而不爽、矢气酸臭如败卵等表现。肝气犯胃者，胃脘胀痛，攻窜两胁，得嗳气或矢气后舒，遇郁怒复发或加重，舌苔薄白，脉弦，兼有胸闷、食少、呕吐酸水、大便不爽等表现。

治法：寒邪犯胃者，温中散寒；饮食停滞者，消食导滞；肝气犯胃者，疏肝和胃。

主穴：中脘、足三里、内关、三阴交、脾俞、胃俞、梁门。

配穴：寒邪犯胃者，配梁丘、合谷；饮食停滞者，加下脘、建里、内庭；肝气犯胃者，配太冲、阳陵泉；瘀血者则痛有定处，配膈俞。

方义：中脘是胃之募穴，胃的体表投影穴；足三里是胃之合穴，又是足阳明经穴。根据“腑病取之募，脏病取之俞”的原则，中脘配足三里，即募穴与下合穴相配，局部与循经下端取穴相配，是治疗胃腑病证的主方。内关是手厥阴心包经的络穴，与三焦相连，又是阴维脉之交会穴，功能宽胸理气，善治胃脘疼痛；脾俞、胃俞、梁门均是胃痛常用腧穴。

五、临证验案

病案一

武某，男，51岁，1974年10月因胃痛三十余年、加重2日就诊。患者向来用餐不规律，常在山上迎风吃生冷饭食，故常出现胃部灼痛、反酸。现胃痛一般在饱食后出现，两三小时后缓解，天冷时、劳累后加重，发作时全身乏力，偶尔疼痛向背部、腹部放射。查体：一般情况尚可，胃中有积水，脾俞、胃俞压痛（+）。

治疗：在中脘、上脘、右梁门、内关、足三里、三阴交、胃俞等腧穴处植入中药制剂。

1974年12月18日访：自治疗后，胃痛逐渐缓解乃至消失。

1991年6月访：自治愈后至今未复发。

病案二

邹某，男，35岁，1984年11月21日就诊。患者胃痛6年，呕泛酸水，恶心腹胀，饱食疼痛，空腹不痛，痛时全身乏力，服碳酸氢钠可缓解，食用生冷、坚硬食品或天冷时加重，畏惧进食。查体：形体消瘦，舌质淡红、苔白腻。

治疗：在中脘、上脘、右梁门、气海、足三里、三阴交、脾俞、胃俞等腧穴处植入中药制剂。

1985年1月访：自治疗后胃痛缓解，偶有呕吐清水，渐愈。

2013年12月访：自治愈后至今近30年未发作。

病案三

吕某，男，20岁，1984年12月19日就诊。患者胃痛3年，近2个月来加重，不能食用生冷食物，一吃即发；食用熟食、易消化食物时微有隐痛。查体：舌质淡白、苔黄腻。

治疗：在中脘、上脘、梁门、足三里、三阴交、脾俞、胃俞等腧穴处植入中药制剂。

1985年1月8日访：已愈。

2013年12月访：近30年来未发作。

病案四

占某，女，48岁，1997年2月22日就诊。患者胃痛，向背部放射，时有恶心，呕泛酸水。B超示肝管有米粒大小结石。饭后胃部胀满，便秘，烦躁。多处求医均不能根治。查体：舌紫，脉弦，胆囊区及中脘、右胆俞、胃俞、胆囊（穴）压痛（+）。

治疗：在上脘、中脘、胆囊、胆俞、胃俞、足三里等腧穴处植入中药制剂。

1997年5月3日访：已愈。

病案五

朱某，女，51岁，1997年5月6日就诊。患者胃痛2年，常向右肩胛放射，时有恶心，呕吐酸水，天冷时、劳力后加重。B超示胆囊息肉。多方求医，疗效不显。查体：舌边紫、苔白腻，胆囊区、胃区及右胃俞、脾俞、胆俞压痛（+），压痛向胆囊区放射。

治疗：在上脘、中脘、胆俞、脾俞、胃俞、右足三里等腧穴处及胆囊区植入中药制剂。

1997年5月17日访：已愈。

病案六

夏某，男，61岁，1998年2月17日就诊。患者患类风湿关节炎6年，已行胆囊切除。目前胃常隐痛，得嗳气后稍好，天冷加重，饭后加重，肠鸣，便秘。夜尿频，约每小时1次。胃纳尚可。查体：黄厚苔。

治疗：在上脘、中脘、鸠尾、右足三里、胃俞、脾俞等腧穴处植入中药制剂。

1998年2月20日访：自治疗后胃隐痛消失，舌苔好转。

2013年8月19日访：治愈后一直未发作。

病案七

王某，女，50岁，2008年4月8日因胃痛6年前来就诊。患者胃痛日久，多方求医不能治愈，几乎失去治愈信心，故慕名前来求治。患者现饱食后胃痛明显，食用硬食或糯米饭后尤甚，天冷加重。疼痛向背部放射，伴全身乏力，时有恶心、反酸。查体：消瘦，鸠尾、胆俞、脾俞、胃俞处压痛（+），脉细数，苔稍黄腻。

治疗：在巨阙、上脘、中脘、右足三里、三阴交、胆俞、脾俞、胃俞等腧穴处植入中药制剂。

2008年5月3日访：已愈。

第二节　泄泻

泄泻又称腹泻，指大便次数增多，或粪便变稀，或完谷不化，或泻下如水样的病证。“泄”与“泻”含义略有不同，凡以大便溏薄而势缓者为泄，以大便清稀如水而势急者为泻。本病有轻重不同之分，轻者仅见大便次数增多或溏薄，严重者暴泻无度，耗气伤阴。正如《奇效良方》云：“泄者，泄漏之义，时时溏薄，或作或愈；泻者，一时水去如注。”古代医籍中称“濡泻”“飧食”“洞泻”“下利”“溏泻”等，为临床常见病证之一。本病一年四季均可发病，夏、秋季多发，可伴有腹痛、纳呆、乏力、小便不利。

正常人每日排便1次，少数人每日排便2～3次，或每2～3日排便1次，粪便性状正常，每日排出粪便的平均重量150～200g，含水分60%～70%。泄泻是指排便次数增多，粪质变薄，水分增加，排便量超过200g，或含不消化食物及脓血、黏液，兼有里急后重、肛门灼痛、失禁等。病程2～3周内为急性腹泻，2个月以上为慢性腹泻。

本症与西医腹泻的含义基本相同。凡因胃、肠、肝、胆、胰腺等消化器官发生功能性或器质性病变引起的腹泻，如急慢性肠炎、吸收功能紊乱、食物中毒、过敏性结肠炎、肠结核等以泄泻为主要表现者，均可参考本节辨证论治。

一、病因病机

本病究其病因，可分以下几种：

1.感受外邪

外感湿邪，或汗出如水，或坐卧湿地，则寒湿内侵，困遏脾阳、脾失健运而泻；或感受暑湿，湿热之邪，壅遏脾胃，下迫大肠，导致脾胃功能失常而泻；小肠泌别失司，大肠传导功能紊乱，以致清浊不分而泻；腹部受凉，咕咕作响而泻。

2. 七情内伤

肝为刚脏，性喜冲和条达，凡忧思恼怒，精神紧张，以致肝气郁结，气机不畅，横逆乘脾犯胃，失其健运，水谷精微不能吸收，反为湿滞，下降为泻；或思虑过度，脾气受伤，气机升降功能失调，肠道功能失常，清浊不分，相杂而下而泻。

3. 饮食因素

暴饮暴食，食滞不化，宿食内停；过食肥甘，呆胃滞脾，脾胃受伐，传导失司；暑热时节，贪食生冷，寒气客于胃肠；进食腐烂变质之品，食物中毒；误用或乱用药物而泻。

4. 脾胃虚弱

饮食不节，劳倦内伤，或久病体弱，或年老体衰，久泻伤正等，导致脾胃虚弱，脾失健运，既不能受纳、腐熟水谷，又不能运化、转输精微，水谷糟粕相杂而下，故而为泻。

5. 肾阳虚衰

久病之后，损伤肾阳，或年老体弱，阳气不足，脾失温煦，运化失常而泻。

综上所述，本病多由感染外邪，内伤七情，饮食不洁，久病体弱，年迈虚衰，导致脏腑功能失调，经络失于调和而致泄泻，常与肝、肾、脾、胃、肠有关。本病常涉及手阳明大肠经、足阳明胃经、足太阴脾经、足少阴肾经、足厥阴肝经等多条经络。

二、诊断要点

以大便稀溏或如水样，次数增多，每日三次以上为特征。常伴有腹胀、腹痛、肠鸣、纳呆。多由寒热、饮食、情志等因素诱发。

三、鉴别诊断

泄泻一般需要与痢疾鉴别，它们的共同特点是大便稀溏，大便次数增加，可伴有腹痛发作，完谷不化。但泄泻发作时大便中无脓血，不伴里急后重；而痢疾是以腹痛、便下赤白脓血、里急后重为特征。见表1。

表1　泄泻与痢疾的鉴别要点

病名	病位	脓血便	排便	腹痛情况	病理	危证
泄泻	脾（中焦）	无	通畅	腹痛肠鸣	湿盛、脾虚	少见
痢疾	肠（下焦）	有	滞下不爽，虚坐努责	痛利交作，里急后重	邪客肠道，气血相搏，化腐成脓	易见

四、辨证要点

泄泻的辨证，主要通过询问病史及临床表现，从而辨泄泻的轻重与预后。

1.辨轻重

如果饮食尚好，津液耗损不明显，泄泻次数不多，多属轻症，预后良好。如果泄泻频作，或久泻滑脱，不思饮食，津液严重耗损，眼窝内陷，肌肉松弛，神疲乏力者，为亡阴亡阳之变，多属重症，预后较差。

2.辨病程

发病急骤，病程较短，来势凶猛者为急性泄泻。起病缓慢，病程较长，或迁延不愈，每因饮食不当或劳倦过度而发者，为慢性泄泻。

3.辨虚实

凡病势急骤，脘腹胀满，腹痛拒按，泻后痛减，小便不利者，多属实证。凡病程长，腹部隐痛，绵绵作痛，喜按，小便如常，口不渴者为虚证。

4.辨寒热

粪便清稀如水，完谷不化者，多属寒证。粪便黄褐异臭，肛门灼热，泻下急迫，口渴喜饮，尿黄，多属热证。

此外，泄泻若伴恶寒发热，无汗，头痛脉浮，为外感时腹部受凉所致；暑季泄泻，兼烦热口渴，小便黄，头重，苔黄腻，脉濡数，为暑湿泄泻；若兼脘腹胀满，嗳腐酸臭，不思饮食，泻后痛减，为伤食泄泻。

五、辨证论治

中草药制剂穴位植入疗法针对慢性泄泻效果颇佳，故仅对脾虚、肾虚、肝气乘脾三种慢性泄泻的临床表现及治疗进行阐述。

1.脾虚

主症：大便时溏时泻，完谷不化，迁延反复，稍进油腻之物，则大便次数增多，纳差食少，食后脘腹胀满、闷痛不适，喜暖喜按，或晨起欲厕，泻后痛减。面色萎黄，形体消瘦，肢倦乏力，舌淡、苔白，脉细弱。

治法：健脾益气，化湿止泻。

主穴：中脘、天枢、胃俞、大肠俞、脾俞、足三里、三阴交、水分。

配穴：上脘、梁门。

方义：俞穴在背属阳，募穴在腹属阴，俞募相配，可以调补脏腑之气，故取胃之募穴中脘与大肠募穴天枢，分别与胃俞及大肠俞相配，以调补胃肠之气机；更配脾俞、足三里、三阴交及水分，以健脾益气，化湿止泻，“肠鸣大便时腹泻，脐旁两寸天枢穴”。如此则中阳之气得壮，水湿得运，则泄泻之病可治。

2.肾虚

主症：泄泻多在黎明之前（五更泻），腹部作痛，肠鸣即泻，泻后则安。大便溏薄，甚则完谷不化。腰膝酸软，形寒肢冷，脐腹隐痛、畏寒，或男子阳痿、阴囊湿冷，女子月事愆期、量少。舌质胖嫩、苔白滑，脉沉迟。

治法：温肾健脾，固涩止泻。

主穴：中脘、关元、脾俞、肾俞、天枢、足三里。

配穴：气海、梁门、三阴交、命门、中极、长强。

方义：胃募中脘、小肠募关元，配脾俞及肾俞，俞募相合，温肾壮阳，健脾温中；又取天枢、足三里调理脾胃气机。诸穴相配，以益命火，补脾阳，共奏温补脾肾、固涩止泻之效。

3.肝气乘脾

主症：腹痛、肠鸣、泄泻等每因情志不畅而发，即遇怒则泻，泻后痛减，再痛再泻，胸闷胁胀，嗳气食少，舌质红、苔薄白，脉弦。

治法：抑肝扶脾，健脾止泻。

主穴：肝俞、期门、太冲、脾俞、胃俞、中脘、天枢、阳陵泉、足三里、三阴交。

方义：肝俞、期门俞募相配，加肝之原穴太冲以疏泄肝气，缓急止痛。脾俞、胃俞、中脘、天枢健脾止泻；阳陵泉、足三里理气和胃；三阴交健脾胃、理气滞。诸穴共奏疏肝健脾之功，则痛泻自止。

六、其他疗法

（1）炒车前子，碾末，每服6g，米汤送服，日服3次。治急性泄泻，暴泻不止，小便不通。

（2）陈艾一把，生姜一大块，水煎服。治暴泻不止。

（3）鸡内金适量，炒焦，再取鸡爪草（全草）适量，水煎服。治伤食泻。

（4）生姜一大块，陈茶叶20g，水煎服。治寒湿泻。

七、临证验案

病案一

王某，女，55岁，1999年10月18日就诊。患者两年来左上腹和左下腹有胀满感，时而交替发作，时而同发，伴有隐痛、呃逆，饭后加重。站立时稍有好转，躺卧时、天冷时加重。大便每天2～3次，便溏、异臭、有黏液，完谷不化，肠鸣。平素心烦，纳好，全腹部畏寒明显。患者曾于多家医院就诊，行埋羊肠线等治疗无效。查体：黄腻苔，按压脾俞、胃俞有酸痛感，腹凉。

治疗：在中脘、上脘、左梁门、气海、关元、足三里、三阴交、上巨虚、脾俞、胃俞等腧穴处植入中药制剂。

1999年10月19日访：腹部畏寒明显改善，大便减为每日1次。

1999年10月21日访：大便每两日1次，舌苔正常，下腹胀痛消失，左上腹胀痛减轻。

1999年11月15日访：左上腹和左下腹胀痛、畏寒基本消失，呃逆消失。大便每日或每两日1次，纳好，心情舒畅，体重增加1.5kg。目前右下腹偶有作痛。查体见面色红润，舌苔薄白。治疗：在大肠俞、关元俞、小肠俞、右梁门、右足三里、阳陵泉、三阴交等腧穴处植入中药制剂。

1999年11月30日访：纳好，体重较治疗前增加3kg，诸症已愈。

2006年11月访：治愈后无复发。

病案二

黄某，男，53岁，1997年8月15日就诊。患者3年前行胃切除术，而后每天排便3次，时有里急后重。小腹及胃前区有胀满感。腰酸，心悸，肛门处常不适，听力下降。查体：苔腻、花剥、有裂纹。第5腰椎至第3骶椎处及大肠俞、关元俞、小肠俞压痛（+）。

治疗：在天枢、关元、右大肠俞、关元俞、小肠俞等腧穴及第5腰椎至第3骶椎处植入中药制剂。植入后肛门不适感即刻消失。

1997年8月16日访：昨天大便1次。今早感便意1次，排便1次。

1997年9月17日访：已愈。

2006年11月访：治愈后未发作。

第三节　胆石症与胆囊炎

胆石症泛指胆囊、胆总管、肝总管、肝内胆管等胆道系统结石，胆囊炎是指多种因素引起的胆囊急性与慢性炎症过程。胆石症可引发胆囊炎，而胆囊炎多次发作后也可出现胆石症，二者互为因果。其发病机理和治疗等内容基本相似，故在一起探讨。

本病为较常见的胆道系统疾病，病位在胁下，为少阳经脉所过，病变时可引起胁痛，归属于中医“胁痛”“黄疸”范畴。

一、病因病机

本病多因饥饱失常，嗜食膏粱厚味，过食生冷、辛辣，忧思恼怒，导致脾失健运之故。胆石症患者食用油腻食物后，病情加重。其因脾失健运，新陈代谢产物如尿酸、胆汁等，滞留而生结石，阻碍胆管正常流通，气血瘀滞而痛。

二、诊断要点

根据右上腹痛、高热寒战和黄疸三大主症，结合病史、体征，基本可以做出诊断，可以查B超以便确诊。

1. 临床表现

本病的三大主症及腹部体征，对结石部位的鉴别具有参考价值。胆总管结石大多三大主症并见，而且常随病情变化而波动，从而构成间歇性胆道梗阻感染综合征；而胆囊结石一般为上腹绞痛，无黄疸，也无高热寒战等表现；肝内胆管结石发作时多见肝区不适或闷胀，黄疸不明显，但常伴有畏寒、发热。从腹部体征看，胆囊结石可有右上腹胆囊区触痛及腹肌紧张，能触及肿大胆囊；胆总管结石多见剑突、右下腹触痛，腹肌紧张不明显，仅见腹直肌紧张；肝内胆管结石时，触诊肝脏有不对称肿大，伴触痛，常误诊为肝炎。

2. 不同结石的形态特点

胆色素结石可分为两种，一种为泥砂样，色棕黑或棕红，质软而脆，有的甚至像一团泥；而另一种为砂粒样或球状，色黑或暗绿，质硬，可自行松解，大小不等，数目不一，有的可达上百粒。胆固醇结石呈卵圆形或多面形，表面光滑，呈白色、黄色或暗褐色，剖面呈放射状，宛如车轮，常为单个，且发现时已很大。

混合性结石一般呈多面形，少数呈较大球形，外表可呈白、灰、黄、绿或棕黑色。外层坚硬，表面呈多层状，各层间色调不一，犹如树木年轮。

3. 鉴别诊断

本病的阻塞性黄疸应和传染性肝炎及壶腹部肿瘤相鉴别，不典型的胁痛、腹痛等症状有时须与高位阑尾炎、胃溃疡、十二指肠溃疡和胰腺炎等疾病相鉴别，急性肝内胆管结石尤其应与肝炎、肝脓疡、胆囊化脓等疾病相鉴别。

三、辨证论治

针对胆石症的治疗，传统治法有其不足之处。如排石疗法着眼于结石上，容易顾此失彼。大量寒凉药容易损伤脾胃，即使结石排出也容易复生；如排出失败则结石增多、增大，更是得不偿失。手术疗法关注局部，而缺乏整体观念，只注意到结石的“标”，忽略了结石的“本”（产生环境）。即使切除胆囊、胆总管、肝总管、肝内胆管，同样可能会有结石生长。相比之下，中草药制剂穴位植入疗法则有其优势。

1. 急性期

主症：右上腹持续性绞痛，阵发性加剧。疼痛部位拒按，并向右肩背部放射。或伴寒战发热、恶心呕吐、黄疸。

治法：调和气血，祛瘀止痛。

主穴：胆囊、日月、胆俞、阳陵泉。

配穴：足三里、三阴交、中脘、上脘、右梁门、期门、肝俞、脾俞、胃俞。高热明显者，加曲池。

方义：胆囊穴为经外奇穴，是治疗胆囊病的经验效穴；日月、胆俞合用是俞募配穴法，可利胆止痛；阳陵泉为胆的下合穴，合治内腑，可调理胆腑气机。

2.慢性期或缓解期

主症：右上腹持续性隐痛，气短懒言，倦怠乏力。

治法：健脾胃，消石积。

主穴：中脘、上脘、足三里、三阴交、脾俞、胃俞、阳陵泉、日月、期门。

配穴：胆囊、梁门、肝俞、胆俞。

操作：体质尚可者一次性穴位植药，体质差者分两次，可于第2天或隔1～2天再行中草药制剂植入。

方义：中脘、上脘、足三里、三阴交、脾俞、胃俞均为健脾胃要穴；阳陵泉为足少阳胆经穴、八会穴之筋会穴、合穴、胆腑下合穴，功能疏肝利胆，舒筋活络；日月为足少阳胆经穴、胆募穴，功能疏肝利胆、健脾降逆；期门为足厥阴肝经穴、肝募穴，功能疏肝健脾、和胃降逆。上述诸穴共奏健脾胃、疏肝胆、祛瘀滞、治疼痛、消积石的作用。

四、临证验案

病案一

刘某，女，68岁，2000年10月27日就诊。患者10岁时首发胆囊区疼痛，之后时常发作。2000年2月、4月、5月、8月、9月时发作，每个月约发作2次，服藿香正气水后好转。本次于10月25日下午5时胆囊区剧烈疼痛，不能饮食，无法入睡，服藿香正气水及止痛剂无效。10月26日下午2时送某医院治疗，3次注射止痛针无效。当时患者绞痛难忍，呻吟不停，汤水难进。晚上6时分别于胆囊区、肝俞、胆俞拔大号火罐，并针刺胆囊穴，5分钟后疼痛消失，2小时后疼痛再次发作，但较治疗前稍轻。于胆囊区及右胆俞处拔罐，疼痛渐止，已能入睡。次日晨起稍痛，遂来我处就诊。查体：面色黄，胆囊区手不可近，不能行走，舌紫、苔黄厚，脉洪。

治疗：在上脘、中脘、右期门、日月、章门、三阴交、足三里、右阳陵泉、肝俞、胆俞、脾俞等腧穴及胆囊区阿是穴处植入制剂。

2000年10月28日访：经治疗后，胆囊区疼痛消失，夜间睡眠良好，早上进食一碗稀饭，胃部无不适感。查体见舌苔变薄，精神好，但有时上脘处会有跳动感。下午症状消失，出院回家。

2003年访：未发作。

病案二

郑某，女，62岁，1995年8月20日就诊。患者患胆囊炎、胆总管结石、肝内胆管结石5年，疼痛大多在每天下午发作。今年2月加重，右上腹、左胁常痛，全身黄疸，食入则吐，于某医院住院治疗两个多月，无明显好转，于8月19日出院。目前转氨酶升高，夜痛不能入睡，食入即吐，畏寒发热。本人失去治愈信心，极度悲观。后在女儿催促下，被用手拉车拉来就诊。查体：患者全身黄疸，胆囊区压痛（++），胆俞、胆囊穴压痛（++）。考虑患者病情严重，故取少量腧穴治疗，遂于胆囊区以及上脘、日月、胆俞、胆囊等腧穴处植入中药制剂。

1995年8月21日访：患者疼痛好转，昨夜欲进食，能入睡。今晨进食稀饭、生枣，纳佳，未呕吐。继续治疗，愈后出院。

2001年访：患者愈后6年未发作。

病案三

艾某，女，66岁，1993年3月12日就诊。患者患胆结石3年，胆囊区常有胀闷痛感，进食稍多则胀闷加重，兼有胃痛。每月胆绞痛发作1次，常急送医院住院治疗3～5天。查体：胆囊（穴）、胆俞、脾俞、胃俞压痛（+）。胆俞叩击痛（+），并向胆囊区放射，按压右胆囊（穴）后胆囊区症状减轻。

治疗：在右胆俞、脾俞、胆囊、中脘、上脘等腧穴处植入中药制剂。

1994年3月14日访：1年后复查，结石消失。

2006年访：未发作。

病案四

诸葛某，女，44岁，1997年3月8日就诊。患者1977年确诊胆囊结石，于1983年行胆囊切除术，1990年又发为疼痛，查明有胆总管、肝内胆管结石存在，每年发作1～2次，均需住院治疗。目前右上腹痛，并向腰和右肩胛内侧放射，轻度黄疸，食入即吐，便溏，舌苔粗糙，脉细弱。右胆俞压痛（+）、叩击痛（+），并向右上腹放射。面浮肿。

治疗：在上脘、中脘、右期门、日月、右胆俞、足三里、胆囊（穴）及胆囊区植入制剂。

1997年3月23日复诊：患者已痊愈。

2002年访：未发作。

第四节　呃逆

呃逆，俗称“打嗝”。是因胃失和降，气逆动膈，上冲喉间，呃呃连声，声短而频，不能自制，甚则妨碍谈话、咀嚼、呼吸、睡眠。若因腹部手术而呃逆者，则增加切口疼痛，影响切口愈合。呃逆可单独发生，其症轻微，持续数分钟至数小时后不治自愈。亦可继发于其他如胃炎等急慢性疾病的过程中，其症多重，可昼夜不停，或间歇发作，迁延数月或数年不愈。

一、病因病机

呃逆的发生，是气机上逆动膈而引起，与胃、肝、肺的关系最为密切，概括如下：

1.饮食因素

胃失和降，脾主升，胃主降，胃以通降为顺，若胃为生冷饮食所伤，或寒气所客，胃气受伐，胃阳被遏，气机壅滞，甚则上逆。过食辛热煎炸之品或过服温补药之剂，燥热内生，阳明腑实，气不顺行，并循手太阴之脉上膈而上冲作呃。

2.情志因素

肝失条达，忧愁思虑过度，精神抑郁，脾胃气机郁结不畅；或因恼怒太过，肝气过盛，横逆犯胃，致脾胃气机动乱，升降失常而呃。

3. 正气亏虚

素体虚弱，老年体弱，重病久病之后耗损中气；或吐下太过，耗损胃阴；或久病伤肾，肾不纳气，虚气上冲，胃失和降，动膈冲喉而成呃逆。

4. 六淫因素

风寒之邪犯胃，寒气上逆，动膈冲喉而呃逆，受凉时常有之。一般不治自愈，亦可服用姜汤而愈。

二、诊断要点

往往突然起病，气逆上冲，喉间呃呃连声，声短而频，不能自制，妨碍说话、睡眠、喘气等，并可见头昏、乏力等症状。病程短者，可在几分钟内不治自愈；病程长者，可间断性发作一年或数年，屡治不愈。

三、鉴别诊断

1. 干呕

以声出而无物吐出、其声长短不一为症状表现。发病急，呈不规则性发作。

2. 嗳气

俗称“饱嗝”，胃中浊气上逆，经食道由口排出，其声较长，浊气排出后胃中有舒服轻松感。其势较缓，常与饱食和情绪有关。

四、辨证要点

1. 辨生理、病理

正常人受精神刺激后，或快速吞咽干燥食品而同时较少饮水，或吸入冷空气，而发生的一时性呃逆，属于生理现象。经饮热水，或闭气，或有意急速大口吞咽唾液，或有意大声疾呼后可自行消失，无须治疗。若反复发作，并伴有其他症状者，属病理现象。

2. 辨虚实寒热

虚者呃声低长细弱，时断时续，气力不足，脉沉细。实者呃声响亮有力，连续发作。寒者呃声沉缓有力，胃脘不适，喜得热饮，手足欠温，小便清长，遇寒甚。热者呃声响亮，声高短促，胃脘灼热，口臭烦渴，面赤，便秘，小便赤，苔黄。

五、辨证论治

主症：气逆上冲，喉间呃呃连声，声短而频，不能自控。气机郁滞者，呃逆连声，常因情志不畅而诱发或加重，胸胁满闷，脘腹胀满，苔薄白，脉弦。脾胃虚弱者，呃声低长无力，气不得续，泛吐清水，脘腹不舒，喜温喜按，面色㿠白，手足不温，食少乏力，舌质淡、苔薄白，脉细弱。

治法：疏肝理气，降气和胃。

主穴：中脘、足三里、膈俞、内关、气海、膻中。

配穴：寒者配梁丘，热者配内庭，虚者配脾俞、胃俞，肝气犯胃者配期门。

方义：中脘是胃的募穴，是胃之经气结聚的部位，又是手太阳、手少阳、足阳明、任脉之会穴，该穴又相当于胃之体表投影位置，是调理胃气、治疗胃腑诸疾的要穴；中脘配胃之合穴足三里，泻之能清热降气，补之能益气温中；膈俞利膈镇逆；内关和中解郁；气海位于人之下焦，所以有调气机、益元气、补肾虚、固精血的作用，又为强壮要穴；膻中是八会穴中的气会穴，是宗气汇聚的部位，具有调理气机、行气活血的功能，可降气和胃，调气通络。

六、临证验案

病案一

朱某，男，35岁，1998年8月29日就诊。患者2年前曾呃逆7天，本次于4天前饮凉醋后又发，每间隔2～5秒钟呃逆一次，呃声连续，时轻时重，说话、打电话都很不便。吃饭后有半小时不呃逆。因吐清水，昨日去某医院诊治无效，曾与护士发生争吵，今天慕名前来求治。查体：舌体瘦、苔薄黄。

治疗：在内关、足三里、中脘、上脘、气海等腧穴处植入中药制剂。当中脘、上脘局部麻醉后，呃逆即止，而后仍按常规植入制剂。

1998年8月30日访：早上呃逆又发，于背部夹脊穴处走罐后呃逆停止。辅以丁香散内服。

1998年9月3日访：自上次治疗后未再发作。

2007年3月访：未发作。

病案二

金某，女，48岁，1996年7月21日就诊。患者10年前曾发呃逆。后治愈，近半年来又发。发作时呃声高亢，易惊他人，时吐酸水，全身麻木、乏力，头角疼痛，竖颈力量不足，有时烦躁，多汗，心情不畅。查体：舌边紫，脉弦。

治疗：在天突、膻中、中脘、足三里等腧穴处植入中药制剂。

1996年7月28日访：自7月21日植入治疗后，当即呃逆停止。于第三天时呃逆发作一次，之后再未发作。烦躁、出汗症状消失。

1996年7月30日访：昨天中午呃逆1次。

1996年8月15日访：已愈。

2007年3月访：未发作。

病案三

马某，男，2004年7月7日就诊。患者呃逆1年多，期间多处医治，服中药后有效，但始终不能治愈。目前呃逆不断，声音尚可，日轻夜重，受凉加重，常有胃胀。患者十余年前曾于6米高处跌落，臀部着地，目前腰部常有酸胀感，且坐10分钟后酸胀难忍，需站立活动后再坐。曾患颈椎病，经治疗后已好转。查体：呃声连连，右侧肝俞至胃俞一带压痛（+），叩击痛（+）。

治疗：在上脘、中脘、右梁门、膻中、关元、气海、足三里、三阴交、右阳陵泉、右胆俞、脾俞、胃俞、内关等腧穴处植入中药制剂。

2004年7月8日访：自昨天穴位植入药剂后呃逆停止，胃胀消失。

2004年7月9日访：饭后常有1小时呃逆，其他时间不呃逆。腰部酸胀感消失。

2004年7月11日访：呃逆消失。

2004年7月17日访：植入创口拆线。

2004年7月22日访：偶有呃逆，服温热性中药治疗。

2004年7月24日访：症状消失，已愈。

2007年3月访：治愈后未发作。

病案四

许某，男，34岁，1997年11月10日就诊。患者呃逆多年，曾屡治无效，而后用针刺治疗1次即愈。今年6月因烦恼而引起呃逆再发，再行针刺治疗3次无效，后经中药治疗，时作时止。刻下：呃逆时常发作，卧床和烦恼时加重，严重时全腹肌肉疼痛，不思饮食，失眠乏力，头昏，纳差，矢气后腹胀感缓解，大便急迫。查体：腹胀，舌苔粗糙，脉弦。

治疗：在膻中、上脘、中脘、气海、关元、右足三里、阴陵泉等腧穴处植入中药制剂。

1997年11月16日访：已愈。

2007年3月访：自治愈后未发作。

第三章　神经精神系统疾病

第一节　中风

中风又名卒中，是一种独立性疾病。因发病急骤，症见多端，变化迅速，与“风性”善行而数变相似，故以中风名之。本病易反复发作，常留有后遗症。发病率、致残率及死亡率较高，是威胁人类生命的一大疾患。

中风是在人体气血两虚的基础上，多因劳倦内伤、忧思恼怒、嗜食厚味、烟酒诱发。脏腑功能失调，气血逆乱，直冲犯脑，形成脑脉痹阻或血溢脉外等基本病机。本病是以突然昏倒、不省人事、口眼㖞斜、语言不利、半身不遂、偏身麻木为主要临床表现的急性脑血管疾病，相当于现代医学的脑出血、脑血栓、脑梗死、蛛网膜下腔出血等。不论出血性还是缺血性的脑血管病，均可参考本节论治。

从西医角度来说，脑血管病的发生多与血栓形成有关，这与中医的瘀血有殊途同归之意。由于血液高凝状态、血流速度缓慢和血管壁损伤等因素，人体在血液循环过程中出现异常的血凝块，甚至在心脏内壁和血管壁上出现血液沉积，最终造成血管的梗阻、坏死甚至破裂，即中风发生。这个病理过程大多是不可逆的。

一、病因病机

1. 外风

年老体衰，或操劳过度等，造成正气不足、经脉空虚之时，入冬等骤遇寒冷，寒邪入侵，血管痉挛，脉内压增高，血流受阻，影响血脉循行，易致血瘀脑脉，或血冲脑脉而发病。所以秋冬之时，年长力衰者不可过早外出晨练。早春骤然转暖之时，正值厥阴风木主令，内应于肝，风阳暗动而发病。另有大汗之时，毛孔正开，骤冷刺激，也可导致本病。

2. 内风

主要指肝风内动，多由肝脏阴阳气血失调而产生。五志过极，心火暴盛，肝郁气滞，失于条达，气血瘀滞，或因暴怒伤肝、气血俱浮等，导致脏腑功能失常，阴阳偏颇，气血逆乱上冲于脑，直蒙元神而突发中风。《素问·至真要大论》说："诸风掉眩，皆属于肝。"肝阳化风即属阴虚阳亢的动风之兆。若中风急性期以半身不遂、口舌㖞斜、肌肤不仁为主症而无神昏者，为病在经络，伤及脑脉，病情较轻；初起即见神志昏蒙或谵语者，为病入脏腑，伤及脑髓，病情较重。

饮食不节，嗜食肥甘，饥饱失宜，或中气亏虚，脾失健运，聚湿生痰等，与西医所指的肥胖、高血压、高脂血症、血栓形成等脑血管病危险因素相似。

二、临床表现

以半身不遂，口舌歪斜，舌强言謇，偏身麻木，甚则神志恍惚、迷蒙、昏愦为主症。发病急骤，有渐进发展过程。病前多有头晕头痛、肢体麻木等先兆。常有年老体衰，劳倦内伤，嗜好烟酒、膏粱厚味等因素。每因恼怒、劳累、酗酒、感寒等诱发。血压、神经系统、脑脊液及血常规、眼底等检查，头颅CT、MRI检查，可有异常表现。

三、辨证论治

本病主要病位在脑，治疗以脑部、颈部腧穴为主。如患者意识昏迷，病情危重，治疗则应多管齐下，针药并用为好。

1. 中风先兆

主症：多见于中老年人。突然发病，历时短暂，24小时内完全恢复。表现为轻瘫、半身或一侧手足麻木、眩晕、精神改变。

治法：醒脑开窍，疏通经络，调和气血。

主穴：四神聪、风市、足三里。

配穴：上肢不遂者，配手三里、合谷；下肢不遂者，配阴陵泉、阳陵泉。

操作：四神聪点刺放血，用速刺法，深度0.1～0.2cm，挤出血液数滴。其他穴位常规操作。

方义：四神聪为经外奇穴，可醒脑宁神；风市、足三里可改善肢体痿软情况。

2. 中经络

主症：平素头晕头痛，耳鸣目眩，腰酸腿软，突然发生口眼㖞斜，舌强语謇，半身不遂，舌质红、苔黄，脉弦细数或弦滑。

治法：醒脑开窍，疏通经络。

主穴：以督脉及手厥阴、足太阴经腧穴为主。四神聪、百会、连神聪[①]、风府、风池、哑门、内关、水沟、三阴交、尺泽、少海、委中、十宣及十二井穴。

操作：四神聪、百会、十宣、十二井穴点刺出血，挤出血液数滴，再针内关，捻转提插1分钟，继刺水沟，向鼻中隔下斜刺，用雀啄手法，以眼睛有泪水为度。其他穴位常规操作。

方义：四神聪、百会、连神聪醒脑宁神；风府、水沟、哑门同属督脉穴，醒脑开窍，镇静安神；风池疏通头部气血，内关为心包经络穴，可调理心神、疏通气血；三阴交可滋补肝肾；尺泽、少海、委中疏通肢体经络；十宣、十二井穴可祛风醒神。

---

① 连神聪：经验穴，即在相邻神聪连线中点取穴。

3. 中脏腑

（1）闭证

临床表现：突然昏倒，牙关紧闭，两手握固，二便闭结，呼吸气粗，口臭身热，躁动不安，唇舌红、苔黄腻，脉弦滑而数。

治法：开窍启闭。

主穴：以督脉、手厥阴经为主。取内关、水沟、十宣、风府、四神聪、十二井穴、百会。

操作：百会、四神聪、十宣及十二井穴用三棱针点刺挤压出血数滴，其他穴位常规操作。

方义：内关属心包经之络穴，心包为心之外卫，既可代心受邪，又能代君行令，心主神明，故针内关调神开窍，使心神复明。水沟为督脉和手足阳明经之会穴，主一身之阳气，为诸阳之首，阳气的功能活动是神的表现，针水沟调节督脉，起到督统阳气、驾驭神机、开窍启闭的作用。十宣为经脉起始和终末之处，于十宣处放血，可通调十二经脉以开关通窍。风府为督脉腧穴，针之以通调督脉，振奋阳气，转复神机。四神聪属经外奇穴，醒脑调神，填精益髓，振奋阳气。《太平圣惠方》云："理头风目眩，狂乱风痫。"《类经图翼》云："主治中风，风痫。"神志昏迷者取十二井穴放血，以决壅开闭，接通三阴三阳经气，协调阴阳使之平衡。[①]《黄帝内经》云"血实宜决之"。神志渐醒后，酌减十二井穴、水沟，以免损伤气血。百会为"三阳五会"之所，即足太阳经、手足少阳经、督脉、足厥阴经俱会于此，百病皆治。

（2）脱证

主症：突然昏仆，昏沉不醒，目合口开，鼻鼾息微，手撒肢冷，汗多不止，二便自遗，脉微欲绝。甚至呼吸浅促或停止，瞳孔散大或不等。如见冷汗如油，面赤如妆，真阳外越之象，属危候。

---

① 石学敏. 针灸治疗学 [M]. 北京：人民卫生出版社，2002：209.

治法：回阳固脱，醒神开窍。

主穴：以任、督二脉经穴为主。内关、水沟、气海、关元、神阙、太冲、内庭、气舍。

操作：内关、水沟刺法同前。气海、关元、神阙用针刺，或以五支艾条齐燃行温和灸，或隔盐、隔姜、隔附子饼灸，持续时间4～8小时。气舍施捻转补法，连续运针，持续时间1～3分钟，待其恢复自主呼吸后而呼吸较弱且有间歇时，继续运针，直至呼吸均匀为止。

方义：内关为心包经腧穴，水沟为督脉腧穴。气海、关元、神阙均为任脉腧穴，关元与气海、神阙相配，针而灸之，意在补益先天之本，培补元阳以举陷固脱。太冲为足厥阴肝经之原穴，肝属乙木，为阴尽阳升之地，与足阳明胃经之荥穴内庭相配，可达调畅气血、疏理气机的作用。气舍是足阳明胃经之腧穴，为宗气之所舍，针之为振奋后天之本，益宗气而通呼吸①。

4. 中风后遗症

采用中草药制剂穴位植入疗法，对于中风后遗症具有较好疗效。一般患者经抢救苏醒后即可以施治。因为该病位主要在脑，因此首先从脑着手。在开窍醒脑的同时，选取与本病相关的腧穴疏通经络。高血压患者应同时用降压药控制血压。

（1）头面部症状

主穴：百会、四神聪、连神聪、风府、哑门、风池、率谷、大椎、曲池、合谷。

配穴：神庭、哑门、天柱、百劳、肩井、内关。头昏脑重以百会、率

---

① 天津中医药大学第一附属医院急诊科曾治疗26例脑出血并发中枢性呼吸衰竭的患者，在常规中西医抢救无效后，采用针刺气舍、水沟、内关及三阴交等穴，成功救治7例。2003年4—5月间，全国非典型病原体肺炎流行。该院在救治呼吸衰竭时，以气舍、天突、素髎为主穴，辅以毫针强刺激内关、三阴交，最终使患者恢复自主呼吸。临床体会，针刺气舍穴有恢复自主呼吸、扩张支气管及排痰的作用，可用于呼吸衰竭患者的抢救。

谷为主，眼小以风池、肝俞为主，舌强不语以哑门（与舌根相对应）、风府、开音[①]为主。

方义：百会有祛风息风的作用，为治风要穴，有“百会治百病”之说。四神聪宁心安神，明目聪耳，主治脑性偏瘫。连神聪可加强四神聪的治疗作用。风府为足太阳经、督脉、阳维脉之会穴，是风邪入侵之门户。《行针指要歌》云：“或针风，先向风府百会中。”哑门是督脉、阳维脉的交会穴，入系舌本，故用于舌强不语的治疗。风池为搜风之要穴，中风后血压居高不下时必取之，有提高大脑供血功能，是治疗眼歪、头痛、眩晕、颈椎病之要穴。率谷属足少阳胆经，位于头部，有镇惊息风的作用，头昏晕重者取百会、率谷为主。大椎是督脉、手足三阳经的交会穴，有总督诸阳之功，谓诸阳之会，称为阳脉之海。督脉入于脑，其分支络于心，故治神志病及脑源性疾病。阴主静，阳主动，因此有利于偏瘫肢体的功能恢复。曲池是手阳明经合穴，“合”为汇合之意，犹河入海，言其经气最盛，故曲池有通经络的作用。本穴五行属金，金能生水，水主凉，泻之，其清热作用亦当为之最，所以曲池是清热与通络之要穴，亦为现代医学主治高血压的常用穴。合谷归于阳明经，多气多血，善于调气通经止痛，用于瘀阻经络、气血痹阻的痹证、痫证或筋脉失养的瘫痪及半身不遂、口眼喎斜等。

（2）肢体症状

主症：髋关节松弛后行走蹒跚，因下肢外展，行走只能呈拖曳状，仰卧时不能屈髋、屈膝，若要他人帮忙强制屈膝时，也不能维持体位。下肢抬举困难。

主穴：取穴以第4腰椎至第3骶椎附近及髋关节外侧为主，患侧大肠俞、关元俞、小肠俞、髀关、环跳、居髎、府舍、冲门、阿是穴等腧穴。

---

① 开音穴为经外奇穴，位于双侧下颌角下一横指。杭州市中医院冯伟民主任医师针刺开音穴治疗102名脑梗死后运动性失语症患者，总有效率为97.6%，痊愈率为42.9%，高于传统针刺组。

配穴：膝关节过伸者，取巅顶、犊鼻、内膝眼、委中、委阳、足三里、阳陵泉、梁丘、伏兔、三阴交；内翻下垂、马蹄足者，取丰隆、昆仑、申脉、丘墟、解溪、中封、商丘、承山、照海、太溪；趾屈不能伸者，取八风；上肢功能差者，取肩井、肩髃、臑俞、肩贞、附分、天宗、肩前、臂臑、曲池；五指紧握难伸，于八邪植入制剂，各指关节掌、背两侧用粗火针点刺，即刻见效。

方义：大肠俞、关元俞、小肠俞位于腰部，可改善髋部症状；髀关、环跳、居髎可改善下肢痿软；府舍、冲门可改善下肢痹痛、麻木。

四、临证验案

病案一

张某，女，44岁，1998年2月12日就诊。患者1998年1月11日下午3时突然中风跌倒，昏迷住院，18小时后苏醒，左半身偏瘫。多方治疗后仍感头昏，颈部常痛。左上肢功能差，不能洗脸。左臀常有酸楚感，左下肢不能动弹。2月12日由丈夫背来就诊。查体：血压145/105mmHg，左上肢90°屈肘贴于胸前，外展0°，不能抬肩。踝不能背屈，不能提膝。平卧抬腿时第一下足跟离床2cm，第二下0cm。仰卧时手扶左下肢屈髋、屈膝45°，松手时左下肢无力支撑。

治疗：在百会、风池、大椎、血压点、左曲池等腧穴处以及第4颈椎至第1胸椎夹脊穴处植入中药制剂，即刻头昏、颈痛症状消失。

1998年2月13日访：患者植入药物后，感到左膝不适3小时，今早能独自跛行百米，左髋不酸，头颈正常。查体：左髋松弛，行走无力。平卧时左下肢可抬起，足跟离床30cm，连续4次，最低5cm。左踝背屈功能仅存1/4，能自已洗脸。血压120/90mmHg。于左大肠俞、小肠俞、秩边、胞肓、臀中、环跳、居髎、髀关、府舍、冲门等腧穴及第4腰椎至第3骶椎附近处植入中药制剂。治疗后左环跳处有跳动感，即刻翻身自如。

1998年2月14日访：左膝关节已能正常屈伸。查体：左上肢平举功能恢复4/5，上举功能恢复2/3，后伸功能恢复1/5，左腿抬高功能恢复4/5，屈髋、屈膝正常，踝背屈功能恢复4/5，可独自上台阶行走。血压130/80mmHg。

1998年2月15日访：左上肢后伸功能恢复1/3，其他基本正常。在左委中，内膝眼、犊鼻、足三里、阳陵泉、昆仑、解溪、申脉、照海等腧穴处植入中药制剂。血压130/80mmHg。

1998年2月16日访：功能正常，行走时仅有切口略痛。

2003年访：一切正常，无复发。

病案二

俞某，男，79岁，2013年9月16日就诊。患者1个月前时常头晕，而后经某中医院CT诊断为腔隙性脑梗死，服药无明显效果。经家属告知后患者呈悲观态度。目前头晕，视力较差，常有耳鸣，中指麻木，胃呆。查体：慢性病容，面色橘黄，行动迟缓，白腻苔。

治疗：在百会、四神聪、神庭、风府、风池、哑门、天柱、第3颈椎至第7颈椎夹脊穴等腧穴处植入中药制剂。植入后，即刻头昏好转。

2013年9月19日访：患者面色好转，头晕、耳鸣及视力均有好转。下午参加打牌活动。

2013年9月23日访：恢复掘地种菜工作。

2013年9月24日访：症状基本消失。

2013年9月28日访：已愈。

病案三

林某，男，67岁，2017年8月22日就诊。患者5年前经某医院诊断为脑后循环缺血、心动过缓、脑梗死。近1个月来头晕头痛加重，口唇常麻，视力下降，眼睛难睁，眼胞肿大，耳鸣，颈肩常酸，手指偶麻，四肢无力，步态不稳。经某医院住院治疗15天无明显疗效。不顾家人反对，慕名前来求治。查体：C※。

治疗：在百会、四神聪、率谷、风府、风池、哑门、第3颈椎至第1胸椎夹脊穴、肩井、曲池等腧穴处植入中药制剂。

2017年8月28日访：自药物植入后，头晕、头痛即刻停止。

2018年8月4日访：无复发。

病案四

泮某，女，44岁，2011年11月27日就诊。患者头昏、颈痛7年，经某医院诊断为多发腔隙性缺血性脑梗死，近两年来病情加重，多处治疗无效。目前头部常有麻木感，如戴帽状，耳鸣，睁眼吃力，胃部不适。颈部及双肩常有酸重、劳累感，低头加重。曾有慢性膀胱炎病史10年，平素尿急，尿道口有重坠感，发热，夜间痒，偶尔会向头顶窜痛。查体：C※，慢性病容。

治疗：在百会、四神聪、前顶、神庭、风府、风池、率谷、哑门、大椎、第3颈椎至第1胸椎夹脊穴、肩井、肩外俞、附分、魄户、膏肓等腧穴处植入中药制剂。

2011年11月30日访：植入创口反应轻微，头昏、颈痛、戴帽感消失。尿频尿急，外阴瘙痒，夜间用手抓痒2~3次，常有胀感，并有经漏。查体：第5腰椎处压痛（+），外阴无明显异常。治疗：在气海、关元、中极、曲骨、血海、阴陵泉、三阴交、太溪、第4腰椎至第3骶椎夹脊穴、大肠俞、关元俞、小肠俞、膀胱俞、中膂俞、白环俞等腧穴处及外阴两侧植入中药制剂。

2011年12月3日访：已愈。

病案五

丁某，女，60岁，2011年11月22日就诊。患者曾于1995年在某医院行主动脉瓣置换术，2008年患有脑梗死，右侧肢体偏瘫。现右肩关节不能抬举，右拇指、食指屈伸不利，中指、无名指、小指稍有屈伸功能，但不能拾物。右侧肢体畏寒明显，触之温低，痛觉尚可，大小便能自理。右膝关节过伸，不能自主穿鞋，掉落不知。日常拄拐跛行。查体：右上肢外展功能剩余1/10，上举功能剩余1/4，后伸拇指可触及臀尖，踝不能背屈，足趾能背屈，右侧肢体畏寒，膝关节过伸。仰卧时可屈膝，但无法维持体位。

治疗：在百会、四神聪、神庭、左连神聪、率谷、头维、哑门、风府、风池、第3颈椎至第1胸椎夹脊穴等腧穴处植入中药制剂。治疗后，即刻行走情况好转，右手转暖。

2011年11月23日访：右上肢、右下肢皮肤温度转暖，食指屈伸功能好转，膝关节稍可自主活动。治疗：在大肠俞、关元俞、小肠俞、膀胱俞、委中、委阳、合阳等腧穴处及第4腰椎至第3骶椎附近、右臀部植入中药制剂。

2011年11月24日访：右足转暖，能控制膝关节过伸状态。仰卧能屈膝，可维持屈膝状态。治疗：在阿是穴、居髎、髀关、府舍、风市等腧穴及右臀外侧处植入中药制剂。

2011年11月25日访：治疗：在右膝部、踝部等处植入中药制剂。

2011年12月6日访：右上肢抬举功能恢复1/2，中指、无名指、小指恢复屈伸功能，右侧肢体皮肤温度正常，脱离拐杖也能行走，踝背屈状态好转。治疗：头部两侧、颈部等处植入中药制剂。

2011年12月21日访：右踝关节背屈功能恢复1/5，右拇指功能恢复1/3。治疗：在右肩、肘、腕、指、足背等处植入中药制剂。

2012年1月4日访：右足功能正常，疾病痊愈。

病案六

雷某，男，60岁，2006年8月11日就诊。患者2003年12月曾患脑出血，住院治疗26天后好转。2006年2月再次出现脑出血，住院治疗20天，有后遗症遗留。曾在多家医院治疗，效果不明显，现慕名求诊。目前，患者头颈部常有胀痛、麻木，左眼睁开吃力，左耳痒，面部有不适感，时常胸闷。肩部胀痛沉重，左肩尤甚，连及左上肢。十指麻木。左下肢瘫痪，常有麻木、胀痛感，脚趾麻木。拉住床沿才能翻转身体，在家里拄拐杖可以勉强行走。近2个月来血压正常。查体：血压120/70mmHg，C※，左上肢平举、上举、后伸功能均剩余1/4，左腕及手指皮肤紫黑色，指关节能屈不能伸。

治疗：在百会、四神聪、连神聪、神庭、率谷、风府、风池、哑门、百劳、第3颈椎至第1腰椎两侧夹脊穴、左曲池、合谷等腧穴处植入中药制剂。

2006年8月13日电话访：头、颈、肩部症状基本消失。

病案七

叶某，女，60岁，2007年9月28日就诊。患者颈部麻木2个月，腰痛4个月，臀、下肢麻木1年。经某医院诊断为腔隙性脑缺血改变、腰椎间盘突出症。目前，颈部常麻，指部时麻，双下肢常麻木并有肿胀，行走时加重，腰部难以伸直，手部颤抖，不能行走和翻转身体，失眠，扶架、拄拐能够行走。查体：舌体颤抖，目光呆滞，4字试验（+），第10胸椎至第3骶椎处及两侧、双臀叩击痛、压痛均（+）。

治疗：在第4腰椎至第3骶椎夹脊穴处植入中药制剂。

2007年9月29日访：病情好转，可以独自拄拐行走，下肢肿胀基本消退。治疗：在百会、四神聪、风府、风池、哑门、天柱、第3颈椎至第1胸椎夹脊穴、百劳、肩井、肩外俞、曲池、左合谷等腧穴处植入中药制剂。

2007年9月30日访：治疗：在右髋部以及背部夹脊穴等处植入中药制剂。

2007年10月1日访：昨天睡眠佳，右下肢肿胀已消退，左下肢仍肿胀，但已能下楼梯。治疗：在左髋部附近阿是穴、委中、足三里、阳陵泉、阴陵泉、三阴交、太溪等腧穴处植入中药制剂。

2008年2月25日访：患者能自行下楼梯，左下肢肿胀未消退，服利尿药后略有消肿，但作用有限。查体：左膝屈伸（+），弥漫性肿胀3度，压痛（+）；踝关节不能背屈。治疗：在左膝处植入中药制剂。

2008年2月26日访：左膝肿退痛消，睡眠良好。治疗：在中脘、水分、建里、左足三里、三阴交、太溪、解溪、申脉、中封、照海等腧穴处及右膝外侧植入中药制剂。

2008年2月27日访：昨夜尾骨两旁疼痛。治疗：在尾骨旁阿是穴、天枢、气海、关元等腧穴处及右膝内侧、右踝部植入中药制剂。

2008年3月10日访：症状基本消失，能行走。

病案八

张某，女，41岁，2011年2月8日就诊。患者2009年9月22日曾出现脑梗死，之后导致左侧肢体偏瘫。平时患有高血压、糖尿病，常年服药，喜吃咸食。目前后脑常痛，有时耳鸣，颈酸，左上肢不能自主活动，只能依靠肩部拉动。上肢常感寒冷，触感减退。拄拐后能在家里行走，翻转身体很吃力。月经不调，停经3个月。嗜睡。查体：舌质淡白，边有齿印，脉细。左肩关节不能抬举。上肢力量减弱，不能自如活动。手指呈半握拳状，第4腰椎至第3骶椎处和左臀叩击痛（+），仰卧时他人帮扶左膝至屈膝、屈髋位后，不能自行保持而下滑。

治疗：在百会、四神聪、头部右侧阿是穴、大椎等腧穴处植入中药制剂。

2011年2月9日访：其母代诉：拄拐行走时，比治疗前略见平稳，左肩痛觉有恢复，舌质略红润。治疗：在风府、风池、哑门、第3~7颈椎夹脊穴、百劳、天柱、肩井、肩外俞、附分、魄户以及肩、肘、腕、指等处植入中药制剂。

2011年2月10日访：左肘关节、指关节屈伸情况好转。治疗：头部右侧阿是穴、第4腰椎至第3骶椎及左大肠俞、关元俞、小肠俞、膀胱俞、左臀阿是穴等腧穴处植入中药制剂。

2011年2月11日访：左肘、手指屈伸情况及上肢、下肢活动情况均好转。

2011年2月12日访：治疗：左臀外侧、腹股沟处阿是穴以及中脘、上脘、下脘、水分、天枢、气海、关元、中极、曲骨、水道、归来、气冲、足三里、阳陵泉、丰隆等腧穴处植入中药制剂。

2011年2月13日访：治疗：左三阴交、太溪、水泉、照海、商丘、丘墟、申脉、昆仑、太冲等腧穴处植入中药制剂。

2011年2月14日访：昨夜月经来临。治疗：在背部多处腧穴植入中药制剂。

2011年3月29日访：各项功能均显好转，月经基本正常。

病案九

王某，男，55岁，2000年6月16日就诊。患者1999年5月患脑梗死，致左侧肢体偏瘫。目前行走不便，左下肢抬举困难，力量不足。坐位时，左大腿不能架到右大腿上。查体：左下肢4字试验（+），踝背屈功能剩余2/3，第4腰椎至第3骶椎以及髀关、府舍、大肠俞、关元俞、小肠俞、膀胱俞、白环俞、左胞肓、秩边等腧穴处压痛（+）、叩击痛（+）。

治疗：在左胞肓、秩边、环跳、髀关、府舍以及左膝内侧阿是穴等处植入中药制剂。治疗后，坐位时左大腿能立刻架在右大腿上。

2000年11月5日访：治处已愈，左膝痛。治疗：在左膝眼、委中、委阳、阴谷等腧穴处植入中药制剂。

2001年3月24日访：已痊愈。

病案十

应某，男，71岁，2006年6月3日就诊。患者5月22日下午左手颤抖，左下肢不能活动。两天后CT检查示脑梗死。日前服西比林每天1片，兼用APC肠溶片、吡拉西坦片、贝那普利、丹参滴丸、前列康等药。腰部常酸，左侧肢体偏瘫，不能翻转身体，也不能行走，要两人抬，左侧上下肢发冷。查体：左手可活动，左上肢功能丧失，左下肢仰卧，他人将左下肢拉至屈髋、屈膝位时，能保持住，不会下滑和内外翻倒。心率尚可，血压140/85mmHg，耳聋，能说单字语言。治疗：在百会、四神聪、右连神聪、神庭、率谷、右承灵、正营、风府、风池、哑门、大椎、第3~7颈椎夹脊穴、百劳等腧穴处植入中药制剂。

2006年6月4日访：左手基本可以握拳，凌晨2点钟时，能自行拿香蕉放于口中，但易疲劳，吃三四口后，需换右手持香蕉。治疗：在百劳、大椎、肩井、肩外俞、膈俞、左云门、中府、曲池、合谷、大肠俞、关元俞、小肠俞、膀胱俞、白环俞等腧穴及第4腰椎至第3骶椎处植入中药制剂。

2006年6月9日访：左上肢能摸至头顶，但下肢仍不能动。治疗：在腰奇、左胞肓、秩边、环跳、臀中、阿是穴等腧穴处植入中药制剂。

2006年6月10日访：治疗：在五枢、维道、髀关、府舍、阿是穴等腧穴及左腹股沟、膝、踝等处植入中药制剂。

2006年9月13日访：基本正常。

第二节　痫证

临床上习惯“癫痫”并称，个别医务工作者甚至混淆使用，事实上这是两种不同的疾病，即癫证和痫证。癫证表现为精神抑郁，表情淡漠，沉默痴呆，不愿见人（尤其是陌生人），语无伦次，静而少动，部分患者常以棉被捂头，卧床不起，哭笑无常，归属于西医的精神分裂症范畴。痫证是指突然仆倒，昏不知人，口吐涎沫，嘎嘎作响，两目上视，肢体抽搐，可在发作前或发作中喉咙发出猪羊叫声，俗称“羊癫风”，归属于西医癫痫范畴。本节主要论述痫证。

一、病因病机

西医认为，癫痫是一组由大脑过度放电导致的慢性疾病，临床表现为反复突然发作的短暂脑功能异常。中医没有颅脑神经的说法，只有“心主神明”的理论。痫证属于神的异常活动，神由心所主。痫证的病因可分为先天因素和后天因素两大类。先天因素主要为禀赋不足，后天因素包括情志失调、饮食不节、跌仆外伤或患他病致脑窍损伤等。二者均可造成脏腑功能失调，风、火、痰、瘀闭塞清窍，积痰内伏，偶遇诱因触动，则脏气不平，阴阳失衡而致气机逆乱，元神失控而发病。

1. 禀赋不足

痫证之发病，常始于幼年，这与先天禀赋不足密切相关。《黄帝内经》即认为该病是一种先天性疾病，如“人生而有病癫疾者……病名为胎病，此得之在母腹中时，其母有所大惊，气上而不下，精气并居，故令子发为癫痫也”。这对本病的先天因素进一步做了阐述。《活幼心书》指出：“胎痫者，因未产前腹中被惊，或为七情所汩，致伤胎气，儿生百日内有者是也。”陈修园亦云“由母腹中受惊，积久失调，一触即发。病起于有生之初，非年来之新病也。”母患痫证，传之于子。所以痫证患者在生育时务必遵循医师指导，以达到优生优育的效果。此外，产妇如遇难产，伤及胎气，禀赋受损，脏腑失调，痰浊阻滞，遇诱因则气机逆乱，风阳内动而成痫证。

2.情志失调

七情中与痫证发病最相关的是惊、怒。《素问·举痛论》云：“恐则气下，惊则气乱。”《难经正义》记载：“若卒然闻惊而得者，盖惊则神出舍空，痰涎乘间而归之。”如突然感受大惊大恐，再加强烈的精神刺激，致使痫证发作。如《诸病源候论》所称惊怖之后“气脉不足，因惊而作痫”。在临床中，有患者看到特定物体后痫证就发作，然后惊恐则脏气不平，进而气机逆乱，损伤脏腑。肝主疏泄，肝气郁结，肝失条达，而阳化风动；肝肾同源，受损则易致阴不敛阳；脾胃受损则精微不布，脾为生痰之源，痰浊内聚，一遇诱因，痰浊或随气逆，或随火上，或随风动，蒙闭心神清窍，窜扰经脉，阻碍气血流通，致使突然仆倒，神识昏蒙，筋脉拘急，抽搐不止。这类患者治疗过程中应忌食糯米、肥肉等难消化食物，否则易发。小儿脏腑娇嫩，元气未充，神气怯弱，易受惊恐。张景岳在《景岳全书·癫狂痴呆》篇中指出，小儿痫证“有从胎气而得者，有从生后受惊而得者，盖小儿神气尚弱，惊则肝胆夺气而神不守舍，舍空则正气不能主而痰邪足以乱之”。

3.其他因素

饮食不节、头脑外伤、精神刺激、劳累过度和中风后遗症等也可诱发痫证。

本病在《素问》中称为癫疾，可理解为病变部位在巅顶，是因脑髓的病变所引起。临床上该病以卒暴昏仆和四肢抽搐为主症。本病的产生，主要是由于情志失调，气机逆乱，痰浊阻滞，风痰互结，内外煽动。诸种原因之中，尤以痰邪作祟最为重要。故《医学纲目·癫痫》说：“癫痫者，痰邪逆上也。”

二、诊断要点

本病具有突然性、短暂性、反复性三大特点。痫证以发作性神情恍惚，甚则突然仆倒、昏不知人、口吐涎沫、肢体抽搐为主要临床表现，发作期痫证可分为阴痫、阳痫两大类型。其中阳痫特点为面色潮红，牙关紧闭，两目上视，项背强直，或发怪叫，甚则二便自遗，移时苏醒，病发前多有眩晕、头痛等先兆症状，平素多有情绪急躁，心烦失眠；阴痫特点为面色晦暗青灰，手足厥冷，双眼半开半合，一般口不啼叫或声音微小，醒后周身疲乏，或如常人，平素多见神疲乏力、恶心泛呕等。

从现代医学角度来看，癫痫分类较为复杂，较为常见的类型为全面强直-阵挛性发作（大发作）和典型失神发作（小发作）。全面强直-阵挛性发作先有意识丧失，继而全身骨骼肌持续收缩，之后肌肉交替性收缩与松弛，牙关紧闭，可有咬舌、尿失禁出现。典型失神发作则表现为突然短暂的意识丧失，动作中断，双眼茫然凝视，呼之不应，5～10秒后恢复正常。

三、鉴别诊断

1. 中风

痫证典型大发作与中风均有突然仆倒、昏不知人等症状，但痫证有慢性、反复发作史，发时口吐涎沫、两目上视、四肢抽搐，或口中怪叫，可自行苏醒，无半身不遂、口舌㖞斜等症状，而中风无口吐涎沫、两目上视、四肢抽搐，或口中怪叫等症状，醒后常有半身不遂等后遗症。

2. 厥证

厥证除见突然仆倒、昏不知人等症状外，还有面色苍白、四肢厥冷，而无痫证之口吐涎沫、两目上视、四肢抽搐和口中怪叫等症状，临床上不难区别。

3.痉证

两者都具有时发时止、四肢抽搐拘急等症状，但痫证多兼有口吐涎沫、口中怪叫、醒后如常人，多无发热；而痉证多见身体强直、角弓反张、不能自止，常伴发热，多有原发疾病的存在。

四、辨证论治

痫证发作期急则治其标，缓解期缓则治其本。在发作时可用力提拿大腿内侧根部两条大筋（肌腱），2～5次即能苏醒。

1.实证（阳痫）

主症：发作时突然昏倒，神志不清，手足抽搐，两目上视，牙关紧闭，口角流涎，或有尖叫声，二便失禁等。

治法：宁心化痰，息风定痫。

主穴：以手足厥阴经、足太阴经及督脉为主。百会、四神聪、鸠尾、风府、内关、太冲、三阴交、丰隆。

配穴：夜间发作加照海，日间发作加申脉。

方义：百会穴居巅顶正中，为“三阳五会”之所，足太阳经、手足少阳经、督脉、足厥阴经会于此。百会具有祛风息风的作用，为治风要穴。内风引起的眩晕、癫狂、痫证皆可取百会治之。督脉、足太阳经均入于脑，督脉之分支和足太阳、少阳之经分别入于心，手少阳经络入于心包。脑为元神之府，心主神明，百会又会于巅顶，均可用于神志病的治疗。配合四神聪穴，治疗痫证有如虎添翼的作用。鸠尾是任脉之络穴；风府是督脉之经穴，又是阳维脉之交会穴，入络于脑。两穴并用，具有协调阴阳逆乱、息风醒脑的作用，是治疗痫证要穴。内关为心包之络穴，可开心窍，豁痰浊，配太冲平肝息风。三阴交与丰隆表里相配，调和脾胃，清热化痰。

2. 虚证（阴痫）

主症：痫证发作日久，反复发作，抽搐强度减弱，精神萎靡，神疲乏力，头晕失眠，面色无华，食少痰多，腰膝酸软。

治法：固本扶正，养心宁神，健脾化痰，补益肝肾。

主穴：内关、心俞、中脘、气海、关元、神门、三阴交、太冲、阳陵泉、丰隆、四神聪。

配穴：足三里、筋缩。肝肾虚损者，加肾俞、太溪；持续发作、昏迷不醒者，加涌泉。

方义：内关为手厥阴心包经的络穴、八脉交会穴，通阴维脉，心藏神，主神明，可用于治疗肝火上扰神明引起的癫狂、痫证；心俞是心气转输、转注之穴，具有养心宁神、调理气血的作用，主治心神失养或心神失宁引起的心烦、痫证、惊悸、失眠、癫狂等；中脘、气海、关元扶正固本；神门为心经原穴，养心益智；三阴交、太冲益阴养血，平肝息风；阳陵泉解痉挛，止抽搐；丰隆配三阴交健脾化痰；四神聪镇静安神，为治疗痫证的有效穴。

五、临证验案

病案一

李某，男，16岁，1976年8月26日就诊。患者5岁癫痫发病，治疗后13岁时复发，至今没有治愈。每日服苯妥英钠，早晚各1片，只要三四天不服就会在夜间发作。一旦发作即连续发作6～7次，有时大小便失禁。查体：神疲乏力，反应呆滞。

治疗：鸠尾、右内关处植入中药制剂。

1976年8月29日访：治疗后停服苯妥英钠，至今已3日未发作。治疗：右内关、左足三里植入制剂。

1976年9月13日访：上次治疗后第5天曾有1次发作预兆，服苯妥英钠2片，后至今未发作。治疗：腰奇、右足三里等腧穴处植入中药制剂。

1976年10月6日访：10月2日夜间有1次发作预兆，服药1片。后未发作。

1976年11月17日访：饭量正常，每日早晚服苯妥英钠各1片，无头晕。治疗：在左鸠尾、内关、左安眠等腧穴处植入制剂。

1976年11月28日访：自上次治疗后，每晚服苯妥英钠1片，今日停服。

1976年12月1日访：正常。

1976年12月28日访：12月27日后半夜至当日上午8点，期间发作4次，头晕，卧床休息，又开始间断性服药。

1980年11月19日访：患者前日劳作过度，11月4日饮酒数次，11月10日晚间食用糯米饭，当夜发作3次，持续约半小时。醒后服苯妥英钠2片。11月11日早上发作1次，头晕明显，卧床休息，三餐未进。11月12日中午服苯妥英钠1片，晚间2片，进食半碗饭。11月13日清晨头晕欲跌，早、中、晚各服苯妥英钠2片，13日、14日胃口好转，每餐吃一碗饭。11月15日清晨稍有头晕，早上服苯妥英钠2片，吃饭1碗；中午服苯妥英钠1片，吃饭3碗；晚上服苯妥英钠1片，吃饭1碗。

1981年2月24日访：在左风池、右安眠、大椎上3寸处植入制剂。

2012年7月访：患者30年来未发作。

病案二

兰某，女，22岁，1986年5月6日就诊。患者两年前患痫证，大多夜间发作，有时呈持续状态。发作前感到胃部气向上冲，而后2～3秒钟内抽搐发作，口中怪叫，如羊叫声，项背强直，牙关紧闭，口吐涎沫，两目上视，呼之不应，10～15分钟苏醒，醒后头昏、乏力，约两三天后方能恢复正常。患者常年服用苯妥英钠，平素胃呆。因多处治疗无效，故慕名求医。查体：消瘦，脉弦细，反应稍迟钝。

治疗：在鸠尾、中脘、关元、足三里、腰奇、大椎、内关、肝俞、筋缩、照海等腧穴处植入制剂，停服苯妥英钠。

1986年5月20日访：患者近期未发作。

1986年9月访：患者经治疗后未发作，已重新工作。

2012年8月23日访：患者自治愈后，20年来未发作，工作、生活正常。

病案三

雷某，女，40岁，1986年6月3日就诊。他人代诉：患者16岁时患痫证，每年发作1～2次，近几年来上升至2～3次，发作时间多在4月和10月，均为田间干活时发作。发作前心神不定，发作时突然昏仆，牙关紧闭，两目上视，口吐涎沫，有羊叫声，项背强直，浑身抽搐，持续约半小时。苏醒后胡言乱语，而后自觉头痛，后3～4天内均感到恶心、烦躁。查体：血压130/70mmHg，脉弦细，反应迟钝。

治疗：在脊中、筋缩、膻中、右内关、鸠尾、第1~2腰椎附近阿是穴等腧穴处植入中药制剂。

1986年9月15日访：他人代诉：前天晚上发作1次，持续约半小时，而后头昏、心悸、胸闷、腰酸。治疗：在大椎、陶道、肾俞、腰奇、左申脉等腧穴处植入中药制剂。

1986年9月27日访：治疗：在中脘、气海、右头维、左内关、哑门等处植入中药制剂。

2012年9月访：治愈后至今未发作。

病案四

鲍某，男，21岁，1987年2月27日就诊。其母代诉：患者患痫证已有7年，发作前头晕，白天发作较多，夜间偶有发作，容易因劳累诱发。以往每3～4天发作1次，近年来有所好转，每年发作1～2次，但持续时间较长，约1小时才会苏醒，醒后头昏1天。今年已发作1次，发作时，突然仆倒，全身抽搐，两目上视，口中流涎，有羊叫声。时有大小便失禁。查体：消瘦，反应迟钝，目光呆滞。

治疗：在筋缩、脊中、臑俞、大椎、膻中等腧穴处植入中药制剂。患者反应敏感，在植入筋缩穴时，反射至尾骨部；植入大椎穴时，反射至头顶；

植入臑俞穴时，反射至左右肘部；植入膻中穴时，反射至天突下。

1998年3月29日访：患者告知已愈。

2012年3月访：患者路过诊所时登门拜访，自述自治愈后至今多年未发作，已正常结婚生子。

病案五

范某，男，21岁，1988年3月12日就诊。家人代诉：患者患痫证已有7年，若自大右上肢颤抖，夜间即行发作。近年来每1～2个月发作1次，发作时口中有羊叫声，项背强直，全身抽搐，口吐涎沫，喉中“咔咔”作响，两目上视，持续半小时左右，苏醒后头昏持续约1日，胃部疼痛。多次治疗无效，故慕名求医。查体：患者身材魁伟，精神尚可。

治疗：在筋缩、脊中、中脘等腧穴处植入中药制剂。

1988年4月21日访：自就诊后，患者胃痛4天后消失，痫证未发作。治疗：在鸠尾、腰俞、大椎、足三里等腧穴处植入中药制剂。

1988年6月10日访：患者自治疗后未发作。

2012年6月访：患者近二丨余年来未发作。

病案六

朱某，男，26岁，1988年3月28日就诊。患者13岁时患有痫证，西医诊断为癫痫全面强直-阵挛性发作（大发作），大多在白天发作，突然仆倒，全身抽搐，项背强直，两目上视，小便失禁。大约半小时后苏醒，全身乏力，卧床休息。有时连续数天每天发作1次，从首次发作至今13年，中间有6年未发作过，疑与食用猪血有关。近3年来发作频繁，大多在夜间发作，可因劳作、噩梦诱发。发作前咳嗽痰多，发作时或有尿失禁，持续发作10分钟左右停止，发作后有2～3天头昏、乏力，行走不便，五心烦热，脐周疼痛。查体：眼眶发黑，上眼白处有斑，脉弦滑，舌苔白，舌尖红，唇紫。治疗：在大椎、筋缩、臑俞、脊中、右丰隆、膻中、气海、照海等腧穴处植入中药制剂。

1988年10月17日访：治疗后半年发作过一次。

1989年3月26日访：自去年10月以来未发作。

病案七

泮某，男，36岁，1999年11月2日就诊。他人代诉：患者于1989年曾从3米高处跌下后昏迷，苏醒后如常。1997年7月起日常突然仆倒，口中发出羊叫声，全身抽搐，两目上视，口吐涎沫，双手紧握拳，拇指在拳内，每次5～10分钟许。有1次小便失禁史，自述发作后记忆力减退，有10天许。

治疗：在百会、四神聪、大椎、哑门、风池、中脘、鸠尾、关元、中极、气海、左足三里、左内关、左神门等腧穴处植入中药制剂。

1999年11月3日访：上厕所时晕倒1次。治疗：在右内关、间使、神门、肝俞、脾俞、肾俞、腰奇等腧穴处植入中药制剂。

2000年1月12日访：自上次治疗后无好转，有时每天发作数次。治疗：率谷、百会、四神聪、脾俞、照海、申脉等腧穴及第3～7颈椎处植入中药制剂。

2010年访：治愈后10年未发作。

病案八

伍某，女，14岁，2003年7月17日就诊。他人代诉：患者3岁患痫证，常年服苯妥英钠片，病情时轻时重，轻则月余不发作，重则一天发作数次。每次发作约20分钟，原地旋转或绕桌转圈，不会仆倒，两目凝视，口中发出羊叫声，或吐涎沫。其母有痫证史，已逝世。

治疗：在百会、四神聪、风池、哑门、大椎、腰奇、足三里等腧穴处植入中药制剂。

2003年7月23日访：患者于7月21日、22日各发作痫证1次。治疗：鸠尾、内关、神门、心俞、太冲、三阴交等腧穴处植入中药制剂。

2003年11月28日访：患者自治疗后未发作。

一般来说，痫证为顽固性疾病，难以治愈，但中草药制剂穴位植入疗法对于胃肠型痫证则治疗效果较好。该型发作先兆是感到胃部不适，自觉气往上冲，2～3秒钟后突然仆倒，一般植入5～15个穴位即能治愈，之后长时间不会复发。此外，还可配合煎服中药三叶青辅助治疗。此药以丽水当地产者为佳，与中药房里售卖者疗效有别。

第三节　颤证

颤证是指患者头部和肢体出现不能自制的摇动、颤抖。轻者仅有头摇、肢颤，不能自知，只有他人方能看到，而症状严重程度与日俱增，或局限于手、足，或单一肢体的轻微颤动，可以坚持工作，生活能自理。重者头部震摇大抖，频率约为每分钟120次，肢体痉挛、颤动不止，不能行走，生活不能自理，甚至卧床不起。此病大多数发于老年人，也有少数年轻人罹患该病，男性多于女性。多因老年体弱，情志、饮食失调，劳伤过度，而致气血阴精亏损，风火痰瘀阻滞，脉络筋脉失养。本病可作为原发性疾病单独出现，亦可以继发于其他疾病。

本病多归属于现代医学的帕金森病，即震颤麻痹。患者好发于50～60岁，男性多于女性，大多患者有直系亲属的隔代或续代家族史，起病缓慢，逐渐加剧，主要症状为震颤、肌强直、运动徐缓及神经反射丧失等，孰先孰后则因人而异。

一、病因病机

1.情志不畅

事与愿违，怒气伤肝，肝气郁结等日久化火，耗伤肝肾阴精，水不涵木，阳元化风，风动而颤，忧思伤脾，脾失健运，气血生化乏源，气血虚弱不能荣养，四肢筋脉失养而颤。

2.饮食不节

长期嗜食肥甘厚味，饮酒过度，损伤脾胃，助湿生痰，阻于脉络；脾主四肢，脾虚不能运化水谷精微，筋脉失养而颤。

3. 劳欲过度

耗伤脾胃之精华，性欲无度，摄生无方，耗竭肾精，而致脾肾俱虚。脾主四肢，脾主肌肉，脾失健运，气血虚少，四肢经脉失养而颤；肾精亏虚，脑髓不充，髓不养脑而颤。

4. 年老久病

肝肾精血日渐亏虚或久病体弱，气血阴阳不足，脏腑功能失调。肝肾不足，因脏阴腑阳，所以阴亏阳亢，风阳内动而颤。

5. 先天禀赋不足

先天肾精亏虚，髓海空虚，筋脉失养而幼年发颤。

总之，颤证初期多为气血不足、筋脉失养所致。颤证日久，气血阴阳受损，肝、脾、肾多项功能俱伤，病久入络，瘀血互阻更甚，病情难愈。

二、临床表现

1. 震颤

多自一侧上肢远端开始，逐渐扩展到同侧下肢及对侧上下肢、下颌、口唇、舌及头部。头部一般最后受累，上肢震颤比下肢重，手指的节律性震颤有“上下”节律颤抖和“捻珠形”颤抖两种，治疗效果以“上下”颤抖者效果较好。本病早期震颤仅于肢体静止状态时出现，做随意运动时可减轻，或暂时停止，精神紧张和烦躁激动时加重，入睡时完全停止。患者依靠强烈的意志和主观努力，可暂时抑制震颤，但过后有加重趋势。

2. 强直

屈肌和伸肌的肌张力都增高，患者可出现特殊姿势。如面部因肌肉活动减少，表现为“面具脸”；头部前倾，躯干俯屈，行走时上肢无摆动；起坐后起动困难，下肢为“慌张步态”；上肢书写困难，表现为“小字症”[①]。

① 由于肢体肌肉强直，患者不能完成精细的动作，如系鞋带、扣纽扣等，写字也变得困难，而且越写越小，医学上称之为“小字症”。

3. 其他

患者可出现感觉障碍、睡眠障碍、精神障碍，以及顽固性便秘、大量出汗等。原发性疾病大多为家族史，继发性疾病与脑锥体系疾病有关。

三、诊断要点

根据典型的临床症状，左旋多巴治疗有效，排除药物引起的帕金森综合征，可以做出诊断。医生可让患者在纸上画直线，根据振幅大小来判断严重程度和预后情况。

四、辨证论治

主症：头摇不止，肢麻震颤。或有腰膝酸软；或有头晕耳鸣，烦躁易怒；或有神疲乏力，心悸健忘。

治法：滋阴补肾，益肾填精，调肝通络，养血祛风。

主穴：百会、四神聪、大椎、合谷、曲池、会阴、中极、关元、天突、气海、三阴交、阴陵泉、足三里、天枢、大赫、横骨。

配穴：率谷、风府、风池、哑门、肝俞、肾俞、肩井、内关、昆仑、中脘、曲骨、阳陵泉、血海、犊鼻、内膝眼，以及小腹部、会阴上2寸阿是穴，阴茎根12点。

方义：百会居巅顶正中，为“三阳五会”穴，曾有“压抖穴”之名，是治风要穴，配合四神聪等穴位治疗脑病，有其独特作用。大椎是督脉、手足三阳交会穴，督脉总督诸阳，大椎“为诸阳之会”，尤能主治心、胸疾病。合谷可提高脑部血液供应。曲池为手阳明经合穴，“合”为汇合之意，犹江河入海，言其经气最盛，曲池的通调经络作用，当为之最，为治颤要穴。会阴属任脉，任脉起于胞中，其脉气与手、足各阴经相交会，联系所有阴经，阳主动，阴主静，一阳一阴，一屈一伸，阴平阳秘，皆以会阴穴可调之，为治颤抖要穴。中极、关元是足三阴经、任脉的交会穴。关元为强壮要穴，具有培肾固本、补益元气、回阳固脱的作用。练气功意守丹田，也就是关元穴。天突长于治疗和壅塞有关的病症。气海为生气之海，具有补肾虚、固精血、益元气、调气机的作用，也是强壮要穴，配合以三阴交、阴陵泉健脾益胃。足三里和天枢归于足阳明胃经，为调理气血之枢纽。肾经大赫、横骨等共奏滋阴补肾、益肾填精、生髓养脑之功，筋有所养而治其颤。

五、临证验案

病案一

黄某，男，55岁，1999年8月16日就诊。患者1997年9月在某医院行腰椎间盘突出症手术，半年后左下肢麻木、颤抖。1999年5月以来，右下肢、左上肢也开始颤抖，左手力量不足。上午轻，下午重，天气变化时加重。左腿提腱力不足，左踝不能背屈，双肩痛，劳力后颈部也痛。睡觉时不能翻身，起床时不能穿衣。患者阳痿多年，生活不能自理。查体：双下肢常抖，左手常抖，步态蹒跚，依靠他人扶架，不能自行起坐。舌抖，脉沉细，言语无力，面具脸。左踝不能背屈。

治疗：在百会、四神聪、风池、哑门、百劳、大椎、第4~7颈椎附近及夹脊穴、左肩井、曲池、合谷、内关等腧穴处植入中药制剂。

当晚访：行走时略感轻松。

1999年8月17日访：行走比治疗前自如，抖动减轻。8月16日治疗后，已由持续性抖动变为间断性抖动。

1999年8月18日访：行走情况大为好转，肩痛好转。左上肢已为间断性颤抖，抖与不抖时间各为一半。左下肢坐时不抖，站立时会抖，抖动频率减小。而右下肢颤抖无好转。治疗：在右合谷、内关、曲池、风门、膈俞、命门等腧穴处植入中药制剂。

1999年8月19日访：肩痛消失，手稍抖。左下肢已不抖，右下肢站立时不抖，坐位时稍抖，病情减轻。

1999年8月20日访：仅有右下肢站立时略抖，其他症状消失。

1999年8月26日访：主诉腰痛。查第3颈椎至第4骶椎手术瘢痕处压痛（+），左臀压痛（+）。治疗：自第4腰椎至第5骶椎每隔1cm取一穴，左大肠俞、关元俞、小肠俞、胞肓、秩边、臀中、环跳、委中等处植入中药制剂。

1999年8月27日访：颤抖情况有过反复。目前左下肢不抖，左手、右下肢颤抖明显减轻，左踝不能背屈。治疗：左阳陵泉、足三里、丰隆、悬钟、阳辅、阴陵泉、三阴交、承山、飞扬、昆仑、申脉、丘墟、解溪、商丘、中封、照海、太溪、内膝眼、犊鼻等腧穴处植入中药制剂。

2007年1月4日访：自1999年8月治疗后，基本好转，至今无加重，仍能生活自理。

病案二

林某，男，22岁，1999年9月27日就诊。患者当年1月以来手部颤抖，但不严重，8月14日或因精神刺激手抖突然加重。8月30日于某医院治疗26天，效果不佳。失望之际，出院后前来求治。目前，患者在站立位上肢自然下垂时前后摆动、颤抖不停，摆动幅度约40cm，每秒钟2次，左重、右轻。但当上肢前平举和上举时不抖，双前臂抱胸时也不抖。吃饭需他人协助。大小便正常，入睡不抖。查体：双上肢颤抖，上肢上举、向前平举，以及双手抱胸时不抖。全身皮肤有紫色斑块。口气欠清，说话断续，舌不能上翘，伸舌左右活动尚可，计算力差，无法完成简单加法运算，头颈活动受限，双目呆滞，眼变小，步态不稳，面具脸。心率116次/分，律齐。治疗：百会、四神聪、风池、哑门、百劳、大椎、第3~7颈椎夹脊穴、左曲池、郄门、内关等处植入中药制剂。

1999年9月28日访：右眼比治疗前略大，左手颤抖幅度和频率略有好转。心率100次/分钟。

1999年9月29日访：心率96次/分钟，右手颤抖情况明显好转。治疗：合谷、手三里、内关、左曲池、足三里、阳陵泉、三阴交、至阳、命门、膈俞等腧穴处植入中药制剂。

1999年9月30日访：心率88次/分，身体斑块褪去一半。

1999年10月20日访：查心率82次/分，身体斑块消失，肤色正常。计算能力正常，右眼大小正常，左眼稍小，灵活有神，步态正常，双手正常摆动行走，仅有手指屈伸抖动，不再前后摆动。说话口气好转。能自己吃饭。治疗：百会、四神聪、率谷、上星、强间、风府、风池、第3~6颈椎夹脊穴、神门、通里等腧穴处植入中药制剂。

1999年11月23日访：已痊愈。

2007年1月访：痊愈后未复发。

病案三

吴某，女，64岁，2003年7月16日就诊。患者手抖近20年，1990年做脑部手术后有2年不抖，1992年以来手抖又发作，多处医治无效。目前常有头昏、头痛，以头顶明显，眯眼舒服，右手指麻。颈常酸痛，肩、背常酸，腰、臀常酸痛，双下肢又重又酸，不能翻转身体，有时不能行走。胃呆，心慌，跛行。查体：舌抖、手抖，说话口气不清，言语无力，舌质淡，脉细弱。面具脸。

治疗：百会、四神聪、连神聪、神庭、率谷、风府、风池、哑门等腧穴及第6颈椎至第1胸椎处植入中药制剂。

2003年7月20日访：头昏好转，颈肩不酸，行走情况好转。

2004年1月5日访：自治疗后至今6个月，手已不抖，已能行走，头昏头痛、颈肩痛等症状消失。治疗：左大肠俞、关元俞、小肠俞、胞肓、环跳、秩边等腧穴及第4腰椎至第3骶椎处植入中药制剂。

2004年2月10日访：已愈。

2007年1月18日访：治愈后未发作。

病案四

黄某，男，66岁，2006年10月18日就诊。患者双手颤抖4年，右手为重，近1年来症状加重，现右手不能持物、写字，签字时必须以左手捏住右手腕方可。此外，患者尿频、尿急、尿痛2年，于当地医院诊断为前列腺增生。2006年10月1日起出现尿潴留，从此生活悬挂尿袋。目前，患者依赖引流管排尿，白天偶有停用，但尿急、尿痛、尿频，一次排尿中要停顿3～4次，尿时及前后均有疼痛。已有2个多月没有性生活，多方治疗无效。患者曾于2005年12月26日行肺结核手术，有10年膝关节疼痛史，天凉后加重，上下楼梯困难。其祖母患有颤证。查体：舌抖，双手抖，右手重，上下抖动幅度5～7cm，频率每分钟2次左右，不能持物、写字。脉细弱。小腹关元穴处插有尿液引流管，长40～50cm，直径1cm许，挂有尿袋，双膝关节处2度肿胀，屈伸于45°～160°之间，压痛（+）。第8胸椎至第4骶椎及两侧肌肉压痛（+）。治疗：天枢、气海、关元、中极、曲骨、大赫、横骨、阴茎根10点、会阴及上2寸阿是穴、三阴交、足三里、阳陵泉、血海、内膝眼、犊鼻、小腹穴、阿是穴等处植入中药制剂。

2006年10月19日访：左手颤抖消失，右手好转，可写字、持物。小便可一次排净，尿急、尿频好转，尿时、尿后疼痛消失，尿前疼痛减轻。治疗：中脘、上脘、梁门、会阳、腰阳关、膀胱俞、中膂俞、白环俞等腧穴，以及第8胸椎至第3骶椎每间隔1.5cm及两侧旁，以上各处植入中药制剂。

2006年10月22日访：排尿情况继续好转。查体：右臀压痛（+）。治疗：右胞肓、秩边、臀中、委中、委阳、内膝眼、犊鼻等腧穴及内外侧副韧带、巅顶等处植入中药制剂。

2006年10月24日访：手部颤抖消失。小便基本正常，无需依靠引流管，每次排尿要中断2～3次。

2006年10月30日访：尿前略痛，膝痛明显好转。

2006年10月31日访：治疗：骶部附近及脾俞、上髎、中髎、下髎、太溪、中极、曲骨、横骨等腧穴处植入中药制剂。治疗植入后即刻排尿正常。

2006年11月4日访：尿前痛大有好转。每日清晨4~5点钟时，阴茎可勃起，未进行性行为。腰、背、膝不痛，足底不发热。

2007年1月20日访：已痊愈，一切正常。

按语：前列腺增生属中医淋证范畴，与颤证虽病异但证同，均属肝肾亏虚。肝肾同源，都以精血为物质基础，肝藏血、肾藏精，精能生血，血能化精，肝肾亏虚，不能藏精、生髓、养脑，血不养筋而发颤证，肾阳不足，气化功能失常，开合失度，肾气不化，合多开少，尿少尿闭，升清功能失常，清浊不分，小便频数。第1天以补肾法治疗前列腺，第2天小便功能基本好转，意外发现手部颤抖停止。所以异病同治，证同治也同。

病案五

叶某，女，58岁，2020年10月21日就诊。患者患颈椎病十余年。目前说话语速加快时，下颌即发颤抖。睁眼费力，颈部常有不适感，大便每天2~3次，便溏。查体：舌抖，下颌抖。

治疗：风府、风池、哑门、天柱、肩井、扶突、翳风、右曲池等腧穴，第3颈椎至第1胸椎处及夹脊穴处植入中药制剂。

2020年10月23日访：仅下颌还有颤抖，但已有好转。

2021年1月4日访：下颌颤抖大为减轻。

2021年2月10日访：下颌颤抖停止。

第四节　颅脑损伤与颅内血肿

头部常因天灾、人祸、战争、劳动、格斗、跌仆、交通事故等受伤，出现脑震荡、脑挫裂伤、颅内血肿等疾病，其病情危急，变化无常，后果严重。在古代文献中，头部内伤大多列为“不治”或“死证”。头部受伤初期头脑清醒，行动如常人，而后病情很快恶化，令人措手不及，严重者甚至死亡。

头部损伤后常会发生继发性颅内损伤，最为严重的是颅内血管破裂，形成颅内血肿。随着血肿的逐渐增大，颅内压逐渐增高，脑组织发生缺血、缺氧、水肿。颅内压力迫使部分脑组织发生移位而被挤进颅内生理孔道，形成危及生命的脑疝。伤后进行CT检查，在尚未发生出血或尚未形成血肿时往往不能查出异常，从而延误诊断和治疗，造成患者突然死亡的悲剧。

某院骨伤科曾收治一交通事故的患者，当时患者能自行去医院就诊，因手臂骨折而住院治疗，但5小时后突然死亡，经尸检发现是因颅内血肿、脑疝引起，医院赔偿损失18万元。由此可见，颅脑损伤患者在受伤24～48小时之内随时都可发生病情恶化，医师需要高度警惕。

一、诊断要点

颅脑血肿一般需依靠CT、MRI等影像学检查明确诊断。按照血肿位置的不同，颅内血肿可分为硬膜外血肿、硬膜下血肿、脑内血肿，具体症状各不相同，主要包括以下临床表现：

1 意识障碍的变化

意识障碍有嗜睡、意识模糊、昏睡、浅昏迷、深昏迷等级别。

（1）昏迷－清醒－再昏迷：常是颅内血肿的典型症状，特征性表现是存在中间清醒期。

（2）持续昏迷并呈进行性加重：伤情严重，颅内压增高较快，易发生脑疝。

（3）清醒－昏迷：伤后无原发性昏迷，若干时间后出现昏迷并进行性加重，多见于小儿颅内血肿。

2. 瞳孔改变

瞳孔改变多发生在患侧，可先缩小，对光反应迟钝，继之瞳孔进行性扩大，对光反应消失，提示已发生小脑幕切迹疝。如病情进行性加重，则对侧瞳孔亦可随之扩大，发生枕骨大孔疝。

3. 锥体束征

早期出现的一侧肢体肌力减退，如无进行性加重表现，可能是脑挫裂伤的局灶体征；如果是稍晚出现或早期出现而有进行性加重，则应考虑为血肿引起脑疝或血肿压迫运动区所致；去大脑强直为脑疝晚期表现。

4. 生命体征

常为进行性的心率减慢、血压升高和呼吸深慢。华佗曾在《中藏经》中提到“病脑痛，其脉缓而大者死”，这是中医学中关于颅内压增高引起缓脉的最早记载。

二、辨证论治

目前西医普遍采取手术治疗，中医可采用针刺头穴治疗。笔者多采用头部穴位植药治疗，这与头穴针刺治疗相比有相似之处，但更有优势。

中医门诊治疗本病风险大，要严格掌握适应证，只有在临床观察出血静止时方可治疗，以生命指征稳定为标准，并注意血压变化。如处于急危重症阶段，应及时转院治疗。如果真无转院外送条件时，须向患者家属交代清楚，否则容易引发医患纠纷。当然，即使希望渺茫，医生也应尽力而为。

三、临证验案

陈某，男，20岁，2000年11月9日就诊。患者于11月5日上树摘柿，从约3米高处跌落，头部着地受伤，当时昏迷2～3分钟。经急诊CT检查示蛛网膜下腔出血，血肿大小未记录。医院要求住院治疗，患者因经济情况拒绝，近几天症状略有好转。目前患者头部常昏蒙疼痛，后脑部、颈部隐痛，活动后加重，咳嗽加重，气急，夜安，时有指麻。该患者已度过48小时危险期，可予中药植入治疗。查体见头痛，指压率谷时头痛略减轻，上肢功能正常。后神聪下方5cm处有一处直径约3cm的瘢痕，右上方3cm处有一处4cm×5cm凹陷。

治疗：在百会、前神聪、右神聪、风池、哑门、大椎等腧穴植入中药制剂。

2000年11月10日访：头晕、头痛好转，咳嗽、气急大为减轻。治疗：在右神聪、后神聪、率谷、第3～6颈椎附近植入中药制剂。

2000年11月13日访：症状消失。

四、文献综述

东贵荣选取急性脑出血患者556例，随机分成头穴针刺组（A组）、药物治疗组（B组）、手术治疗组（C组）、手术对照针刺组（D组）、锥颅血肿碎吸术组（E组）。其中A组采用头穴透穴针刺方法，针对意识障碍、尿便失禁、吞咽困难、精神障碍、瘫痪伴感觉障碍等症状，而分别选取百会透太阳穴、神庭透上星、风池透风池、风府透哑门等数十个头部腧穴，手法以快速进出针、快速小捻转间歇为主。与此同时，西药治疗、手术治疗及锥颅血肿碎吸术组采用国际方法。

观察结果表明，治疗后意识恢复率A组为99%，B组、C组、D组、E组分别为68%、84.6%、92.4%、91.7%；语言障碍恢复水平A组为62.4%，其他各组分别为39.9%、36.7%、43.1%、26.7%。肩关节、指关节、髋关节和趾关节的运动功能及相关各项指标的恢复亦以A组最为明显，从而说明头穴针刺治疗急性脑出血具有肯定的效果，修正了以往认为脑出血急性期不宜针刺、尤其不宜头穴针刺治疗的观点。

头穴针刺治疗急性脑出血的即刻效应，主要是针刺提高了脑神经细胞的兴奋性，使受血肿压迫或出血刺激而处于“休眠”状态的神经元细胞觉醒，神经功能尽快恢复或加强了皮层功能区之间的协调、代偿作用的结果。而针刺促进脑内血肿的吸收、消除，与脑出血的远期疗效有关。

第五节　脑鸣

脑鸣是以自觉头颅内有鸣响而无相应声源为主要特征的病证，与自觉耳内鸣响的耳鸣有相似之处，但程度更为严重。该病的相关研究较为少见，分析其原因，其一是发病率不高，其二是医师对该病的治愈普遍持悲观态度。脑鸣治疗效果较差，患者十分痛苦，心理较为悲观，甚至有自杀倾向。笔者从医五十余年，亦仅治过数例，现将本人治疗经验分享，以供同道参考。

一、病因病机

“脑鸣”一词，首见于《医学纲目·肝胆部》。本病病机有虚有实。实者多因风邪侵袭、痰湿困结、肝气郁滞，虚者多因脾胃虚弱、心血不足或肾元亏损所致。临床上最常见者即为肾元亏损。脑鸣多因脑腔空虚所致，虚则鸣，实则不鸣；而肾主骨生髓，通于脑，髓不养脑，与脑鸣有直接关系。根据“肾开窍于耳”理论，耳鸣亦多由肾虚引起。

脑鸣由自身感觉障碍所引起，可作为独立疾病存在，亦可与他病共存，如郁证后继发脑鸣、脑鸣与耳鸣同存、脑鸣与颈椎病同存等。

脑鸣大多发病于中老年人，少见于年轻人。这与年老肾亏、精不化气有关。从西医角度来看，脑鸣多因紧张等精神因素引起的，一般属于功能性疾病。

二、诊断要点

以患者自觉颅内有声，且没有相应声源为诊断要点。声音或似蝉鸣，或似汽笛声，或似火车开动，使人烦躁，影响睡眠。期间患者精神紧张，理解能力下降，记忆力减退，或伴有心悸、焦虑、眩晕等其他不适感。脑鸣多在夜间加重，这可能与白天精神紧张、注意力分散有关。

三、辨证论治

主症：无声源时自觉颅内有声，或骤起，或缓发，程度或与情绪烦躁、劳累思虑有关。

治法：清脑醒神，通窍止鸣。

主穴：百会、四神聪、率谷、神庭、风府、哑门、风池、第3颈椎至第1胸椎处及两侧颈椎夹脊穴。

方义：百会、四神聪醒脑开窍；率谷、神庭宁神清脑；风府、哑门同属督脉穴，调理阳气；风池疏通头部气血，通络止鸣。

四、临证验案

病案一

郭某，女，66岁，2018年11月4日就诊。主诉脑鸣2年，曾于多家医院治疗，诊断为“脑鸣”“脑缺血”“脑疲劳”，一直治疗无效，悲观之余慕名就诊。患者脑鸣症状明显，如沸水声，以头顶、头两侧及后头部明显，伴有耳鸣。平素心烦，有自杀倾向。每晚夜尿3次，易忘事，颈肩受凉易痛。患有高血压病史，常服降压药。查体：舌边齿印，尺脉弱，心率94次/分钟，C$\underset{+}{\overset{+}{+\times+}}$，L$\underset{+}{\overset{+}{+\times+}}$，双髋4字试验（+）、外旋（+），府舍叩击痛（+），第1胸椎至第3骶椎及两侧叩击痛（+）、压痛（+），双臀叩击痛（+）。

治疗：在百会、四神聪、率谷、风府、风池、哑门、天柱、第2颈椎至第1胸椎及两侧多处植入中药制剂。

2018年11月5日访：头两侧、后头部常觉火车轰鸣声，后头部时觉有沸水声。心烦与脑鸣轻重程度相关。治疗：在第1～6胸椎及两侧植入中药制剂，即刻脑鸣减轻，心烦缓解。

2018年11月6日访：脑鸣大为减轻，心烦时间缩短，程度减轻。治疗：在第7胸椎至第2骶椎及两侧等处植入中药制剂。

2018年11月7日访：两率谷后连线下2寸，肩胛处及膻中植入中药制剂。

2018年11月11日访：心烦消失，脑鸣减轻。

2018年12月2日访：脑鸣时轻时重，病情不稳定，但总体好转。

2019年1月3日访：近10天脑鸣略有复发，但未心烦。

2019年1月26日访：近20天来脑鸣加重，与治疗前程度类似，未心烦，再次就诊。查体：第5颈椎至第5胸椎及两侧压痛（+）、叩击痛（+）。

治疗：在第5颈椎至第5胸椎及两侧、肩井等处植入中药制剂。植入治疗后即刻脑鸣减轻，配服金二铁散3剂。

2019年1月27日访：治疗：在腰部及关元、气海、大横、归来、气冲、三阴交、足三里、太溪等腧穴处植入中药制剂。

2019年1月29日访：脑鸣大为缓解。

2019年2月24日访：由原来全头部范围脑鸣，缩小到仅头顶拳头范围脑鸣，程度减轻。

2019年3月访：已渐愈。

病案二

何某，女，73岁，2016年12月25日就诊。患者脑鸣1年多，多处治疗无效。脑鸣常如五雷轰顶，头部、胸部胀闷，心烦，吞食药丸困难，卧位时响声不变，下颌关节响，常感不适，颈肩常酸痛，并伴耳鸣，背右侧常酸痛。2016年5月30日患脑梗死，左侧肢体偏瘫。查体：左侧肢体偏瘫，拄拐行走，不能抬肩，左踝背屈功能剩余1/2，左手半握拳状态，上肢外展功能剩余1/5，C$\overset{+}{\underset{+}{+\times+}}$，第1～10胸椎及两侧叩击痛（+），舌苔白厚。治疗：在百会、四神聪、率谷、第3颈椎处植入中药制剂。

2016年12月27日访：脑鸣减轻1/3。治疗：在第3～7胸椎及两侧处植入中药制剂。

2017年2月22日访：亲戚就诊时告知，患者脑鸣消失，行走基本正常。

病案三

钱某，男，47岁，2016年5月30日就诊。患者患脑鸣7年，牛皮癣26年，脊柱炎2年。曾经多家医院治疗无效。目前头部常有沉重感，后头部常痛，头顶骨处常有“轰隆”响声，心烦，颈肩常酸痛，左侧重。头颈僵硬，颈部功能严重受限。近1个月以来背、腰、臀及腹股沟处时有酸痛，坐1小时后加重。咳嗽时，背部症状有时加重。常年服止痛片，张口功能剩余1/2，翻转困难，日轻夜重，睡时症状不减，晨起有晨僵半小时许。查体：舌质淡白，苔白而粗糙，头颈活动度前后0.8cm，左右2cm，上肢功能受限。向前弯腰时指尖可触及髌上缘，腰椎向后弯曲度−10°，左右弯曲度0°，全身散见牛皮癣。治疗：在第3～10胸椎及左侧旁开1.5寸处植入中药制剂。

2016年5月31日访：未服止痛片，睡眠好，后脑、背部不再疼痛，脑鸣消失，张口活动好转。治疗：在颈肩处及曲池等处植入中药制剂。

2016年6月7日访：脑鸣、颈背腰酸痛等症状消失。

病案四

叶某，女，39岁，2011年2月11日就诊。患者腰痛半年，颈痛、脑鸣亦有半年，多处治疗无效。目前，头常昏，脑常鸣，左后半头常痛。颈、肩、背、腰也常酸痛，手指麻木，胀痛、发紧。日轻夜重，夜不能入睡，气候转冷时加重。查体：C$_{+}\overset{+}{\underset{+}{\times}}_{+}$，L$_{+}\overset{+}{\underset{+}{\times}}_{+}$，舌质淡白，边有齿印。咳嗽症状加重，髋关节4字试验（+）、内外旋（+），屈髋（+），风府压痛（+），第1胸椎至第3骶椎及两侧旁开1.5寸处压痛（+）、叩击痛（+）。治疗：在第1腰椎至第3骶椎附近、左臀等处植入中药制剂。

2011年2月12日访：脑鸣消失，上肢部、腰部、左臀部酸痛消失，背部酸痛缓解。

2011年4月25日访：脑鸣已愈，无复发。

五、文献综述

五十年奔豚兼脑鸣——附奇经频发痫疾治法概要[①]

燕某，女，75岁，1987年5月11日初诊。患者近2年来脑中轰轰鸣响，声如车轮滚动，渐致耳聋。病之起因，为脐下有气攻冲上奔。冲胃则呕，冲脑则鸣。整日昏昏欲睡，脉沉弦，舌淡润。大便燥结，非果导3粒不能通。脐周渐觉烧灼，溲赤热。1986年6月某医院心电图见心包少量积液。脑血流图提示脑动脉硬化。其女代诉，患者在30岁时，即发现脐周绞痛、攻冲奔突不止，50年来无一日间断。上述见证，符合《金匮要略》奔

① 李可.李可老中医急危重症疑难病经验专辑[M].太原：山西科学技术出版社,2002.

豚气的描述。本证分寒热二型，寒为本，热为标，寒证积聚日久，变生热证。患者高龄，肾气虚衰，八脉失养，冲脉不能下守，沉寒痼冷达50年之久。老年之后，五液亏损，阴虚于下，故呈化热之势。每日病作，在凌晨4时前后，日重夜轻，寒热错杂。冲脉为病，当以桂枝加桂汤变通，佐以填补任督。

桂枝、油桂、白芍各10克，炙甘草6克，当归、何首乌、肉苁蓉、黑芝麻、紫石英、活磁石、生龙牡、知母各30克，龟甲（先下）45克，鹿角胶、鳖甲胶（烊化）、盐黄柏、细辛各10克，泽泻18克，鲜生姜10片，枣12枚。二煎混匀，丑时初刻顿服，3剂。

1987年5月15日二诊：其女来告，药后当日，气归脐下，奔豚、脑鸣均止。又给原方5剂后痊愈。

按：奇经八脉病变的诊断，经络学说已做归纳：

督脉——总督诸阳，统领全身经脉。病变为角弓反张、脊柱强直、癫痫、惊风、痔疾。

任脉——任受诸阴，诸阴之海，主胞胎。病变为疝、白带、月经不调、不孕、小便不利、遗精、阴中痛。

冲脉——十二经之海，血海，渗灌十二经气血。病变为月经不调、不孕、流产、气急、腹内绞痛、奔豚气。

带脉——约束诸经，病变为下肢痿软、腰腿痛、腹满、白带、腰软无力。

阳跷脉——主左右之阳，病变为失眠、癫痫、足外翻。

阴跷脉——主左右之阴，嗜睡、癫痫、足内翻。

阳维脉——维络诸阳，主表，病变为寒热交作、外感热病等表证。

阴维脉——维络诸阴，主里，病变为胃痛、心痛、胸腹痛等里证。

八脉病有两大特点，一是久治不愈的“频发痼疾”，二是“定时发作”类病证。清代叶天士在《临证指南医案》对治疗八脉病变有着独特的成功经验。经方桂枝加桂汤是治疗奔豚症——冲脉病变的特效疗法。温碧泉老师所创“奔豚汤”是通治八脉病变的特效方剂。清代《得配本草》归纳了八脉病的用药规律。现参酌鄙见，简介如下：

督脉——黄芪、附子、肉桂、细辛、鹿茸、鹿角胶、鹿角霜、牛羊脊髓、紫河车、鹿衔草、枸杞子。督脉统诸阳，更具总督全身经脉作用。故凡入督脉药，可通治阴阳各经病，具有补五脏元气、元阳、元精效用。其中动物药号称“血肉有情之品”，主补五脏，为治奇经病要药。

任脉、冲脉——龟甲、鳖甲、紫石英（镇冲要药）、王不留行、巴戟天、香附、川芎、当归、苍白术、吴茱萸、枸杞子、丹参。

带脉——乌贼骨、茜草、当归、白芍、川续断、龙牡、艾叶、紫河车。

此外，肾为先天之本，治八脉不效时，“万病不治，求之于肾”，加肾四味鼓舞肾气，统率八脉则病愈。气为血帅，阳为阴根。重用生黄芪100克以上，以气统血，则八脉得养。重用附子100克以上，又是八脉病变中治疗沉寒痼冷、急危难症的不二法门。由于八脉空虚，故补八脉可用填鸭的方法——“填”。若脾胃虚衰者，又当先建中气，待后天健旺，可以运载药力时，始可进补。否则，滋腻伤脾，胃气一败，百药难施。奇经病变的给药方法，当按其发病节律，提前2小时给药，可收事半功倍之效。

第六节　面肌痉挛

面部痉挛是以单侧面部肌肉无意识地阵发性痉挛或跳动为主症的顽固性疾病。本病轻者仅限于眼睑周围痉挛、跳动，有时会牵拉至面部、口角等部位。严重者患侧面颊、耳角、头皮等均发生强烈的阵发性牵拉，口眼㖞斜，肌肉拘紧，视物不清，不能言语。属中医“瞤动病”。

一、病因病机

本病的主症是阵发性痉挛，屈肌与伸肌交替收缩与松弛，伸为阳，屈为阴，即阴阳连续交替变化，属中医“风证”范畴。风为阳邪，其性轻扬；风性主动，善行而数变。风为百病之始也！本病病因与颤证有相似之处。内因为七情内伤，阴血暗耗，经脉失养，局部性血虚生风，阴阳之脉不能协调所致。如饥饿过度时血糖下降，产生全身乏力发抖，道理与此相同。外因方面，邪之所凑，其气必虚，外邪通过内虚而起作用。外感寒邪，因寒性凝滞，闭塞不通，气血遇热则行、遇冷则凝，这才导致气血不能温煦肌体；寒性收引，可引起肌肉、皮肤、筋脉拘挛，血脉收缩。本病也见于劳累日久，耗伤气血，不能营养面部；或风寒之邪未尽，滞留脉中，引动筋脉收缩所致。

二、诊断要点

本病慢性起病，多见于中老年人及女性。从单侧眼睑部肌肉的轻微间歇性抽动开始，逐渐扩散至口角、一侧面肌。严重时强烈抽搐，不能自制。抽搐时人中沟歪向病侧，病侧眼裂成缝，视物模糊。久病者，面部肌肉萎缩，畏寒，遇冷时症状加重。

患者若兼气血亏虚、经脉失养，则面部肌肉跳动，失眠多梦，肢体麻木，劳累和失眠后症状加重，舌质淡白，苔白，舌边齿印，脉沉细；若兼风寒未尽，面部拘紧明显，抽动时呈痉挛状，遇凉加重，苔白，脉弦涩；若兼气郁不畅，则心情抑郁时加重，抽搐呈周期性发作，苔白，脉弦滑。

三、辨证论治

主症：一侧面肌阵发性抽动。

治法：调理气血，化瘀通滞，温经通络，疏肝解郁。

主穴：翳风、阳白、阿是穴。

配穴：角孙、大椎、风府、风池，患侧耳门、听宫、听会、曲池。

操作：局部阿是穴用细火针点刺。翳风和阳白每穴各先注射1%利多卡因1mL，而后再同一穴注射10mg地西泮，每周2次，有明显疗效。但局部红肿反应重，面部常有7～8天肿胀。

方义：翳风聪耳明目，散风通窍；阳白清头明目，祛风泻热。两穴相配，解除局部痉挛抽搐。

四、临证验案

病案一

胡某，女，32岁，1996年7月21日就诊。患者闭眼时右下眼睑和口角阵发性抽动，醒无宁时，入睡则止，至今已3年，多处治疗无效。近3个月来加重，目前右眼睑和右口角常有抽动，烦躁时加重，夜不能入睡，视物不清，便溏，失眠。查体：苔白，脉弦滑，舌质胖嫩。发作时，鼻和口角歪向右侧。

治疗：在右风池、大椎、肝俞等腧穴处植入中药制剂。

1996年8月15日访：抽动次数减少，夜间能入睡。治疗：右口角局部细火针点刺。

1996年8月16日访：火针点刺。

1996年8月17日访：火针点刺。

1996年9月14日访：症状基本消失，达到临床治愈标准。

病案二

童某，女，36岁，1999年2月21日就诊。患者自1997年4月起，左眼睑、左口角处时常抽搐不止，多处治疗无效。目前左眼睑和左口角阵发性抽搐，口左歪，人中沟左侧偏斜。头部左侧也有抽搐感，前额处有昏蒙感。严重时伴发左耳鸣，颈部和后脑时有不适。发作时左眼难睁，视物不清，左目内眦处有虫行感，吃饭、说话时抽搐加重，夜寐不安时加重，烦躁。查体：第4～6颈椎处压痛（+），C※，头皮松弛、浮肿，略软。

治疗：在百会、哑门、大椎、左率谷、耳门、风池、新设、百劳、左合谷等腧穴及第4～6颈椎处植入中药制剂。

1999年2月22日访：左眼大小正常，抽搐减轻。

1999年3月26日访：症状基本消失。

病案三

谢某，女，67岁，1997年4月29日就诊。患者右侧面肌痉挛，一般每日发作1次，每次2分钟许；右下关穴附近常不适。病情已持续1年多，常年服药。

治疗：在哑门、右风池、新设、翳风、大椎等处植入中药制剂。

1997年5月17日访：右下关不适感消失，但发作次数增多，痉挛程度减轻约1/2。治疗：在翳风、四白各穴各先注射1%利多卡因1mL，而后同一穴再注射10mg地西泮。

1997年5月27日访：治疗后痉挛消失，近4天又发作，但比5月17日减轻约1/3。

1997年7月21日访：症状基本消失。

病案四

叶某，女，38岁，2004年6月1日就诊。患者左侧面肌痉挛1年，先是左眼眶外侧抽动，而后累及左面部和口角。目前面部左侧肌肉痉挛，左眼、口角处明显，精神紧张时加重。坐车时颈酸，双眼眶疼痛，吃饭时左眼变小。查体：伸舌时左眼变小1/2，舌质紫、舌抖，脉弦。

治疗：在左率谷、风池、哑门、天柱、百劳、右肩井、至阳、膈俞、肝俞、左合谷等腧穴处植入中药制剂。

2004年6月16日访：痉挛好转。

病案五

吴某，男，13岁，1998年2月21日就诊。患者头、面、颈部时常短暂抽搐，发作时每0.5～1秒钟1次，至今已2年，多处治疗无效。目前头、面、颈部时常抽搐，看电视时症状加重。查体：头、颈、面不时抽搐，其他情况尚可。

治疗：在百会、四神聪、风池、哑门等腧穴处植入中药制剂。

1998年3月1日访：治疗2小时后，有荨麻疹持续发作2小时，出汗后消失。经问诊得知既往每年发作1～2次。

1998年3月7日访：自治疗后至今6天，抽搐次数减少了约2/3，主要在看电视时较重，颈肌抽动明显。治疗：在新设、百劳、大椎等腧穴及第5～6颈椎、风池下1cm等处植入中药制剂。

1998年3月21日访：已愈。

五、文献综述

《中国针灸》1991年第5期报道：苯巴比妥钠0.1g，加1%盐酸普鲁卡因1mL，作穴位注射，每次选2～3个穴，每天1次。《上海针灸杂志》1996年第3期报道，巧用四白配翳风，穴位注射每获奇效。具体方法：备两副针筒，分别抽取1%利多卡因2mL，地西泮10mg（2mL），穴位消毒后，先注入利多卡因1mL，勿拔针头，仅卸下针筒，速换抽取地西泮的针筒，再注入1mL（即二穴各注入2mL），每周2次，轻则2～3次，重则5～6次后症状明显改善。

本病常与经脉循行有关，手足三阳经均循行于头部。头为诸阳之会，尤以阳明、少阳更为重要。阳明经多气多血，少阳经多气少血，均与人体气血有着密切的关系。本病产生的病因病机及病势发展不同，其实质都是因面部经脉遭受风寒侵袭和七情内伤引起经脉血瘀气滞、气血不通的实证和局部血不养筋的虚证。治疗以局部取穴为主。

本病病程长，治疗复杂，一般药物治疗难以见效。采用中草药制剂穴位植入疗法，虽然有着较好的独特疗效，但是终究难尽人意。结合火针治疗，可以提高疗效。如贺普仁教授说，治疗本病非火针莫属。疗效的产生与火针的功效特点分不开。正如《针灸聚英》云："火针也可行气，火针惟俘火力，无补虚实之害。"因此，尽管对本病的认识有气血虚实之分，就火针治疗而言，尽可应用不必拘泥。需注意的是操作要"稳、准、快"。针要烧红、烧透，刺之要准确。所刺部位首选痉挛跳动的局部阿是穴，次选面部疼痛压痛点及面部腧穴。每次3～6穴，不可用太多腧穴，隔日治疗1次。面部痉挛是顽固性疾病，欲速则不达，需要长期坚持。也可根据辨证，进行综合治疗，疗程为1～2个月。

第七节　眼肌痉挛

眼肌痉挛是指眼球周围肌肉，包括睑（即眼皮）、提上睑肌、总腱环、上直肌、下直肌、内直肌、外直肌、上斜肌、下斜肌，发生频繁的、节律性的持续性交替收缩，醒无宁时，入睡则止。

一、病因病机

眼肌痉挛属中医“胞轮振跳”“筋惕肉瞤”范畴，可由感受风寒邪气，以致经脉挛急所致；也可由于久病过劳、思虑过度而劳伤心脾导致心脾血虚，阴血不足所致筋急振搐；或因肝脾血虚，日久生风，虚风内动牵拽胞睑、筋肉；或因情志不遂，肝郁气滞，经气逆乱引动肝风，上扰头面所致，故胞睑肌肤振跳，甚者牵动眉面。故外风和内风是本病的主要致病因素，以内风更为多见。本病不仅有风邪为患，往往兼有阴血亏虚。眼肌痉挛多为经脉外周病证。

二、诊断要点

患者常感到一侧或双侧眼睑不自主地抽动，抽动频率和强度可因个体差异而异。初期可能仅为偶尔的、轻微的抽动，随着病情进展，抽动可能变得频繁且明显。在严重的情况下，眼肌痉挛可能导致眼睑完全闭合，影响患者的视力，甚至造成“功能性盲”。部分患者可能伴有面部其他部位的肌肉抽动，如口角、面颊等。此外，长期眼肌痉挛还可能引起精神紧张、焦虑、抑郁等心理症状。肌电图有助于诊断眼肌痉挛并评估其严重程度。

三、辨证论治

眼肌痉挛多因风邪作祟，因风性轻扬而主动。根据“血行风自灭”的理论，治疗时在祛风之余要注意加强活血作用。

主症：眼周肌肉跳动、抽搐，牵及眉际或面颊，时疏时频，不能自控，过劳、久视及睡眠不足时跳动更甚，休息后症状可缓解或消失。

治法：平肝潜阳，祛风活血。

主穴：百会、四神聪、神庭、率谷。

方义：百会位于巅顶，配合四神聪可祛除内风；神庭可改善面部微循环，加强活血作用；率谷属足少阳胆经，可镇惊息风。

四、临证验案

病案一

郑某，女，61岁，2009年8月18日就诊。患者左眼肌痉挛1年多，右眼偶有发作，多处治疗无效。目前，患者眼肌痉挛，从阵发性到持续性发作，眯眼或用手指按压眼皮时略有好转。时有头痛，程度与眼肌痉挛程度呈正比。左侧卧位时眼部胀满感明显。颈部酸楚，活动受限。右上肢后伸受限，十指常麻。本人失去治愈信心。查体：C⁜，左上肢平举受限，右上肢后伸受限，左眼肌痉挛。

治疗：在百会、四神聪、神庭、率谷、风府、风池、哑门、天柱、百劳、大椎、肩井、肩外俞、肝俞、脾俞、攒竹等腧穴及左眉中、第3～7颈椎处植入中药制剂。

2009年8月19日访：侧卧时眼部胀满感消失，头痛、指麻消失。左眼病情轻于右眼。治疗：七星针局部叩刺。

2009年8月20日访：眼肌痉挛明显好转，右上肢后伸范围增加。但白天腰酸、夜间腰痛，影响入睡。治疗：在至阳、膈俞、肾俞、命门、气海、三焦、合谷、曲池、足三里、三阴交等腧穴及第1～2胸椎处植入中药制剂。

2009年8月25日访：眼肌痉挛及各项症状大为好转，下眼睑仍偶有抽搐。治疗：在左眼及目外眦处植入中药制剂。

2009年8月28日访：眼肌痉挛好转大半，其他症状消失。

2010年2月23日访：已愈。

病案二

邱某，女，49岁，2010年3月1日就诊。患者左下眼睑抽搐2个月。目前头部常有沉重感，时有头昏，眼痒，睁眼费力。颈肩常酸痛，抬肩加重，且有指麻。颈左侧痛重，咳嗽加重。患者患颈椎病6年，腰膝疼痛二十余年，有高血压病史。查体：C$\overset{+}{\underset{+}{+\times+}}$，抬肩加重。

治疗：左下眼睑扎火针。在百会、四神聪、率谷、神庭、左曲池等腧穴及第3颈椎至第1胸椎夹脊穴附近植入中药制剂。

2010年3月12日访：颈椎病症状消失，左眼睑抽动减轻1/2以上。

2010年4月1日访：颈椎病及左眼睑抽动都已痊愈。

2021年5月23日访：愈后至今11年无复发。

第八节　三叉神经痛

三叉神经痛是指面部三叉神经分布区内反复出现阵发性的短暂剧烈疼痛，发作时疼痛剧烈如刀割、电击样、烧灼样，持续数秒至数分钟，持续性钝痛亦多见。常伴有面肌抽搐等症状。三叉神经痛分为原发性疼痛和继发性疼痛两类。本病属于中医学“面痛”等范畴。

一、病因病机

三叉神经痛基本病机为面部经络气血痹阻，不通则痛；或面部经筋失于养，不荣则痛。其中实证较为多见，临床常因风寒之邪侵袭阳明经脉所致。风者，善行而数变；寒者，收引为症。风寒之邪痹阻经脉，气血滞而不行，发为面痛。亦可因风热之邪浸淫，随经上行，留于面部以致气血郁滞；或因肝郁化火所致。

二、诊断要点

三叉神经痛的诊断多根据患者的临床表现,尤其是其发作特点。

本病常见于40岁以上的女性患者。疼痛部位以面颊、上下颌居多，额部较少。疼痛具有突发性、短暂性、反复性及刻板性的特点。发作前没有先兆，可由口舌运动或外来刺激（吹风、洗脸、说话）诱发。一般突然发作,发作持续数秒,很少超过1~2分钟。每次发作的疼痛性质及部位固定,疼痛的程度剧烈,患者难以忍受，疼痛的性质常常为电击样、刀割样。久之病情加重，发作次数频繁，持续时间增长，疼痛程度加重。发作时患者常紧按病侧面部，或用力擦拭面部来减轻疼痛，长此以往可致局部皮肤粗糙、眉毛脱落。部分患者发作时面部抽搐，上下齿相叩，格格作响，引起下颌关节劳损。患者面部某个区域或有特别敏感的诱发点，在相关部位会多次反复发作，以上下唇、鼻翼外侧居多。当触及敏感点毛发甚至距离敏感点2～5mm处就会诱发疼痛。

三、辨证论治

该病治疗较为棘手，患者十分痛苦，甚至“谈病色变”。中草药制剂穴位植入疗法有效率较高，几近100%；但治愈率较低，约为40%。患者往往难以坚持治疗，但坚持治疗后通常效果明显。

主症：面部突然剧烈疼痛，发作时疼痛剧烈，持续数秒至数分钟。

治法：祛风散寒，清肝泻胃，通络止痛。

主穴：听宫、天柱、天枢、风池、合谷、大椎。以火针点刺阿是穴。

方义：听宫位于面部，可缓解面部疼痛；天柱疏通局部经络气血；天枢为足阳明胃经穴，又为手阳明大肠经之募穴，调节阳明经脉之功效甚强，可祛阳明之邪，疏阳明之经气，共奏消肿、祛风、止痛之功效；风池、合谷、大椎有祛风解表之效。

四、临证验案

病案一

郑某，女，44岁，1997年3月7日就诊。患者面部右侧三叉神经痛8年，多处治疗无效。目前右面部持续性痛，阵发性加剧，一般阵发疼痛数秒至1小时不等，右侧上下牙齿都疼痛，抽搐时上下牙相叩作响。眼下和鼻翼旁皮肤极度敏感，手指离皮肤还有1～2mm时就有发作。每天发作100多次，饥饿时也不敢吃饭。头常昏、胸闷，心情不好时病情加重。

治疗：在哑门、风池、右百劳、大椎、耳门、崇骨等腧穴处植入中药制剂。

1997年3月7日夜访：右头角出汗如水，流涎，持续近4小时。

1997年3月8日访：胸闷憋气，疲劳，晨起触及牙齿疼痛发作，但对比往日减轻1/3，敏感点转移。饮食尚可，曾自服西洋参。治疗：在膻中、中脘、右期门、日月、右足三里、翳风等腧穴及胆囊区植入中药制剂。

1997年3月9日访：胸闷缓解，面痛面积缩小。

1997年3月10日访：早上稍有胸闷，比前天轻。触碰牙齿后面部疼痛不再发作。即使有发作，电刺激感面积已明显缩小。

1997年3月11日访：早起叩齿时稍有放射痛。治疗：在膈俞、气海、关元等腧穴处植入中药制剂。

1997年6月26日访：好转。

病案二

沈某，女，52岁，1997年12月27日就诊。患者1996年7月面部左侧三叉神经痛，滴注氨基酸治疗后症状缓解，1997年10月疼痛再次发作，部位在第二、第三支神经。服止痛药后疼痛可得到控制，但面部仍会抽搐；停药则出现阵发性抽搐疼痛。伴头昏，胸闷，心烦；行走步态蹒跚，甚则跌倒，起坐困难。查体：慢性病容，精神差，脉沉细，行动迟缓。

治疗：在哑门、左风池、翳风、耳门、膻中等腧穴处植入中药制剂。植入后，即刻胸闷消失，面部抽搐停止。

1997年12月30日访：患者停服止痛药，精神状态好转，起坐正常，行走不再跌倒。胸闷、头昏均有好转。面痛发作次数减少，面部左侧抽搐面积缩小2/3。手摸面部时仅略有压痛。以火针点刺跳动处，即刻抽搐消失。

1998年1月16日访：自治疗后症状大为缓解。前几天劳累和精神刺激后，面痛再次发作，为一过性，程度较轻，原有的头昏、胸闷、面冷、跌倒等症状消失。治疗：在左下关、人迎等腧穴处植入中药制剂。

1998年2月3日访：已愈。

病案三

陈某，女，62岁，1998年4月10日就诊。患者面部右侧三叉神经痛7个月，多处治疗无效。目前右面部常有阵发性抽搐剧痛，发作时于曲鬓、耳门按压10分钟后，剧痛逐渐减轻。张口则疼痛加重，以致饥饿时不敢进食。查体：慢性痛苦病容，精神不振，脉沉细。

治疗：在哑门、右风池、曲鬓、耳门、大椎、翳风、外关、合谷等腧穴处植入中药制剂。

1998年4月18日访：治疗后疼痛基本消失，可正常张口进食。昨天夜间疼痛发作，为一过性，比治疗前减轻大半。

1998年4月29日访：基本可正常说话，进食略有不便。

1998年5月2日访：已愈。

病案四

吴某，女，68岁，2003年7月21日就诊。患者右侧三叉神经痛13年，服卡马西平（每天3片）和维生素B_6 3年。今年来每日疼痛发作数次或十数次，发无定时，发作时不能说话、进食，心烦时加重。右侧三叉神经三支均痛，疼痛影响至鼻、耳，胸闷，背酸，咳嗽时症状加重。日服卡马西平12片不能缓解。查体：C$\overset{+}{\underset{+}{{}^{+}\times^{+}}}$，脉弦细。

治疗：在右耳门、听宫、听会、翳风、风府、风池、大椎、右三间等腧穴处植入中药制剂。

2012年8月8日访：治愈后至今未发作。

病案五

陈某，女，45岁，2004年1月30日就诊。患者左侧三叉神经疼痛7年，服卡马西平每天12片，稍减量则无法止痛，颈部左侧、左肩、左上肢常酸痛，胸常闷，头部左侧常痛，有时咳嗽症状加重。查体：C※。

治疗：在哑门、风府、风池、天柱、崇骨、大椎、百劳、左耳门、听宫、听会、翳风、完骨、合谷等腧穴及第3～6颈椎处植入中药制剂。

2004年2月20日访：治疗后卡马西平每日减为9片，疼痛缓解，颈、肩、上肢酸痛消失。

2004年5月17日访：已愈。

病案六

张某，女，46岁，2018年5月14日就诊。患者自10年前起每年面部右侧疼痛一二次，逐渐加重，发作时疼痛难忍，多处治疗无效。目前疼痛昼夜不停，常被疼醒，阵发性加重，痛如火灼，可因风吹或触碰头发而加重，服止痛片无效，痛发时影响进食。在右翳风、完骨、颊车、大迎及地仓下1寸处疼痛尤为明显。口唇下区域手不可近，胃呆，进食困难。查体：C※，脉沉细。

治疗：在风府、风池、哑门、天柱、右完骨、翳风、听会、颊车、大迎等腧穴及地仓下1寸、第2颈椎至第7胸椎处植入中药制剂。植入后即刻症状消失。

2018年5月15日访：治疗后可正常进食，睡眠情况大有改善，已由反复被痛醒变为只痛醒一二次。疼痛已由持续性变为间断性。治疗：在面部右侧、左颈阿是穴以及合谷、曲池、厉兑、三阴交、足三里等腧穴处植入中药制剂。

2018年5月24日访：触碰口唇下方已无疼痛，他处疼痛好转。

2018年5月27日访：面部右侧三叉神经第三支不再疼痛，耳垂后常痛，经火针治疗后症状消失。

2018年9月7日访：已愈。

病案七

陈某，女，56岁，2019年5月1日就诊。患者患颈椎病3年，左侧三叉神经及腰部疼痛3个月。目前，腰、右臀处常有酸冷感，大小腿外侧也常酸，足跟常麻，起坐加重，迈步受限。面部左侧日夜常有酸痛，夜间不能入睡，口不能咬，畏惧进食。既往患抑郁症2年。查体：右下肢4字试验（+），第3胸椎至第3骶椎及两侧叩击痛（+），双臀叩击痛（+）。

治疗：在左侧三叉神经第三支处植入中药制剂。

2019年5月6日访：植入药剂后面部左侧疼痛消失，牙龈处有发热感，能入睡。

2019年6月1日访：治疗后未复发，已愈。

病案八

叶某，女，76岁，2019年12月13日就诊。患者面部左侧三叉神经痛5年，痛连左耳，风吹则诱发。夜间疼痛明显，以致入睡困难。患者同时患颈椎病多年，近10天来加重。目前，患者头部左侧疼痛，日轻夜重，睁眼费力，胸闷，颈、肩及双上肢常痛，左侧较重，活动功能受限。查体：C⁺₊✕₊⁺，右上肢上举功能剩余1/3。

治疗：在百会、四神聪、率谷、风府、风池、哑门、天柱、大椎、第3～7颈椎及夹脊穴、肩井等腧穴处植入中药制剂。

2019年12月17日访：三叉神经疼痛如旧，其他诸症好转。治疗：在左下关、颊车、大迎、翳风、阿是穴及第1～3胸椎等处植入中药制剂。

2019年12月18日访：诸症大为好转。

2019年1月5日访：诸症均愈。

五、文献综述

针对三叉神经痛患者疼痛严重的问题，贺普仁教授认为："一些疼痛剧烈的患者，只取天枢穴，配合火针点刺局部，即可迅速止痛。"

针对火针治疗三叉神经痛的问题，贺普仁教授表示："主穴以细火针速刺法，不留针，深度1～2分。"还表示："火针点刺阿是穴，疏通局部气血，通则不痛。"火针有针、灸双重功效，可以止痛消肿。

明代高武认为："人身之处，皆可行之，面上忌之。"他不主张在面部行火针疗法。但实践证明，面部并非火针绝对禁区，只要不用过粗的火针，避开五官处及重要神经、血管，火针疗法仍是可行的，而且并不会留下瘢痕，影响容貌。

第九节　顽固性头痛

头痛是临床上最常见的自觉症状，是许多急、慢性疾病所反映出来的一种综合征。它可以单独出现，也可以出现于多种急、慢性病之中。临床上头痛可分为外感和内伤两大类。外感性头痛为时短暂、痛势凶猛，多以风邪为主。内伤性头痛为时较久，临床所见有虚、实之分。肾虚和气血亏虚者，属虚证；湿浊和瘀血所致者，为实证；肝阳上亢所致头痛，多为本虚标实；外伤所致头痛，大多为瘀血所致的实证。本篇讨论的头痛，主要以慢性、功能性、顽固性头痛为主。

头痛亦是西医学神经系统的一个症状，常见于高血压，头皮、颅骨、骨膜的感染，外伤，肿瘤，神经性头痛，血管性头痛，以及原发于五官科疾病的眼源性、耳源性、鼻源性、牙源性头痛等。

一、病因病机

贺普仁教授在《针灸治痛》一文中说：“头痛与其他痛症一样，都是在致病因素的作用下，引起气血运行障碍而产生疼痛。但由于头的重要位置和生理功能所决定，使得头痛的病因和病机具有相对的特殊性。”头为人之首、身之巅，曾有“诸阳之会”“清阳之府”“精明之府”之名。太阳、阳明、少阳之经络，皆达于头面，厥阴经可达头之巅，其他阴经与其经别上达于头。故凡五脏精华之血、六腑清阳之气皆上注于头，脑又为髓海所在。故凡六淫之邪外袭，上犯巅顶，邪气滞留，阻抑清阳；或内伤诸疾，导致气血逆乱，瘀阻经络、脑失所养均可发生头痛诸病。大致可分为以下几类：

1. 外感

六淫是因起居不慎，坐卧当风，感受风寒湿热等外邪，而其中风邪为主。所谓“伤于风者，上先受之”“高巅之上，唯风可到”，又因风为百病之所长，多夹时气而发病。外邪侵袭经络，如风挟寒邪，则血为寒凝，血凝脉络不通则痛等。

2. 情志失调

恼怒太过，肝失条达，肝气郁结，气逆上犯于头则头痛。并见胸胁胀满，善太息。女子或见经前乳房胀痛；肝气郁结化火，火随气逆上扰巅顶，亦可致头痛，并见眩晕而胀，头筋突起，口干口苦，心烦易怒。

3. 脾胃气虚

脾胃为生痰之源，脾失健运，痰蒙清窍；饮食不节，思虑过度，劳伤脾胃，饮食水谷不生化气血精微，反蕴湿生痰，痰湿中阻，清阳不升，则清窍失养，致头痛昏重。

4. 跌仆损伤

瘀阻脑络，跌打坠仆，脑脉损伤，瘀血停留，或气滞血瘀，久病入络，阻滞脑腔脉络，致气血不能上荣头目，头部刺痛，经久不愈。如脑震荡后遗症、颈椎病、脊柱炎等。

5. 肝肾阴亏

肝阳上扰，长期精神刺激，气郁化火，耗伤阴液；或年老体弱，房劳过度，肾精亏虚，水不涵木，木少滋荣，肝阳上亢，上扰清空，而致头痛。并见头部空痛、头目眩晕、目涩、耳鸣等头目清窍失养之症。

6. 内伤不足，脑窍失养

先天禀赋不足；或年老气血衰败，或久病体弱，或饮食劳倦，内伤脾肾。伤于脾者，气血生化无权，气血亏虚，气虚则清阳不升，血虚则脑髓失养而致头痛；伤于肾者，肾精亏损，髓海空虚；或肾阳衰微，寒从内生，清阳失旷。二者均可导致头痛。

二、诊断要点

（1）以头痛为主症，头部一侧、两侧或全头部疼痛，呈跳痛、灼痛、胀痛、重痛、空痛、针刺痛、裂开痛等性质。痛甚者伴有恶心、呕吐，难以忍受。或兼有因头痛而自撞物，或以拳头敲击等。

（2）外感头痛多急性发作，且伴外感表证；内伤头痛多反复发作，且病史多在半年以上，笔者最长治疗过50年的头痛。

三、鉴别诊断

1. 雷头风

雷头风起病急骤，头痛如雷鸣，头面部起核块、红肿热痛，伴恶寒发热，大便燥结，多为湿热或痰火上冲所致。

2. 鼻渊

鼻渊也可见头痛症状，由鼻的局部病变引发头痛，其病变部位多在前额，呈持续性。

四、辨证要点

1. 辨外感内伤

外感头痛一般起病较急，疼痛因外感风寒、风热及风温之不同呈现不同特点，同时伴随相应的表证；内伤头痛，一般起病较缓，疼痛反复发作，时轻时重，因气虚、阳虚、阴血不足及肾精亏虚的不同，所夹诸邪的不同，呈现相应的伴随症状和不同的疼痛特征。

2. 辨部位经络

头为诸阳之会，手足三阳经均行头面，厥阴经也会于巅顶。

（1）前额头痛：疼痛多在前额、眉棱骨及鼻根部，常伴牙龈肿痛、口臭、便秘等阳明经热象；多为阳明经头痛。

（2）侧头痛：疼痛位于头部两侧，呈阵发性、搏动性，常伴口苦、咽干、目眩、胸胁胀满；多为少阳经头痛。

（3）后头痛：疼痛多在后枕部、项部，可连及肩背，常伴颈项僵硬、恶寒、鼻塞；多为太阳经头痛。

（4）巅顶头痛：疼痛位于头顶部，可连及目系，常伴眩晕、呕吐、烦躁易怒；多为厥阴经头痛。肝阳上亢、肝郁化火、寒凝肝脉。

（5）全头痛：疼痛遍及整个头部，或部位不固定，常伴头晕、乏力、精神萎靡；多为虚性头痛，与足少阴肾经、任脉有关。

（6）脑内痛：疼痛出现于头颅内部，多为少阴经头痛。

五、辨证论治

主症：自觉头部疼痛。

治法：以通经活络、调和气血为大法，酌情调理脏腑为辅，同时宜急则治其标，缓则治其本。

主穴：率谷、百会、神庭、风池、曲池、合谷、天柱、百劳等腧穴及第3颈椎至第1胸椎处。

配穴：后头痛者，加至阴；全头痛者，加头维；巅顶痛者，加四神聪；脑震荡后遗症者，加取头部阿是穴、昆仑；中风头痛者，取四神聪、连神聪。

方义：率谷为足少阳胆经穴，又是足太阳、少阳经交会穴，足少阳胆经与足厥阴肝经互为表里，所以是治疗前额头痛、巅顶头痛的要穴；百会、神庭为局部选穴，可调和气血，通络止痛；风池也是足少阳胆经穴，位于颞颌后发际之凹陷中，穴处似池，是治疗头部、面部和五官病的主穴，现代科学证实，有提高大脑供血功能的作用；曲池为阳明经合穴，“合”为汇合之意，犹江河入海，言其经气最盛，故曲池有通调经络的作用，经络通，其病除；合谷为手阳明经穴，阳明经气血旺盛，所以合谷善调气血，疏通经络；天柱、百劳及第3颈椎至第1胸椎处，是血液由心脏供给头部的必经之路，如通路受阻时，必须先取该穴首先疏通之。

六、临证验案

病案一

张某，女，35岁，1998年7月14日就诊。患者4年前分娩时头部着凉，而后头部常冷痛，屡治无效。目前头部常冷痛，头角、头顶有游走性疼痛，痛无定处，午后加重，甚至言语困难，时有嗜睡，右手背及手指常麻木。查体：发长0.5cm许，C$\overset{+}{\underset{+}{{+}\times{+}}}$，头皮肿胀2度，第5～6颈椎处有条索反应物，压痛（+）。

治疗：在百会、四神聪、左角孙、头维、曲鬓、风池、哑门、大椎等处植入中药制剂。

1998年7月15日访：患者头部疼痛缓解，有轻松感，精神良好。鼻孔曾流绿色黏稠分泌物。治疗：在左本神、右悬厘、百劳、右肩井、曲池、肩髎以及第4～6颈椎、右肩胛上角和下角等处植入中药制剂。

1998年7月16日访：头部、右上肢、右肩胛内侧症状消失。

1998年8月10日访：已愈。

1999年10月访：患者因慢性泪囊炎前来就诊，采用本疗法治愈。

2007年5月访：头痛和泪囊炎治愈后，至今未发作。

病案二

宋某，男，52岁，1998年12月10日就诊。患者头痛50年，据患者及其母亲描述，患者2～3岁时头上长疖，俗名“胞衣疖”，遍及全头部，采用绿萍捣烂外敷治疗，治愈后遗留头痛，受凉和感冒后加重。多处医治无效，近10年来加重。目前，头顶、前额和头角常有冷痛感，受凉加重，即使是夏季也要戴帽。失眠，记忆力差，乏力。查体：C$\overset{+}{\underset{+}{{+}\times{+}}}$，脉沉迟。

治疗：在百会、四神聪、百劳、风池、大椎、哑门等腧穴处植入中药制剂。

1998年12月11日访：头顶、前额、头角冷痛症状基本消失，仅眉毛上缘处略痛。

1998年12月12日访：前额和头维处疼痛。治疗：在率谷、曲鬓、悬颅等腧穴及第4～7颈椎处植入中药制剂。

1998年12月13日访：12日下午前额右侧不痛，前额左侧至左眼内眼角略痛，左鼻孔流清涕，并有胀感，流泪。13日左额角疼痛，他处不痛。

1998年12月14日访：按压双太阳穴后上1.5cm处时症状消失，视力提高。治疗：在阿是穴处植入中药制剂。

1998年12月15日访：14日晚间前额痛，15日早上疼痛停止。治疗：在双眉上1cm等处植入中药制剂。

1999年1月20日访：已愈。

2007年5月访：自1999年治愈后未再发作。

病案三

叶某，男，60岁，1997年2月25日就诊。患者41年前砍树时被树木划伤头颈右后侧，昏迷半日，之后头部和右上肢常年疼痛，多处医治无效。目前，头部和右前臂常痛，阵发性加剧。尺侧、桡侧疼痛明显，夜间不能入睡。患者常年服芬必得，每天4～6片，略好转但不能止痛。右上肢瘫痪，无自主功能，医院建议手术治疗。查体：头颈向左偏移45°许，猿手，右上肢肌肉严重萎缩。肌张力0度，功能丧失。右风池、百劳压痛（+），压下后右上肢疼痛减轻，第4～5颈椎压下后麻木感向拇指放射。

治疗：在右风池、百劳、大椎、肩井等腧穴及第6～7颈椎处植入中药制剂，即刻头、颈和右上肢症状消失。

1997年2月26日访：停服止痛片后，右前臂桡侧疼痛减轻2/3许，按压第6～7颈椎时，麻木感向食指放射，按压右天井、曲池、尺泽时症状消失。治疗：在右天井、曲池、尺泽等腧穴及第6～7颈椎处植入中药制剂。

1997年4月16日访：症状消失，右上肢体征无好转。

2007年5月访：自治疗后，症状消失，未再复发。

病案四

江某，男，57岁，1997年5月7日就诊。患者前额时常疼痛，严重时连及头顶、后脑、颈部，至今已40年，多处医治无效，常年服止痛剂。目前每日服索米痛片2～12片，速效感冒胶囊2片。服药后症状略有缓解，但前额、头颈、后脑仍有隐痛或酸痛，有时耳鸣、眼花。冬季手冷指僵。气候变化时头痛等症状加重。查体：C⁜，抬肩（+）。上肢功能正常。血压正常。

治疗：在百会、风池、哑门、百劳、大椎等腧穴处植入中药制剂。

1997年5月15日访：治疗后头痛基本消失，5月13日略有疼痛，以两侧曲鬓和前顶处较为明显。治疗：在曲鬓、前顶等腧穴处植入中药制剂。

1997年7月31日访：头痛经治疗后症状消失，现头顶略痛，他处疼痛减轻大半。治疗：在四神聪植入中药制剂。

1997年8月12日访：已愈。

2007年5月访：治愈后以来无复发。

病案五

马某，女，59岁，2003年10月6日就诊。患者头昏、头晕20年。以往每年发作一次。近3年来加重，一年发作多次。多处医治无效，本次发作已10天。目前头常昏晕，有时天旋地转，恶心呕吐，头不敢转动，动则眩晕加重，后脑常不舒服，右肩胛上角常酸痛。左手麻木，胸闷，眼花。服氟桂利嗪、天麻丸、抗骨质增生片。查体：C⁜，血压正常。

治疗：在百会、四神聪、率谷、风府、风池、哑门、百劳、大椎、崇骨等处植入中药制剂。

2003年10月7日访：头晕症状消失。治疗：在颈、肩等处植入中药制剂。

2003年10月30日访：已愈。

2007年5月访：治愈后无复发。

病案六

曾某，男，56岁，2005年1月18日就诊。患者阵发性头痛30年，一般7～10天发作一次，常年眯眼。近来5～6天发作一次，一次发作需治疗及缓解2天后症状消失。头痛发作时，呕吐清水，不想吃饭，胃纳差。查体：$C\overset{+}{\underset{+}{{+}\times{+}}}$，裂纹舌。

治疗：在百会、四神聪、神庭、率谷、风府、风池、哑门、天柱、百劳、崇骨、肩井、肩外俞等腧穴及第3~6颈椎处植入中药制剂。

2005年4月6日访：自治疗后至今只发作过1次，3小时后症状消失。

2005年6月10日访：头痛等症状未发作。

2007年5月访：治愈后已2年多，未发作。

病案七

赖某，女，39岁，2004年7月12日就诊。患者全头隐痛二十余年，屡治无效，CT和脑电图显示头部供血不对称。目前，头角、头顶、后脑常隐痛，感冒后加重，伴有耳鸣，与心跳节律相一致。查体：$C\overset{+}{\underset{+}{{+}\times{+}}}$，舌抖，血压正常。

治疗：在百会、四神聪、神庭、率谷、风府、风池、哑门、天柱、百劳、肩井、崇骨、大椎等腧穴及第3~5颈椎处植入中药制剂。

2004年7月13日访：头痛减轻大半，耳鸣消失。

2004年9月10日访：已愈。

2007年5月访：治愈后未发作。

病案八

叶某，女，48岁，2003年12月2日就诊。患者头痛30年，多处医治无效，每年大部分时间服止痛剂。目前，前额与后脑交替性疼痛，头顶、头角也会痛，眯眼时有缓解，偶有一过性失忆，耳鸣。每天服止痛片，颈部常痛，失眠，记忆力差。查体：$C\overset{+}{\underset{+}{{+}\times{+}}}$。

治疗：在百会、四神聪、神庭、率谷、风府、风池、哑门、天柱、百劳、大椎、崇骨、肩井等腧穴及第3~6颈椎处植入中药制剂。

2003年12月26日访：已愈。

2007年5月访：治愈后未发作。

病案九

叶某，男，44岁，2004年3月14日就诊。患者1997年遭遇车祸，头部跌伤，昏迷2个多小时。手术后头顶两侧遗留手术孔洞，两头角处常有异物上冲感。1个月前猝倒，有鼻出血，晚上睡觉时两眉间有虫行感，视物模糊不清，后脑常不适，失眠，记忆力差。双肩有上吊感，右侧拇指、食指不灵活，上述症状在咳嗽后加重。第8颈椎处疼痛1个月。查体：C$\overset{+}{\underset{+}{{}^{+}\times^{+}}}$，不能向右侧转身，头顶压痛（+），第6~8胸椎压痛（+）。

治疗：在百会、四神聪、神庭、率谷、风府、风池、哑门、天柱、百劳、崇骨、大椎、肩井等腧穴及第3~6颈椎、第6~8胸椎处植入中药制剂。

2004年4月20日访：症状消失。

2007年5月访：治愈后无复发。

病案十

吴某，男，28岁，2014年4月30日就诊。患者头痛9年，近几年来加重，大多在每年的4～9月发作，每日头痛2次，每次1小时许，头部两侧交替发作。多处治疗无效，常年每日服芬必得6～7片，入睡困难，服安眠药无效。目前，患者每日头痛2～3次，每次持续1小时许，左右头角钻痛，眼球部、颈部亦痛，不能干活，早上5～6时频繁发作。痛时胸闷，甚则恶心、眼痛。发作时跪坐床上，前额抵床，以拳敲击头两侧，手心、足心出汗，疲乏。患者有腰伤病史。查体：舌边有齿印，头皮肿胀、松弛，C$\overset{+}{\underset{+}{{}^{+}\times^{+}}}$，肩井叩击痛（+），敏感，腰背叩击（+）。

治疗：在百会、四神聪、左率谷、神庭、风府、风池、哑门、天柱、第3颈椎至第1胸椎及夹脊穴、肩井等处植入中药制剂。

2014年5月1日访：夜里有多次轻微头痛，每次10～20分钟。早晨7~9时头左侧痛过一次，先重后轻，右侧未痛过。查体：第6~8颈椎压痛

（+），背腰叩击酸痛（+），右率谷压痛（+）。

治疗：第6~8颈椎两侧旁开1.5寸，悬颅前1cm等处植入中药制剂。

2014年5月2日访：头未痛。

2014年5月3日访：早上左眼球胀痛，他处不痛。

2014年5月4日访：5月3日左眼球胀痛后，引起头部左侧疼痛，较重。当天仅眼部和眉棱骨疼痛半小时，症状比治疗前减轻大半。

2014年5月6日访：当天未头痛。

2014年5月8日访：近两天未头痛，略有胀感，时间持续10分钟左右。

2014年5月13日访：当天未头痛。

2014年5月21日访：洗澡时，右肩井处被人轻拍，之后头部右侧略痛，左侧未痛。

2014年5月27日访：头部右侧疼痛。查体：背部右侧有肌肉条索反应，按压后头痛减轻。治疗：在背部右侧阿是穴、百劳、人迎、天柱等腧穴处植入中药制剂。

2014年5月28日访：仍有头痛。治疗：在头部右侧植入中药制剂。

2014年5月29日访：治疗：在头部右侧、颈部植入中药制剂。植入后症状好转。

2014年5月30日访：治疗后，头部和眼眶、眼珠常痛，但能入睡。

2014年5月31日访：症状消失。

2014年6月4日访：晨起时有头痛，但程度大为减轻，可以忍受。服止痛药较前效果增强。

2014年6月17日访：近来未发生头痛。

2014年10月21日访：头痛已愈。

2021年3月10日访：治疗后2年内，头痛每年发作1~2次，每次10天许，服止痛药有效。

第十节 梅核气

梅核气归于中医“郁证”范畴，相关描述最早见于《金匮要略·妇人杂病脉证并治》,《南阳活人书》首次以“梅核”形象命名该病。患者自觉咽中有梅核梗塞，吐之不出，咽之不下，而进食时畅通无阻，功能如常。本病在《女科撮要》被称为“咽哽”，提示“有形无物”。

本病多由郁怒情志所伤，以致肝气郁结，痰气相搏，上逆咽喉而成此病。如《沈氏女科辑要笺正》云：“此为痰气互阻之证。”尤在泾谓：“凝痰结气，阻塞咽嗌者是也。”

一、病因病机

本病主要为痰凝气滞，多由情志不畅，肝失条达。肝郁及脾，痰气上逆，或肝气横逆犯胃，生痰上逆所致。劳累过度，病情加重，故与患者体质有明显关系。

二、诊断要点

以有咽中如有异物感、吞之不下、咯之不出的特殊症状为主要临床表现，常伴有心情抑郁、情绪不宁，以及愤怒、忧愁、焦虑、恐惧、悲哀等情志异常。本病多发于中青年女性。食道的X线及内窥镜检查有助于排除咽喉或食管类疾病。

三、辨证论治

1.肝郁证

主症：咽中似有异物，咯之不出，咽之不下，情志抑郁，嗳气太息，胸闷，痞塞，苔薄白，脉弦细。

治法：开郁降逆，益肾养肝。

主穴：肝俞、肾俞、胆俞、膻中、廉泉、天突。

配穴：气海、足三里、三阴交、内关。可在少商放血，即刻见效。

方义：肝俞乃肝之背俞穴，有疏肝理气之作用；配合肾俞、胆俞，取“肝肾同源”“肝胆互为表里”之意；膻中为气会，可梳理气机，宽胸解郁；廉泉、天突可调理咽部气血。

2. 痰结证

主症：咽梗气阻，喉间自觉有异物，胸闷欲吐，舌苔白腻，脉弦滑。

治法：健脾化痰，宣郁散结。

主穴：脾俞、胃俞、中脘、关元、廉泉、天突。

配穴：气海、足三里、三阴交、内关、太溪。

方义：脾俞、胃俞补益脾胃，运化痰湿；中脘可分化痰浊；关元温养下元，以利水化痰；廉泉、天突可调理咽部气血。

四、临证验案

病案一

朱某，女，31岁，1994年1月31日就诊。患者咽部有异物感，似有梅核梗喉，咽之不下，吐之不出，而进食、喝水畅通无阻，劳累和烦躁时加重。近年来多处治疗，效果不理想。目前痰多、喉痒，扁桃体经常发炎。查体：舌边紫、黄腻苔，脉弦滑。

治疗：在大椎、天突腧穴处植入中药制剂。植入大椎穴后自觉好转，再在植入天突穴后症状消失。

病案二

包某，女，27岁，1993年12月12日就诊。患者近7个月来咽部有不适感，如含梅核，咽之不下，吐之不出，进食、喝水畅通无阻，劳累和烦躁时加重。平素痰多、胃呆、喉痒。查体：一般情况尚可，脉弦滑。

治疗：在大椎、天突、膻中、中脘、关元、足三里、肝俞、肾俞、三阴交、太冲等腧穴处植入中药制剂。

1994年2月8日访：已愈。

病案三

某女，48岁，1992年7月就诊。患者喉中有异物感，咽之不下，吐之不出，劳累和烦躁后加重，午后加重，饮食通畅，已有12年。查体：慢性病容，苔黄厚，脉弦滑。

治疗：在廉泉、天突、膻中、中脘、气海、关元、足三里、三阴交、太冲、肝俞等腧穴处植入中药制剂。

1992年8月6日访：已愈。

按语：梅核气系指妇人自觉咽部有物梗塞，犹如梅核，咽之不下，吐之不出而言。本症属情志病，常有精神抑郁、多思善虑，肝郁胃杂。气阻咽梗，而罹其疾。《王氏简易方》解释为："妇人情志执者，不能宽解，多被七气所伤，遂致气填胸膺，或如梅核，上塞咽喉，甚者满闷欲绝。产妇尤多此症。服半夏厚朴汤，间以香附子药，久服取效。"本病治疗需辨别以气滞为主，还是痰凝为主。若以气滞为主者，可用逍遥散升郁降逆。以痰凝为主者，可用半夏厚朴汤，加射干、桔梗，以理气散结，宣郁化痰。而少商放血，即刻见效。

第十一节　畏寒症

畏寒症是指患者自觉怕冷，但加衣被或近火取暖后，畏寒的症状可以得到缓解。畏寒与恶寒有所区别，恶寒是指虽加衣被取暖仍不能缓解的怕冷症状，多属外感；而畏寒则多为内伤阳气不足所致。

一、病因病机

1. 阳气不足

身体的阳气虚弱，无法温煦肌表，导致怕冷。阳气不足可能由于先天禀赋不足、后天失养、久病耗伤阳气等原因引起。

2.寒邪侵袭

身体受到外在寒邪的侵袭，寒邪凝滞，损伤阳气，导致畏寒。

3.脏腑功能失调

如脾阳虚、肾阳虚等，导致阳气无法正常布散，温煦功能减弱，出现畏寒。

二、诊断要点

畏寒症以持续性有寒冷感为主要特征，患者对寒冷环境特别敏感，常需要增加衣物以保持温暖。同时兼见肢体末端温度较低、面色苍白等表现。根据畏寒症的不同病因，患者还可能出现咳嗽气喘、胸闷、吐白痰、脘腹胀闷、口腻纳呆、腹痛便溏、腰膝酸软、夜尿频多等症状。

三、辨证施治

主症：以持续性有寒冷感为主要表现。

主穴：大椎、委阳、曲池、足三里、气海、关元、中脘、阿是穴。

方义：大椎属督脉，能振奋阳气；委阳为三焦下合穴，能通利三焦，疏通经络；曲池可调阳明经气血，补气养血；足三里、气海、关元亦可温养气血；中脘可健运中州，调理气机。

四、临证验案

病案一

余某，女，39岁，2002年4月14日就诊。患者头顶发冷14年，2001年来加重，多处治疗无效，慕名前来求诊。目前，后脑、头顶、前额常冷，夜睡时不分冬夏季常年戴帽，前半夜稍好，后半夜症状加重。颈、背、腰劳累后有重胀感，要用拳敲击。不敢用电风扇。经期时腰痛，大腿前侧发冷。小腿后侧时常胀硬，足背冷，行走约5km后足掌疼痛，上肢常冷，经期手冷，腹股沟痛，右半身沉重。查体：舌苔有裂纹，黏腻，红星舌。头皮肿，$C{}_{+}\overset{+}{\underset{+}{\times}}{}_{+}$，第3～6颈椎压痛（+）。

治疗：在百会、四神聪、连神聪、百劳、肩井等腧穴及第3颈椎至第1胸椎处植入中药制剂。

2002年4月15日访：症状消失。

病案二

钟某，女，67岁，2001年8月7日就诊。患者颈背部、四肢发冷2年，下肢程度最重，多处治疗无效，目前，全身觉冷，日轻夜重，夜间尤甚，盖被不能缓解。有时因冷不能入睡。天冷时症状加重。查体：无明显异常体征。

治疗：在大椎、左天髎、肩井、肩后①、曲池及肩三角肌处阿是穴植入中药制剂，即刻不冷。

2002年9月2日访：已愈。

病案三

麻某，女，38岁，2005年9月28日就诊。患者左半身发冷5年，2004年冬季以来加重。夏季朝左侧睡时发冷尤为明显，朝右侧睡略缓解，冬季加重，有时甚至不能入睡。天热不敢用电风扇或空调。查体：血压100/60mmHg，$C{}_{+}\overset{+}{\underset{+}{\times}}{}_{+}$。

治疗：在风府、风池、哑门、大椎、左天柱、天宗、肩井、曲池、臂臑、附分、魄户、膏肓、神堂等处植入中药制剂。

2005年10月12日访：已愈。

病案四

陈某，男，58岁，2020年6月13日就诊。患者11年前右小腿发冷，向上蔓延至大腿至腰部，而后左下肢也发冷。夏季工作时要开空调，但下半身要裹棉被。曾于多家医院治疗无效，后服中药1年多也无效。目

---

① 肩后：经外奇穴，位于肩后部，在腋后皱襞头上1.5寸处。

前，劳动后腰痛，腰痛时双下肢发冷加重，即使7—9月的高温期也要穿棉毛裤、护膝，外包浴巾。白天稍有缓解，夜里加重，失眠，尾骨处生长湿疹多年。查体：C$\underset{+}{\overset{+}{+\times+}}$、L$\underset{-}{\overset{-}{-\times-}}$，舌质稍紫，脉弦洪。直腿抬高试验（+），抬至45°，僵硬；髋关节4字试验（+），外旋（+），屈髋（+）。府舍穴叩击痛（+），左侧重，并向左膝放射，右府舍叩击也有放射感。第3胸椎至第3骶椎及两侧叩击痛（+）、压痛（+），左小肠俞叩击痛（+），并向左下肢外侧放射；双臀叩击痛（+），尾骨外侧湿疹面积为13cm×12cm。

治疗：在左大肠俞、关元俞、小肠俞、白环俞、左臀中、委中、委阳、合阳等腧穴及第4腰椎至第3骶椎处植入中药制剂。

2020年6月14日访：植入处反应较重，有灼痛感，但腿部未发冷。治疗：在左臀外侧、腹股沟及血海、足三里、阴陵泉、三阴交等处植入中药制剂。开始治疗前，服诺福丁1片，灼痛反应减轻。

2020年6月15日访：仅未治的右小腿外侧发冷，腰略痛。治疗：在腰右侧、右臀、委中等处植入中药制剂。

2020年6月16日访：6月15日夜里开空调至26℃时，膝下略冷，比原来减轻一半以上。

2020年6月24日访：下肢不再发冷，可不穿棉毛裤，睡眠良好。

2020年8月13日访：晚上开空调睡眠时在黎明时略冷，属生理性的正常反应，他处症状均消失。

病案五

王某，女，31岁，1999年3月1日就诊。患者2年多以来头部冷痛，常年戴帽，伴全身不适，多处治疗无效。近数月来症状加重。目前头顶、前额、额角常有冷痛感。触风及天冷时加重，夏季也要戴帽。眉棱骨、颧骨时有酸楚感，肩胛部、背腰部常酸，上肢亦酸，抬肩加重。胸闷，常有恶心感。查体：头颈活动受限，风府、风池、哑门及第4腰椎至第1骶椎处压痛（+）。

治疗：在百会、四神聪、率谷、曲鬓、风池、哑门等腧穴处植入中药制剂。

1999年3月4日访：头面部、肩背部、上肢部酸痛感大为缓解，胸闷症状消失。仅在夜寐时自觉头部两侧稍冷，颈部略有酸胀感，行大椎拔罐后症状消失。

1999年3月5日访：诸症消失。

1999年3月13日访：前几日颈部酸楚感较重，自服芬必得有效，近两日酸楚感减轻。

1999年3月15日访：背部稍有不适感，其他症状消失。

病案六

张某，女，46岁，2016年5月8日上午就诊。患者颈肩部、上肢部有寒冷感8年，多处治疗无效，2015年加重。当前头部偶痛，颈、肩部常有冷痛、酸楚感，夏季不敢脱衣，拒绝使用空调、电风扇。睁眼费力，常有耳鸣。左上臂常冷痛、麻木，左膝亦有寒冷感，十指常麻木，持续低头两分钟则加重。夜间偶有上肢活动不遂，颈、肩常用围巾保温。查体：C※，肩井、肩外俞叩击痛（+），肩胛骨内侧叩击痛（+）。

治疗：在风府、风池、哑门、天柱、第1胸椎至第3腰椎及夹脊穴、肩井、肩外俞、左曲池等腧穴处植入中药制剂。

2016年5月8日下午访：患者疼痛反应明显，持续约半小时，灼热难当，心前区不适，颈、肩、左上肢已不冷。

2016年5月9日访：睁眼费力、耳鸣、颈肩冷、十指麻木等症状消失。

2016年5月14日访：仅左膝关节外侧发冷，他处均愈。

2016年6月12日访：仅左膝关节外侧略发冷，他处愈后未发作。

病案七

夏某，女，49岁，2013年3月12日就诊。患者十指中节至指尖常发冷6年，可能与产褥期洗衣浸冷水有关。当前十指常发冷，夏季也要戴手套保温，天冷时加重，戴两层手套时腕以下仍感寒冷，指中节至指尖最冷，身体其他部位也怕冷。查体：C-X-，肩井叩击痛（+），指部有皴皮，上肢鱼鳞病。

治疗：在风府、风池、哑门、天柱、左曲池、阳谷、阳池、阳溪、八邪、第3腰椎处及夹脊穴等处植入中药制剂。

2013年3月22日访：手指不发冷。

2013年4月2日访：手指略发冷，鱼鳞病等痊愈。

2013年6月4日访：已痊愈，无复发。

病案八

方某，女，73岁，2000年5月2日就诊。患者背部第1～4胸椎附近发冷5个月，似冷水浇，常有冷痛感。日轻夜重，夜间入睡困难。天冷加重。后背寒冷处贴自制保温垫。查体：第1胸椎至第5腰椎压痛（+）。

治疗：在第1胸椎至第5腰椎等处植入中药制剂，植入后即刻不冷。

2000年11月3日访：治疗后一个月背部不再发冷，而后又逐渐发冷，但比治疗前好转，不再用保温垫。目前，下背部发冷稍重，右足跟痛15天。查体：右足跟压痛（+）。治疗：第1胸椎至第5腰椎、肾俞、膈俞等处植入中药制剂。

2000年11月4日访：背冷好转，冬季夜间盖被不冷，掀被略冷。白天增衣不冷，背部感觉与全身其他处无区别。已愈。

病案九

雷某，男，50岁，2003年5月25日就诊。患者双下肢发冷4个月。目前双下肢常冷，冷无定处，足底常发热，穿鞋不适。查体：第4腰椎至第3骶椎处、右大肠俞、关元俞、小肠俞叩击痛（+），其麻木感向右下肢后侧放射。

治疗：在第4腰椎至第3骶椎处及右大肠俞、关元俞、小肠俞、白环俞、胞肓、秩边、环跳、臀部阿是穴等处植入中药制剂，治疗后即刻双足底不发热，右下肢不冷，但左下肢仍冷。

2003年6月15日访：足底不发热，双下肢大腿、小腿冷感交替发作，大腿前侧较重。

2003年6月16日访：在右臀、胞肓、秩边、环跳、委中、承山、血海、迈步[①]、阿是穴等腧穴处植入中药制剂。

2003年6月23日访：已愈。

病案十

陈某，男，24岁，2003年1月5日就诊。患者胃部发冷2年，曾患胃下垂，已愈，但饱食后仍有消化不良，当跳动时左下腹会疼痛，便溏，小腹时胀。查体：上腹压痛（+），反跳痛（+）。

治疗：在巨阙、中脘、上脘、右梁门、足三里、三阴交等腧穴处植入中药制剂。

2003年1月13日访：胃冷好转，小腹不胀。

病案十一

俞某，男，43岁，2010年5月17日就诊。患者右膝发冷二十余年，多处治疗无效。目前右膝常冷，常年戴护膝，日轻夜重。刚睡下时冷感最为明显，以致入睡困难，到下半夜睡着时才无冷感。冬季及气候变化时症状加重。左肩每天有2～3次阵发性疼痛。右肘发冷。查体：右膝内外侧压痛（+）。

治疗：在右膝多处植入中药制剂。

2010年5月18日访：植入处疼痛反应明显，7小时后减轻。

2010年5月19日访：植入处疼痛反应很重，行输液止痛治疗。

2010年5月30日访：已愈。

病案十二

周某，女，69岁，1997年3月1日就诊。患者右踝关节怕冷6年。夏季几欲烤火。偶有发热，但发作时间很少。自1996年冬季起症状加重，常感寒冷感从右踝串至右臀部，严重时无法站立。

---

① 迈步：经外奇穴，位于大腿前方，髂前上棘于髌骨基底连线上，臀下皱襞水平线下2.5寸。

治疗：在右申脉、昆仑、丘墟等腧穴及外踝尖、外踝尖上3cm处植入中药制剂。植入后，即刻变暖。

病案十三

某男，50余岁。3岁时头上生毒，当地人称其为“胞衣伞”，用紫萍糊之，而后就有头部冷痛，至今五十余年，常年戴帽。取百会、四神聪、率谷植药，治愈。

第四章　泌尿系统疾病

第一节　泌尿系统结石

泌尿系统结石是肾结石、输尿管结石、膀胱结石、尿道结石的统称，是泌尿系统的常见疾病。临床上可引起腰痛、肾绞痛、腹痛和血尿，并可引起尿路梗阻和继发感染，后期甚至可发生肾功能不全。临床多见于30～40岁的男性。结石形成之病因尚未完全清楚。有学者认为，尿路结石是尿中晶体、胶体产生沉淀，并与尿中脱落的细胞、尿中的细菌、尿中的各种无机盐混合而成的物质。大者成石块状，小者呈泥沙状，统称为结石。

本病属中医“石淋”“砂淋”范畴。关于发病机理，晋代的《诸病源候论》说：“诸淋者，由肾虚而膀胱执故也。”一般认为肾气虚，膀胱蓄热，如火煮盐，盐渐成石。结石既成，可滞留于肾、膀胱、尿窍等处，致使膀胱气化不利，气滞导致血瘀，水道壅塞不行，甚至癃闭。

一、病因病机

1. 湿热下注

过食肥甘厚味、辛辣炙烤，或饮酒无度，导致脾胃运化失常，湿热内生，下注膀胱。湿热蕴结于下焦（肾与膀胱），煎熬尿液，日久形成砂石。

2. 气滞血瘀

情志不遂，肝气郁结，气机阻滞，导致水液代谢失常，瘀血内生。气滞血瘀阻碍水道，尿液排泄不畅，杂质沉积成石。

3.肾与膀胱虚损

先天禀赋不足，或久病劳倦，导致肾气亏虚，膀胱气化不利。肾虚则水液蒸腾无力，浊邪留滞，凝聚成石；膀胱虚则排尿无力，结石难排。

二、诊断要点

泌尿系统结石归属于中医“淋证”“癃闭”范畴，以排尿异常、腰痛或小腹拘急疼痛为主要特征，可伴有血尿、砂石排出等表现。根据结石位置不同，可分为以下几类。

1.上尿路结石（肾、输尿管结石）

患者突发腰腹部阵发性绞痛，疼痛向会阴部放射，或仅为腰腹钝痛。患侧腰部可见叩击痛。镜下血尿或肉眼血尿。腹部X线片多能发现结石的位置、大小和形态。轻度肾结石患者可无临床症状或体征，肾区叩击痛常见阳性。如仍确诊困难，可结合其他影像学检查。

2.膀胱结石

患者排尿突然中断，并感到小腹疼痛且放射至远端尿道，伴排尿困难和膀胱刺激征，经改变体位后疼痛缓解可继续排尿。X线片、B超等影像学检查可发现绝大多数结石，膀胱镜检查可直接看到结石。

3.尿道结石

患者小便不通或点滴而下，伴尿道刺痛。直肠指检可扪及后尿道结石，前尿道结石用手指可直接触及。金属尿道探条可触及结石，X线片可确定结石的位置和大小。

三、辨证论治

1.急性发作期

主症：患者排尿时腰痛或小腹痛，性质为酸胀或隐痛，时而绞痛，或伴尿流突然中断，或伴血尿。

治法：理气化滞，通利止痛。

主穴：水沟、太冲、中封、蠡沟、阿是穴，用毫针强刺激。

方义：水沟为全身止痛穴，对剧烈疼痛具有即刻止痛之效；太冲为足厥阴肝经之原穴，为冲脉之别支，肝主筋，可缓和痉挛，减轻疼痛；中封为肝经穴，疏肝健脾，理气止痛，主前阴、脐和少腹引痛，以及腰中痛、阴暴痛等泌尿、生殖之病；蠡沟为足厥阴肝经之络穴，别走少阳，与三焦相通而主水道不利之证，主治腹痛、阴跳、腰痛、阴暴痛、小便不利等症；中封、蠡沟两穴合用，具有疏肝理气、通结止痛、利尿排石的作用。

2.病情缓解期

主症：患者排尿时腰腹部隐痛，病程日久，留滞不去，腰酸坠胀，疲乏无力，时作时止，遇劳加重，尿频或小便不利。

治法：健脾补肾，通利水道，行气止痛，溶石排石。

主穴：中脘、上脘、梁门、脾俞、胃俞、足三里、三阴交、关元、气海、水道、归来、天枢。

配穴：尿路上段结石，配三焦俞、京门；尿路中下段结石，配下髎、膀胱俞、中极，并取阿是穴和体表投影穴。

操作：体质强壮者一次性穴位植药，体质较弱者分两次穴位植药，见效时间一般为2小时至10天。

方义：中脘、上脘、梁门、脾俞、胃俞、足三里、三阴交共奏健脾溶石之效；关元、气海培补元气，调整气机，达到利水通淋之目的；水道、归来、天枢为足阳明胃经腧穴，行于少腹，具有通利水道、消肿散结之功。

四、临证验案

病案一

曾某，男，32岁，1994年6月7日就诊。患者患双侧多发性肾结石5年，肾绞痛发作过4次，近1年来没有发作过，但腰常酸痛，劳动后加重。

胃灼痛6年，食甜酸食物后加重。查体：双肾区叩击痛（++），中脘压痛（++）。黄厚腻苔，舌质胖嫩，边有齿印。既往有类风湿关节炎病史，经穴位植入疗法治愈。治疗：在中脘、肾俞等处植入中药制剂。

1994年7月1日访：胃灼痛消失，胃好转，腰不酸。

1995年6月访：胃部症状已痊愈。B超检查左肾结石消失，右肾结石减小1/2，右侧腰痛过1次，时间持续1天许，但症状较轻，照常上班。

1995年9月访：B超检查结石全部消失。

病案二

朱某，男，37岁，2003年11月18日就诊。患者2003年8月20日彩超显示左肾有两颗米粒大小结石。查体：左肾区叩击痛（++）。患者平素易疲劳，患乙肝10年，腰部酸痛3年，肾绞痛发作1次，胃胀不适2年。

治疗：在中脘、上脘、右梁门、脾俞、胃俞、足三里、三阴交、肾俞等腧穴处植入中药制剂。

2003年11月23日访：治疗后第5天小便时有一颗异物排出，经过尿道时有刺痛感，排出物如绿豆大，三角形，灰色。

2003年12月24日访：彩超检查示左肾结石消失。

第二节　尿道综合征

尿道综合征是一组以尿频、尿急、尿痛、排尿困难或下腹不适为主要症状，但缺乏明确器质性病变（如感染、结石、肿瘤等）的症候群。该病多见于中青年女性，尤其是已婚女性，部分患者症状与性生活、生育或激素水平变化密切相关。

一、病因病机

1. 外感湿热

尿道综合征多与湿热邪气侵袭有关。湿热邪气下注膀胱，导致膀胱气化不利，从而引发尿频、尿急、尿痛等症状。

2.饮食不节

饮食不当，如过食辛辣、肥甘厚味之品，容易酿生湿热，湿热下注膀胱，引发尿道综合征。

3.情志失调

如长期忧郁、愤怒等情绪，容易导致肝气郁结，疏泄失常，进而影响膀胱的气化功能，诱发尿道综合征。

4.禀赋不足或劳作久病

先天禀赋不足或后天劳累过度、久病耗伤正气，导致肾气亏虚，膀胱气化无力，也易引发尿道综合征。

二、诊断要点

以尿频、尿急、尿痛，但常规尿液检查阴性为基本特征。伴有下腹部不适，如耻骨上区、会阴部或下腹部疼痛、有坠胀感。症状反复发作，病程较长，部分患者症状可随情绪波动或劳累加重。

三、辨证论治

主症：尿频、尿急、尿痛。

治法：补肾理气利水。

主穴：关元、中极、水道、肾俞、三焦俞、三阴交、阴陵泉。

配穴：膀胱湿热者，配委中、行间；肝郁气滞者，配蠡沟、太冲；浊瘀阻塞者，配膈俞、血海；肺热壅盛者，配肺俞、尺泽；肾气亏虚者，配肾俞、太溪；脾气虚弱者，配脾俞、足三里。

方义：关元可培元固本、补益下焦，有助于改善局部气血运行，减轻尿道不适症状；中极补肾气、利膀胱，常用于治疗小便不利、尿潴留等病症；水道可通调水道；肾俞具有补肾气的作用；三焦俞疏肝利胆、理气止痛，常用于治疗尿频、尿急等病症；三阴交能调理肝、脾、肾三脏，可改善因脾肾亏虚引起的尿道综合征；阴陵泉清利湿热、调理冲任，可治疗小便不利。

四、临证验案

朱某，女，55岁，2003年3月27日就诊。患者全身乏力，胃口差，尿痛、尿急、尿频30年。潮热，膝酸，多噩梦。

治疗：在气海、关元、中极、曲骨、龙门[①]、水道、归来、气冲等腧穴处植入中药制剂。

2003年4月3日访：患者尿痛、尿频、尿急、潮热、多梦等症状消失，乏力好转。治疗：在足三里、三阴交、左阴陵泉等处植入中药制剂。

2003年5月21日访：已愈。

第三节　慢性前列腺炎

慢性前列腺炎是泌尿外科常见疾病，指前列腺组织在病原体或某些非感染因素作用下，出现以盆腔区域疼痛或不适、排尿异常等症状为特征的慢性炎症性疾病。病程通常持续3个月以上，可分为细菌性和非细菌性两类，后者占绝大多数。该病易反复发作，常伴随焦虑、抑郁等精神心理症状，严重影响患者生活质量。

一、病因病机

1.湿热蕴结

外感湿热之邪，或过食辛辣肥甘厚味，导致湿热内生，下注膀胱，阻滞气机，引发尿频、尿急、尿道灼热等症状。

2.气滞血瘀

情志不畅、肝郁气滞，或久坐少动、外力损伤，导致气血运行受阻，

① 龙门：经外奇穴，位于女性外阴，阴唇前联合部。

瘀血停滞于前列腺，形成局部硬结或条索状物。

3. 肾气亏虚

先天禀赋不足，或后天房劳过度、久病耗伤，导致肾气亏虚，固摄失司，出现尿频、尿后余沥不尽、腰膝酸软等症状。

4. 脾虚湿困

饮食不节、劳倦过度损伤脾胃，致脾失健运，水湿内停，下注前阴，引发阴囊潮湿、小便清长等症状。

二、诊断要点

以排尿异常（尿频、尿急、尿痛）且症状持续3个月以上或反复发作为主要特征。尿后滴白，夜尿增多。会阴部、耻骨上区、腹股沟区、腰骶部隐痛或坠胀不适。前列腺液常规检查白细胞 > 10个/HP，尿常规检查排除泌尿系统其他部位的感染。

三、辨证论治

1. 虚证

主症：尿频而清，大便不畅，伴腰膝酸软、头晕失眠、气短、体倦、乏力、脉虚弱。

治法：补肾益气，健脾化湿。

主穴：气海、关元、中极、大赫、命门、脾俞、肾俞、阴陵泉、三阴交、会阴等腧穴及阴茎根12点处。

配穴：足三里、中脘、会阳。

方义：气海、关元、中极、大赫、命门补益肾气；脾俞、肾俞加强补肾健脾功能；阴陵泉为脾经合穴，三阴交为肝、脾、肾三经交会穴，可助健脾化湿，理气活血；会阴为任脉穴，夹督脉、冲脉之会，与肾经关系密切，现代医学认为该处为盆丛神经支配；阴茎根12点处，多为胀满之阿是穴。

2. 实证

主症：排尿时灼热、涩痛、发热，伴腰酸，阴部常胀痛，脉弦数。

治法：理气活血，清热化湿。

主穴：三焦俞、委阳、关元、中极、阴陵泉、三阴交。

配穴：湿热下注者，加天枢、阳陵泉；脾虚气陷者，加中脘；下元虚衰者，加太溪；气滞血瘀加四海、行间、太冲。

方义：三焦俞、委阳可泻下焦湿热；关元补益肾气，中极为膀胱经募穴，泻之为利下焦湿热；佐以阴陵泉健脾化湿，三阴交理气活血。

四、临证验案

病案一

兰某，男，30岁，1996年8月30日就诊。患者1981—1982年间有频繁遗精史。1983年（17岁）前后常感小腹胀满，小便余沥，头昏、头痛，记忆力差。目前头昏，小腹时常胀满不适，尿急，尿有余沥，耳鸣，腰酸乏力，记忆力差，思想不易集中，多梦，胃纳差。查体：黄腻苔，脉沉细。

治疗：在关元、中极、曲骨、归来等腧穴处植入中药制剂。

1996年9月1日访：头昏、头痛好转，腰酸、腹胀基本消失，排尿有力，无余沥。

1996年9月18日访：自治疗后前4天小腹胀满和头昏明显好转，5～8天时又加重，9～15天时好转，15天后小腹胀满又加重，有头昏，但腰不酸，不乏力。治疗：在肾俞、命门、秩边、左三阴交等腧穴处植入中药制剂。植入后即刻头昏、腹胀减轻。

1996年10月10日访：头昏、腹胀消失。睡眠好转，会阴发胀。治疗：在风池、哑门、大椎等腧穴处植入中药制剂。

1996年10月21日访：治疗：在会阴及上3cm处植入中药制剂。

1996年12月18日访：阴囊下方和阴茎根12点处发胀，他处症状消失。治疗：在阴囊下方阿是穴和阴茎根12点处植入中药制剂。

1996年12月26日访：已愈。

2001年后访：无复发。

病案二

张某，男，69岁，1996年8月17日就诊。患者于5年前被诊断为前列腺肥大，前列腺约为51mm×52mm×46mm，常年服用普乐安片和酚苄明。患者曾有手术切除意愿，但因膀胱炎症不能手术。目前患者小腹常有胀痛感，尿量少，次数多达每日10余次，于中段时尿流变细，夜间排尿困难，后半夜多次起夜。伴见乏力、嗜睡，劳累后加重，阳痿已有3年。查体：脉沉细，言语无力，小腹胀硬。

治疗：在关元、中极、曲骨、水道等处植入中药制剂。

1996年8月26日访：治疗后前3天停服西药，3天后继服，但腹痛已大为减轻，腹胀略有减轻。

1996年9月1日访：腹痛消失，腹胀减半，小便仍要服药才能排出。

1996年10月11日访：B超检查示小肠疝气消失，膀胱炎和前列腺肥大消失。

1997年2月2日访：经B超显示膀胱炎消失，为手术切除前列腺创造了必要的先决条件。原计划切除前列腺同时进行修补疝气手术，因疝气已愈，不须再手术。后在中药植入治疗和手术治疗的配合下，治愈了前列腺炎。

病案三

虞某，男，74岁，1996年9月4日就诊。患者8月29日夜里突然排尿困难，次日腹胀不适，至医院行导尿治疗。9月3日拔除导尿管后仍不能排尿，某医院建议行手术治疗。患者考虑经济因素，遂经友人介绍前来求治。查体：精神状态尚可，小腹紧胀。

治疗：于当日16时50分取中极穴注射新斯的明0.5mg，17时15分自行排尿200～300mL。尿后于关元、中极、归来、右三阴交等腧穴处植入中药制剂，植入10分钟后尿量增多，尿后阴茎头略有不适，小腹正常。

1996年9月5日访：昨夜尿频，一般20～30分钟一次，尿后阴茎头不适感减轻一半，大便正常。治疗：在肾俞、膀胱俞等腧穴处植入中药制剂。

1996年9月6日访：症状消失。

2003年11月访：自1996年治愈后未发作，功能正常。

病案四

项某，男，40岁，1997年3月15日就诊。患者患淋证5年，2年前经某医院诊断为前列腺炎，多处医治无效，服中药常规治疗。尿痛、尿频、头晕1年多，尿有余沥。乏力，腰常酸，阴囊下垂且胀。查体：舌抖，脉迟细。

治疗：在右三阴交、太溪、阴陵泉、足三里、气海、关元、中极、曲骨、会阳、会阴上1寸、水道、归来等处植入中药制剂。

1997年4月15日访：尿痛、头晕、尿有余沥和乏力等症状消失，腰酸好转。治疗：在肾俞、命门、大肠俞、关元俞、小肠俞、膀胱俞、白环俞、中膂俞、中脘、上脘、右梁门、左三阴交、太溪、足三里、阴陵泉等处植入中药制剂。

1997年5月27日访：症状消失。

病案五

范某，男，61岁，1997年7月29日就诊。患者患前列腺炎2年，目前小腹有时作胀，尿时刺痛、尿急、尿细、排尿力量不足、尿有余沥、排尿时间长，阴茎、阴囊、会阴常胀痛，头昏。查体：一般情况尚可，脉沉细，尺脉弱，小腹胀硬。

治疗：在会阴、睾丸沟、睾丸体表投影位及阿是穴处植入中药制剂。

1997年7月30日访：胀痛消失。

1997年8月4日访：愈。

2002年访：未发作。

病案六

曾某，男，37岁，1997年11月14日就诊。患者患前列腺炎多年，近年来加重，饮酒即发，11月12日检查尿液示：RBC（+），WBC（±），卵磷脂（++）。目前小腹常隐痛，腰部左侧常酸，会阴常胀，阴茎头常胀痛不适，尿痛，排尿无力。B超检查未见异常。查体：脉沉细，舌质稍淡。

治疗：在关元、中极、曲骨、左大赫、左阴陵泉、会阴植入中药制剂。植入治疗后，即刻左下腹痛消失，腰酸消失，阴茎头和会阴正常。

1997年11月15日访：症状消失。

1997年11月20日访：会阴胀痛，阴茎头发胀，腰酸，左少海胀痛，尿痛消失，排尿正常。

1998年2月4日访：已愈。

1998年4月7日访：饮酒后左小腹痛。治疗：肾俞、会阴及阿是穴处植入中药制剂，即刻症状消失。

2004年9月访：无复发。

病案七

张某，男，42岁，2004年9月19日就诊。患者患前列腺炎13年，多方医治无效。目前，尿频，尿有余沥，腰酸，头晕，乏力，性生活每月2～3次。查体：尿液卵磷脂（+）、白细胞（++）、脓细胞（+）。

治疗：在关元、气海、中极、曲骨、会阴、阴陵泉、三阴交等腧穴及阴茎根12点处植入中药制剂。

2004年9月23日访：治疗：在肾俞、命门、膀胱俞、中膂俞、会阳等腧穴处植入中药制剂。

2005年5月访：自治愈后未再发作。

病案八

杜某，男，59岁，2005年1月7日就诊。2004年2月，患者出现尿潴留现象，经某医院诊断为前列腺肥大，10天后行手术治疗，术后小便失禁，后于多家医院行口服中药、输液治疗无效。后双侧睾丸肿大疼痛，行走困难，经治疗后睾丸肿痛好转，小便仍失禁。现患者尿失禁、尿急、尿痛、尿细、尿浊，排尿时需蓄力约1分钟，小便方可点滴而出，时止时滴。右侧睾丸硬肿痛，手不可近，沾衣即痛，导尿管无法插进尿道。悲观之际，慕名前来求治。患者父亲、叔叔均患有前列腺炎。查体：右睾丸肿胀3度，痛而手不可近，慢性病容，面色苍白，脉沉细。

治疗：在中脘、水分、气海、关元、中极、曲骨、龙门、会阴、右血海、阴陵泉、三阴交、太溪、太冲等腧穴及阴茎根12点处植入中药制剂。

2005年1月8日访：治疗后，尿痛、睾丸痛明显减轻，但仍有小便失禁。上午于左三阴交、太冲、太溪、足三里、阴陵泉、肾俞、命门、胃俞、膀胱俞、中膂俞、白环俞、会阳等腧穴处植入中药制剂，并予八正散，加黄芪40g，党参15g，桃仁10g，红花6g，通草6g。下午右睾丸疼痛消失，略硬，排尿稍痛，失禁好转。

2005年1月9日访：睾丸不痛，小便不失禁，排尿时等1分钟即可排出，尿时不痛。治疗：在大巨、大陵、水道、阴交、鸠尾、巨阙等腧穴处植入中药制剂。

2005年1月11日电话访：基本康复。

2005年2月15日电话访：睾丸不痛，略有尿痛。

病案九

王某，男，70岁，2003年4月11日就诊。患者前列腺炎10年，近半个月来加重。目前头昏、小腹胀、尿频、尿急、尿痛、尿力不足，有时点滴而出，余沥不尽。查体：尺脉沉细，舌质稍淡、小腹胀紧。

治疗：在关元、中极、曲骨、阴茎根12点处、大赫、会阴及上1cm处、小肠俞、膀胱俞、会阳、右阴陵泉、三阴交、足三里等处植入中药制剂。

2003年4月12日访：头昏好转，尿急、尿无力消失，尿液能排净。

2003年4月24日访：已愈。

2006年10月17日访：患者因他病来就诊，自述前列腺炎治愈后未再复发。

第五章 风湿免疫疾病

第一节 类风湿关节炎

类风湿关节炎是一种以侵蚀性、对称性多关节炎为主要临床表现的慢性、全身性自身免疫性疾病。其确切发病机制不明，但基本病理改变为关节滑膜的慢性炎症、血管翳形成，并逐渐出现关节软骨和骨破坏，最终导致关节畸形和功能丧失。类风湿关节炎可发生于任何年龄，80%发病于35～50岁，女性患者2～3倍于男性，我国类风湿关节炎的患病率为0.32% ～0.36%。在中医理论中，类风湿关节炎属于“痹证”“骨痹”“厉节风”“鹤膝风”“风湿痹病”范畴，其病因病机主要包括以下几个方面：

一、病因病机

1. 正气不足

中医认为，人体的正气不足是导致类风湿关节炎的主要原因。正气不足包括肺、脾、肾功能不足，导致气血运行不畅，经络阻滞。

2. 外邪侵袭

风、寒、湿、热等外邪是导致类风湿关节炎的重要因素之一。这些外邪通过皮肤毛孔或经络入侵人体，阻滞气血运行，引起关节疼痛、肿胀等症状。

3. 肝肾不足

肝主筋，肾藏精，二者与骨节功能密切相关。若肝肾亏虚，则筋骨失养，易受风寒湿邪侵袭而发病。

4. 气血两虚

长期劳倦伤脾，饮食不节致脾胃虚弱，气血生化乏源；或因慢性疾病耗损正气，均可导致气血不足，无力推动血液运行，形成瘀滞，从而引发关节病变。

5. 痰湿内阻

过食肥甘厚味、饮酒过度等可致脾胃运化失常，产生痰湿。痰湿停滞于体内，与风寒湿邪相合，阻碍经络气血流通，亦能引起痹证。

6. 情志失调

情志抑郁或暴怒伤肝，导致肝气郁结，疏泄不利，进而影响其他脏腑功能，造成气血运行不畅，引发关节疼痛等症状。

二、临床表现

类风湿关节炎的临床表现多样，涉及关节及关节外多个系统，以下从关节表现和关节外表现两方面进行详细阐述：

1. 晨僵

患者早晨起床后关节及其周围僵硬感，活动后缓解，持续时间常超过1小时。这是类风湿关节炎活动性指标之一。

2. 关节疼痛

多呈对称性、持续性，常累及近端指间关节、掌指关节、腕关节、肘关节、肩关节、膝关节、踝关节及足趾关节等。疼痛轻重不一，初期可为游走性，后期多固定。

3. 关节肿胀与畸形

关节周围弥漫性肿胀，皮温略增高；可兼见尺侧偏斜、腕关节强直、足外翻畸形等。

4. 关节功能障碍

关节活动有不同程度的受限，可分为四级。Ⅰ级：能照常进行日常生活和各项工作。Ⅱ级：可进行一般的日常生活和某种职业工作，但参与其他项目活动受限。Ⅲ级：可进行一般的日常生活，但参与某种职业工作或其他项目活动受限。Ⅳ级：日常生活的自理和参与工作的能力均受限。

5. 其他

可见类风湿结节、类风湿血管炎、肺间质病变、心包炎、Felty综合征、干燥综合征等表现。

三、诊断要点

临床以关节肿痛、晨僵、关节肿胀和疼痛、类风湿结节为主要特征。大多数类风湿关节炎患者类风湿因子呈阳性，但并非特异性表现；抗环瓜氨酸肽抗体特异性更高，阳性率约60% ～70%。红细胞沉降率和C反应蛋白等炎症指标可能升高。X线检查可以显示关节内以及周围骨质的改变。核磁共振和超声检查有助于早期发现类风湿关节炎。

四、辨证论治

主症：对称性小关节（如腕、掌指、近端指间关节）疼痛、肿胀、功能障碍，晚期可有关节畸形，可见类风湿结节，伴乏力、低热等。

治法：补益肝肾，健脾益气，活血化瘀，通络止痛。

主穴：大椎、命门、肾俞、足三里、阳陵泉、中脘、气海、关元、曲池、天枢、肝俞、脾俞、肺俞。

配穴：周围型类风湿关节炎，四肢关节肿痛，首取重侧膝关节，委中、委阳、内膝眼、犊鼻、鹤顶、阴陵泉、阳陵泉、足三里、三阴交、大椎、崇骨、阿是穴；仅上肢关节痛者，取重侧关节体表穴。如腕关节，取外关、阳谷、阳池、阳溪、阿是穴；指关节肿胀明显者，取八邪；关节强直者，患处附近取穴，加取大杼、阳陵泉、膈俞。

操作：穴位皮肤常规消毒，用1%利多卡因局麻，皮丘大小为0.5～1.0cm许，然后用11号尖头手术刀切开皮肤0.3cm，深度至皮下，而后用12cm血管钳探测切口深度，夹持制剂1粒植入皮下，缝合一针，盖以无菌纱布。

方义：大椎具有调理气血、通一身阳气的功效。可治疗脊柱疾病；命门位于腰部正中，是督脉要穴，可强肾固本、舒筋镇挛，治疗腰脊强痛；肾俞益肾固精、强腰健骨，缓解腰部疼痛；足三里是强壮要穴，可缓解疲劳，对关节疼痛有一定疗效；阳陵泉为筋会，通络止痛、舒筋缓急；中脘调理胃气，促进气血畅通；气海、关元属任脉，补肾培元，温阳固脱；曲池通络止痛，镇静安神，调节气血平衡；天枢理气止痛，活血散瘀；肝俞、脾俞、肺俞同属膀胱经，位于脊柱附近，对脊柱病有治疗作用。

五、其他疗法

1. 艾灸疗法

类风湿关节炎患者发热时，可以艾条温和灸大椎、曲池、足三里、三阴交、关元、气海、华佗夹脊穴等腧穴。

2. 中药疗法

（1）生石膏30g，鱼腥草30g，知母10g，板兰根30g，黄芩10g，连翘10g，甘草4g。水煎服。可加大米30g同煎。也可加土茯苓30g。

（2）羚羊角片3g，甘草6g，熟地黄10g，太子参50g，肉苁蓉10g，泽泻10g，川芎10g，蔓荆子15g，防风10g，生白芍10g，地骨皮10g，鳖甲10g，秦艽10g，玄参15g，陈皮6g。水煎服。

（3）土茯苓30g，豨莶草15g，牡丹皮6g，升麻6g，全蝎5g，陈皮5g，葛根15～25g，生石膏15～30g，羚羊角粉3g（冲服）。水煎服。

六、临证验案

自1970年起，笔者致力于中草药制剂穴位植入疗法的临床研究。在1976年至2000年的25年间，共收治类风湿关节炎患者1770例。其中男性患者581例，女性患者1189例，男女比例约为1∶2。发病年龄最小为10

岁，最大为71岁；21～50岁患者共710例，占总例数的40.1%（710/1770）。病程≤9年者1321例，占总例数的74.6%（1321/1770）。按临床表现分型，周围型（以四肢小关节受累为主）1279例，占比72.3%（1279/1770）；中心型（以脊柱或躯干关节受累为主）199例，占比11.2%（199/1770）；混合型291例，占比16.4%（291/1770）。生活不能自理者360例，占总例数的20.3%（360/1770）。

经治疗后，痊愈1433例，占总例数的80.9%；显效204例，占总例数11.6%；有效98例，占总例数的5.5%；无效35例，占总例数的1.9%。复发19例，占总例数的1.2%。①

病案一

周某，男，55岁。1983年7月1日就诊。患者1982年10月9日右髋疼痛，之后肩、肘、膝、髋、踝、右腕各关节及左足背处陆续肿痛，天气变化时加重。夜间疼痛明显，不能入睡，翻转身体困难，跛行。长期每日服用泼尼松2片，吲哚美辛4片。曾在多家医疗机构住院治疗无效，不能控制病情发展。本人及家属失去治愈信心，今慕名求治。现患者面目浮肿，卧床不起，二便不能自理。上肢平举功能剩余1/4，外展功能剩余1/5，不能后伸；肘关节2度肿胀，右腕关节3度肿胀；下肢不能抬举，臀部酸胀明显，不能翻转身体；膝关节3度肿胀，屈伸功能剩余1/3，左膝症状尤重；左足背2度肿胀，压痛（++）。他院检查体：抗O试验833IU/mL，血沉60mm/h，类风湿因子（±），诊断为类风湿关节炎。

治疗：在左委中、梁丘、委中、犊鼻内上方2寸、丘墟前2寸等处植入中药制剂。治疗后顿感上肢症状好转；植入委中后，臀部酸胀感消失。停

① 类风湿关节炎疗效评估标准：①痊愈：治疗后症状（如关节肿痛、晨僵）完全消失，关节功能恢复正常。日常生活和工作无受限。②显效：治疗后症状基本消失，关节强直程度明显改善。天气变化时偶发轻度疼痛，无需服用止痛药物，且不影响正常工作。③有效：畸形或强直的关节疼痛消失，但功能未完全恢复。或止痛药物使用量减少50%以上。④无效：治疗后症状和体征无改善，关节功能未恢复。⑤复发：经治愈（症状消失、功能恢复）后，3年内原治疗关节再次出现疼痛或症状复发。

服泼尼松、吲哚美辛等止痛药。

1983年7月2日访：晨起有雨，但患者右肘、左膝未痛，右下肢活动自如，右肩、左下肢疼痛依旧，以左下肢胫骨粗隆上0.5寸处明显。

1983年7月5日访：左膝关节部仅中药制剂植入切口处略痛，踝、左肘、腕、左足背等处疼痛缓解，左肩、左肘处疼痛依旧。可自行拄拐行走。

1983年7月12日访：患者腰部活动自如，可独立行走。右肩、右肘和左下肢胫骨粗隆上附近疼痛略减轻。在左胫骨粗隆上0.5寸阿是穴处植入中药制剂。

1983年7月21日访：患者近5日来夜间疼痛消失，睡眠安。可独立步行400米，步行后感两踝部酸痛，右踝稍重，休息20分钟后酸痛消失。左下肢胫骨粗隆附近疼痛消失。右上肢活动功能均已好转。整体情况大为改善。

1983年7月28日访：患者能独立步行5公里。踝关节每日下午3时前后略有酸肿。右上肢活动功能改善。总体病情大为缓解。

1983年8月11日访：已愈。

2000年访：患者病情无复发，之后该患者患颈椎病、下肢静脉炎、冠心病，亦用本疗法治愈。

病案二

叶某，女，19岁。于1987年8月5日就诊。患者于1987年5月起，双下肢足跟、足趾、足底发为肿痛，随后病情发展，逐渐累及指、肘、肩、髋等各大关节。近10日来胸椎、腰椎附近疼痛，双上肢肘关节及足跟肿痛明显，右侧偏重。疼痛呈日轻夜重、晨起加重的特点。现无法完成掀被等简单动作，不能下地行走，翻身困难。卧床不起，日夜呻吟，生活不能自理，二便需亲属帮忙。多方医治无效。每日服用保泰松4片、吲哚美辛3片。查体：类风湿因子（++），血沉120mm/h，抗O试验750U。心率114次/分（患者有青霉素过敏史，长期心率偏快）。四肢关节肿痛，手不可近。右上肢肘、腕、指关节2度肿胀，活动无力；左上肢肘、腕、指关节3度肿胀，几乎失去运动能力。左足内踝处略有肿胀。

治疗：在左承山、委中、内膝眼、犊鼻、阳陵泉、行间植入中药制剂。治疗后，即刻左下肢大转子处疼痛缓解，略酸；左足跟疼痛大为减轻，腰椎和右足疼痛依旧。停服保泰松、吲哚美辛。

1987年11月24日访：右髋、左肩、左指、双肘、胸椎至腰椎、足跟、足趾等处疼痛均已减轻。左上肢关节肿胀恢复为2度，右下肢力量恢复；左下肢力量不足，但可行走。心律108次/分，体温37.8℃。在大椎、左内关、左下肢大转子阿是穴及第12胸椎至第5腰椎右侧旁开2cm处植入中药制剂。

1987年12月3日访：患者肘、髋、指各处疼痛减轻大半。心律112次/分，体温37.3℃。在左鹤顶、左大钟、昆仑及膝关节两侧、髀关下3寸处植入中药制剂。

1987年12月11日访：患者右手掌指关节、左髋、足跟处疼痛亦大为改善。查体：左肘关节屈曲160°（+），左下肢不能独立站立，右下肢可独立站立。心律118次/分，体温37℃。

1988年1月4日访：患者曾到他处求医，经中药治疗效果不佳，再次我处就诊。查体：血压128/68mmHg，体温36.5℃，心律122次/分，舌苔黄厚。关节疼痛情况与上次就诊时大致相同。在左委中、犊鼻、风市、环跳、臀中、右犊鼻植入中药制剂，配合内服血府逐瘀汤。

1988年1月11日访：患者能拄单拐行走，食欲明显改善。左下肢蹬踹力量显著提高，左足内踝处肿胀消退。舌质红绛，稍有芒刺；舌苔薄白，有剥落。

1988年1月28日访：左下肢大转子处略痛，能站立，可拄拐行走。体温36℃，心率97次/分。在心俞、十七椎下、左膝阳关、大都植入中药制剂。

1988年2月5日访：心率88次/分。第8、9、12胸椎和第1腰椎处压痛，舌红绛、有芒刺，苔黄。在第8、9、12胸椎和第1腰椎处，以及右外关、左承山、昆仑等腧穴植入中药制剂。即刻疼痛好转。

1988年2月12日访：患者已痊愈，行走自如。

2000年访：患者病情无复发。

病案三

吴某，男，23岁，2001年3月4日就诊，患者1994年双下肢膝关节肿痛，曾行关节积液抽取术，治疗3个月后症状消失；1996年右足背肿痛，治疗7日后缓解。2001年2月，患者右足背肿痛再次发作，之后左上肢肘关节、双下肢膝关节肿痛。疼痛日轻夜重，晨起较重。每日关节晨僵，2小时方缓解。无法完成翻转身体动作，下肢不能抬举，夜间疼痛致不能入睡。患者经地塞米松静脉滴注治疗，疼痛有缓解，停药后疼痛复发。右膝关节抽取积液1次，现两膝关节、右踝、右足背疼痛明显，服双氯芬酸钠不能缓解，生活不能自理。经朋友介绍前来就诊。

查体：血沉63mm/h，体温37.8℃，心率120次/分。左肘关节强直，呈120°畸形；两膝关节呈纺锤形，120°强直，左膝关节3度肿胀，右膝关节2度肿胀，右膝关节浮髌试验（++）；大腿、小腿肌肉严重萎缩；右踝关节、足背2度肿胀；右下肢服止痛剂后，可抬举至距地面40cm，屈伸于120°～140°之间；两膝、右足背均红肿痛热。

治疗：在大椎、左鹤顶、梁丘、血海、犊鼻、内膝眼、委中、委阳、阴谷、阴陵泉、阳陵泉、足三里、三阴交、阿是穴等腧穴处植入中药制剂，停服止痛剂。

2001年3月5日访：左膝关节处中药制剂植入切口处疼痛，右膝关节后侧略有不适，他处情况良好。

2001年3月6日访：左膝关节中药制剂植入切口处有灼痛感，右膝、肘、足背部肿痛情况略好转，夜眠情况转佳，翻转身体、抬举下肢自如。今在右下肢犊鼻、内膝眼、委中、委阳、阴谷、阴陵泉、阳陵泉、足三里、三阴交及膝关节两侧阿是穴等处植入中药制剂。

2001年3月10日访：左膝关节肿胀缓解至1度，右膝略肿。今在中脘、上脘、关元、气海、命门、肾俞、脾俞、胃俞、膈俞处植入中药制剂。

2001年3月15日访：患者各关节疼痛有所减轻，仅感右膝后侧、右踝略痛。在右太溪、照海、昆仑、阿是穴等处植入中药制剂。

2001年3月17日访：患者下肢抬举自如，右肘关节2度肿胀，呈纺锤形，伸展时呈130° 畸形。在右曲池、少海、小海、尺泽、曲泽、天井、手三里以及两膝关节、右足背阿是穴处植入中药制剂。

2001年3月21日访：双膝关节后侧有痉挛、牵拉感，手不可近。在双膝关节后侧、左腕关节阿是穴植入中药制剂。

2001年3月22日访：在右小肠俞及第5腰椎至第2骶椎、左膝关节阿是穴等处植入中药制剂。

2001年3月24日访：左膝已不痛。今在右膝关节阿是穴植入中药制剂。

2001年3月27日访：所治处肿胀消退，疼痛大为改善。今在双膝关节阿是穴处植入中药制剂。

2001年4月4日访：膝关节未疼痛。

2001年5月20日访：患者行走情况良好。

2001年7月27日访：患者已痊愈。

2004年5月3日访：患者自治愈后无复发，现于外地经商，工作、生活正常。

病案四

饶某，女，52岁，2003年6月7日就诊。患者1982年前曾行生育结扎术，术后15天左手指关节疼痛，后累及四肢、脊椎等全身各关节，经多处医治无效。患者曾于1996年慕名前来就诊，但因惧怕中药制剂穴位植入而未进行治疗。后各处求医无效，再来就诊。目前患者全身大小关节肿痛，日轻夜重，夜间不能翻转身体，晨起症状较重，晨僵4～5小时方能缓解。近年日常服用强的松，每日6片，服药后疼痛略有改善，但行动困难。患者动辄汗出，尿少；皮肤时常瘙痒，偶有溃烂，月余方愈。查体：满月脸，面红，驼背弯腰。全身皮肤水肿、泛红，脉沉细，舌质淡。前臂、手背、小腿处满布大小形状不等的紫红色斑块。背部至胁部有15cm×15cm×3cm肿块，质地较软，边界欠清。背部皮肤有多处溃疡、破损和抓痕。右手腕至手背处有十余个疣，约为1.3cm×1.3cm×0.8cm。颈部活动严重受限，上肢平举功能剩余1/4，后伸功能剩余1/5，上举功能剩余1/5；肘关节伸直呈120°畸形，腕部、指部2度肿胀，第3～10胸椎、第1～3腰椎和双臀压痛（++），4字试验（+），屈髋、屈膝功能剩余1/4，髋关节内旋、外旋功能剩余1/4；府舍压痛（++），踝关节处2度肿胀。

治疗：今在第3～10胸椎及两侧肌肉处植入中药制剂。

2003年6月8日访：患者背痛减轻，腰背部可略伸直。在大肠俞、关元俞、小肠俞及第1腰椎至第3骶椎、臀部阿是穴等处植入中药制剂。

2003年6月10日访：患者于6月8日减量服用强的松，每日4片，现关节疼痛未加重。时常自汗，胃纳不佳，行动困难。在左肩、肘、腕、指等处植入中药制剂。

2003年6月13日访：患者腰、骶部红肿溃烂、脓液稠且较多。行输液抗感染治疗。

2003年6月16日访：行输液抗感染治疗，服以内服八珍汤。

2003年6月17日访：患者中药制剂植入处严重红肿溃烂，肘、腕、手背、腰背、膝、踝各处均如此，伴见头晕、心悸、呻吟不停，血钾降低，病情危重。溃烂处局部切开引流，静脉滴注头孢唑啉、维生素C、ATP，外用庆大霉素湿敷换药。

2003年6月18日访：患者中药制剂植入处肌腱暴露，溃烂见骨。体力不支，病情日趋严重。计划以救护车行转院治疗，但患者拒绝。

2003年6月19日访：患者局部感染情况得到控制，红肿情况好转，但溃烂情况依旧，骨肉分离，惨不忍睹。予托里消毒散加麦芽、谷芽内服。

2003年6月20日至7月20日间，患者每日常规输液治疗，以补充钾离子、能量制剂为主；血钾保持在2.8～3.1mmol/L。常规局部换药，敷以腊肉松节油，效果良好。

2003年7月21日访：患者各处溃烂已愈，右手腕、指处疣消失，胃口尚可，生活可自理。出院，嘱强的松减量至每日2片，密切观察血钾。

2003年7月25日电话访：患者血钾正常。

2003年10月10日访：患者全身肿胀消退，腰背可伸直，行走情况尚可。在背、腰部阿是穴植入中药制剂。

2004年6月2日访：已愈。

2009年访：无复发。

病案五

林某，女，41岁，就诊于1976年5月22日。患者两年前四肢各关节肿痛，日轻夜重，晨起重，晨僵。卧床不起，呻吟不停，不能完成翻转身体、穿衣掀被等动作，生活不能自理。每日注射地塞米松10mg，方可以手扶板凳辅助行走，但不能跨越10cm高门槛。大小便时不能下蹲，多处医治无效，苦不堪言。查体：面目浮肿，肘、腕、指、膝、趾3度肿胀、强直畸形。

治疗：在右委中、内膝眼、犊鼻及膝关节阿是穴植入中药制剂。

1976年6月2日访：上次治疗后5天即可独立行走，关节肿痛情况明显好转。

1976年6月23日访：痊愈。

1980年1月11日访：患者连续3天站于溪水中洗衣，致肿痛再次发作，病情较前为轻。以左侧症状较重，遍及肩、肘、腕、指、膝、踝、趾，两足跟症状亦明显。日轻夜重，晨僵明显，翻身困难，难以入睡。现各关节痛，手不可近。左肘关节呈120°强直畸形，膝关节屈伸活动度100°～110°。肘、膝关节呈纺锤形，咿轧音（++）。在左委中、内膝眼、犊鼻及腘肌中心植入中药制剂。治疗后即感右足跟舒适。

1980年2月1日访：上次治疗后约6日，左腕、左手指、左膝、两足跟肿痛消退。左上肢后伸自如，但上举功能欠佳。

1980年3月17日访：已愈。

2008年访：无复发。

病案六

魏某，男性，51岁，就诊于1984年10月24日。患者自去年11月起，无明显诱因出现两踝部及跟骨部位肿痛，随后疼痛逐渐累及趾关节。至今年5月，两膝关节也出现肿痛症状，日轻夜重，晨起明显，晨僵时间长达3小时左右。曾在多家医院住院治疗，期间进行相关检查，类风湿因子阳性（+），血沉80mm/h，抗O试验750IU/mL，诊断为类风湿关节炎。经治疗后症状未得到改善。目前患者每日服强的松2片、吲哚美辛2片，停药则膝、踝、足底及足趾等处肿痛加剧，左膝和左踝肿痛尤为严重。患者能拄拐勉强跛行3～4米，长期卧床，全身瘙痒，生活无法自理。查体：患者体重40kg，双下肢肌肉严重萎缩。左膝关节3度肿胀，呈纺锤形改变，局部压痛（++），手不可近，关节屈伸无力，无法自主抬举下肢，活动范围在90°～110°。左踝关节3度肿胀，足背2度肿胀。

治疗：在左委中、内膝眼、犊鼻、梁丘等腧穴植入中药制剂，停服止痛剂，密切观察。

1984年10月25日访：左踝肿胀消退大半，全身瘙痒缓解。

1984年12月2日信件访：患者病情好转，可以脱离拐杖独立行走4～5米。

1984年12月25日访：患者左膝肿胀基本消退，下肢可自行抬举，踝、趾、足底疼痛缓解，体重增至47.5kg。髋关节疼痛，膝关节内侧压痛（+），屈伸范围70°～160°。在两膝内侧阿是穴植入中药制剂。

1985年1月16日访：诸症已愈。

2005年访：无复发。

2008年9月访：无复发。

2020年11月访：患者已年过八旬，能自行上山种菜。

病案七

艾某，女，29岁，就诊于1992年7月29日。患者7年前无明显诱因出现腕关节肿痛症状，此后病情逐渐发展，累及四肢各关节以及颈部。疼痛呈现日轻夜重的特征。每日晨僵明显，持续约1小时，伴有胸闷不适。患者二便时无法正常下蹲，起身困难，日常活动受到影响，生活难以自理。目前患者每日服强的松2片。查体：双膝关节3度肿胀，局部皮肤泛红、温度升高，压痛（++）；活动功能受限，约为正常时1/2；膝关节咿轧音（++）。第3胸椎处压痛（+），左关元俞及臀部两侧压痛（++）。

治疗：在大椎、右委中、梁丘、足三里、膝关节两侧阿是穴植入中药制剂，停服强的松。

1992年7月31日访：治疗后，各关节疼痛缓解，晨僵消失。

1992年8月5日访：膝、踝、足跟疼痛明显好转，但肘、指关节夜间疼痛明显，无法完成掀被动作。查体：上肢功能尚可。在左肩髃、肩前、肩后、曲池、天井、阳池及肘部阿是穴植入中药制剂。

1992年8月12日访：上肢治疗后，当夜疼痛缓解。膝关节偶有疼痛。

1992年9月13日访：已愈。

2000年访：无复发。

2020年2月访：无复发。

病案八

赵某，女性，56岁，于2008年5月14日前来就诊。患者自2006年1月起右大趾出现肿痛症状，随后病情逐渐发展，踝、膝等其他关节也相继受累。经某医院检查，类风湿因子为阴性，仍诊断为类风湿关节炎，经激素治疗未见好转，肝功能下降。2007年12月，患者病情加重，上肢肿痛严重，活动受限。经其他医生推荐前来我处就医。目前，患者每日服用布洛芬2片、氨酚双氢可待因2片，但肩、肘、腕、指、膝、踝关节及足底仍持续肿痛，右膝症状尤为明显，右腹股沟偶痛。患者上肢功能明显受限，无法独立完成穿脱衣服动作，仅能半握拳；日常翻身疼痛加剧，起坐困难，需双手扶物协助；无法直腰行走，下楼梯时只能侧身挪动，无法下蹲。症状日轻夜重，晨僵明显。患者有高血糖病史3年，日常服药控制。查体：右肘关节呈140° 畸形，平举功能受限，约为正常时1/3；后伸功能受限，约为正常时1/3；右上臂中段可见4cm×4cm肿块，压痛（+）；腕关节2度肿胀；髋关节4字试验（+），内、外旋功能正常，屈髋功能正常。府舍压痛（+）。第4腰椎至第3骶椎及两侧肌肉压痛（+）。左膝关节2度肿胀，浮髌试验（+），存在弥漫性压痛，屈伸功能受限，约为正常时1/2。舌苔黄燥。

治疗：右大肠俞、关元俞、小肠俞及右臀、第4腰椎至第3骶椎处植入中药制剂。治疗后即刻能起坐，停服止痛药。

2008年5月15日访：患者自治疗后夜眠情况好转，今日起坐自如。在委中及右臀外侧、腹股沟等处植入中药制剂。

2008年5月16日访：患者右膝疼痛减轻，左膝疼痛依旧。在左下肢臀部、膝后部等处植入中药制剂。

2008年5月17日访：左膝关节屈曲情况好转。在左臀外侧、腹股沟、左膝处植入中药制剂。

2008年5月20日访：今在左阴陵泉、内膝眼、犊鼻、鹤顶、三阴交、足三里、阳陵泉、阿是穴等腧穴处植入中药制剂。

2008年5月21日访：下肢关节肿痛缓解，功能基本恢复。查体：颈椎活动度受限，上肢活动受限，右上肢尤为明显。在风府、风池、哑门、天柱、百劳、肩井、肩外俞、右肩髃、天宗、臂臑、云门、中府、臑俞、肩贞及第3～7颈椎处植入中药制剂。

2008年5月22日访：今在左肩、两肘关节处植入中药制剂。

2008年10月12日访：患者肩、肘、髋、踝各关节处疼痛缓解，腕关节疼痛（+）、肘关节有紧绷不适感。患者近2个月来每于夜里感到上臂酸胀，起身端坐数分钟后酸胀缓解，每夜发作2～3次。足底前部疼痛。今在第4腰椎及旁开1.5寸、右足底等处植入中药制剂。

2008年10月13日访：中药制剂植入切口情况良好。今在右腕关节、掌背等处植入中药制剂。

2008年10月14日访：在颈、肩、右腕、右掌背等处植入中药制剂。

2008年10月15日访：在颈、肩等处植入中药制剂。

2008年10月16日访：患者诉昨夜上臂不再酸胀，无需端坐。上肢功能恢复正常。

2008年10月17日访：患者两膝关节有紧绷感。在两膝关节附近植入中药制剂。

2008年10月18日访：在天枢、关元、气海、中极、曲骨等腧穴处植入中药制剂。

2008年11月10日电话访：仅右上臂略有不适，他处均愈。

2021年3月11日访：患者治愈后至今未复发。

病案九

朱某，女性，36岁，就诊于2008年5月26日。患者自2007年12月起，无明显诱因出现双下肢膝关节、踝关节及足底疼痛，曾接受针灸治疗，症状有所缓解。此后，疼痛逐渐累及肩、肘、腕及指关节，伴有肿胀。曾在某医院就诊，检查发现类风湿因子（+），治疗后症状未见改善。2008年5月20日，患者自行服用止痛药，疼痛加重。目前，患者肩关节经常酸痛，肘、指、膝、踝及足部周边疼痛明显，伴有全身乏力，翻身时疼痛加剧。晨起后关节僵硬，持续约2小时。上下楼梯时症状加重，左膝关节症状尤为严重。曾有外伤史。查体：双手指关节呈2度肿胀，局部触痛明显，手不可近。握拳受限，功能剩余1/5。双下肢下肢4字试验（+），屈髋试验阳性（+），府舍压痛（+），膝关节内外侧压痛（+）。第8胸椎至第3骶椎及两侧压痛（+）；臀部压痛（+），左侧偏重。

治疗：第2腰椎至第3骶椎及左侧肌肉、左臀阿是穴处植入中药制剂。

2008年5月27日访：左臀外侧、腹股沟等处植入中药制剂。

2008年5月28日访：颈部、肩部附近植入中药制剂。

2008年5月29日访：左曲池、外关、八邪及左膝关节等处植入中药制剂。

2008年5月30日访：曲池及右肩关节、腕关节、指关节附近植入中药制剂。治疗后右半身症状消失。

2008年6月10日访：已愈。

2008年9月访：无发作。

2021年3月12日访，自2008年治愈后至今13年无复发。

病案十

高某，女性，30岁，于2000年4月17日就诊。患者自1999年下半年经历一次发热后，出现髂后上棘内侧肌肉紧张、痉挛，有牵拉感，随后症状逐渐蔓延至全身多处。目前，患者常感颈部、背部、腰部、髋部及膝关节疼痛，其中左膝关节和左臀部尤为显著。疼痛程度状与日夜更替无关，但晨起时疼痛加剧，翻身、弯腰等动作均感困难。日常服用双氯芬酸钠，每日1片。若不服药则无法仰卧睡眠，起坐时疼痛加重。天气变化时症状亦会加重。月经量少，胃纳差。每日排便1～2次，有便秘。夜间盗汗。查体：颈活动功能差。髀关、府舍、冲门压痛、叩击痛（+），疼痛向大腿方向放射。颈椎活动受限。左髋4字试验（+），左下肢直腿抬高试验（+），无法自主抬举；按压髀关、府舍、冲门有酸胀感，第1胸椎至第4骶椎及附近有压痛、叩击痛。左膝关节屈伸活动度为80°～170°。花剥苔。

治疗：左大肠俞、关元俞、小肠俞、髀关、府舍、冲门及左臀、第4腰椎至第3骶椎处植入中药制剂。治疗后左下肢即能抬举，距地面15～20cm，连续3次。停服止痛药。

2000年4月18日访：停服止痛药后，左膝关节疼痛略有加重，左臀疼痛消失，其他位置症状依旧。现可抬举下肢至距地面30cm位置，左膝关节浮髌试验（+），3度肿胀，附近各穴压痛（+）。今在阴陵泉、足三里、三阴交及左膝关节阿是穴植入中药制剂。

2000年4月19日访：左下肢抬举功能正常，但后侧仍有牵拉感。舌苔变薄。

2000年4月20日访：左下肢牵拉感消失，中药制剂植入切口略痒，颈部、背部症状大为缓解。

2000年5月19日访：已愈。

2008年9月电话访：治愈后无复发。

2021年5月18日访：无复发。

第二节　风湿性关节炎

风湿性关节炎是一种与A组乙型溶血性链球菌感染密切相关的自身免疫性疾病，主要累及关节及结缔组织。其典型表现为游走性、多发性大关节炎，常伴关节红、肿、热、痛及功能障碍，疼痛可由一个关节迅速转移至另一个关节。该病多见于儿童和青少年，发病前常有上呼吸道感染史，病程呈自限性，但易反复发作，长期迁延可能累及心脏，引发风湿性心脏病。中医认为风湿性关节炎属“痹证”范畴。

一、病因病机

1. 外感风寒湿邪

风邪善行数变，易致关节游走性疼痛；寒邪凝滞收引，使气血运行不畅，引发关节冷痛；湿邪黏滞重浊，阻滞经络，导致关节肿胀、沉重。

2. 正气不足

素体虚弱或劳倦过度，致卫外不固，外邪乘虚而入。

3. 痰瘀互结

病程迁延，气血运行受阻，痰浊瘀血内生，痹阻经络，形成顽痹。

二、诊断要点

以游走性、多发性大关节炎为主要特征，累及膝、踝、肘、腕等关节，局部红、肿、热、痛，活动受限。或有发热、咽痛、颌下淋巴结肿大等前驱症状，可伴心肌炎、环形红斑、皮下结节等。抗链球菌溶血素“O”（ASO）升高是提示近期链球菌感染的重要指征。血沉（ESR）、C反应蛋白（CRP）增高。

三、鉴别诊断

1. 类风湿关节炎

多对称性小关节受累，类风湿因子（RF）阳性，抗CCP抗体阳性。

2. 骨关节炎

多见于老年人，关节疼痛与活动相关，无游走性，X线可见关节间隙狭窄、骨赘形成。

3. 痛风性关节炎

急性发作，关节红肿热痛，血尿酸升高，关节液可见尿酸盐结晶。

四、辨证论治

风湿性关节炎目前无法完全治愈，但通过规范治疗和综合管理，可以有效控制病情、缓解症状，提高患者的生活质量。笔者历经多年临床实践，采用中草药制剂穴位植入疗法，已取得较好的疗效。对于病情已累及心脏的患者，仍能有效缓解关节症状，心脏受损状况亦可得到控制，不再加重。

治法：祛风通络，温经散寒，调和气血，理气止痛。

主穴：以局部阿是穴为主。

配穴：发热者，配大椎、曲池、委中；风盛者，配风门、风府、风市、膈俞；膝关节症状明显者，配委中、委阳、鹤顶、犊鼻；肘关节症状明显者，配曲池、尺泽、曲泽、少海、小海、天井、手三里；踝关节症状明显者，配解溪、丘墟、申脉、昆仑、太溪、三阴交、照海、商丘、中封；髋关节症状明显者，配环跳、居髎、五枢、维道、髀关、府舍、冲门、气冲及臀外侧取穴；肩关节症状明显者，配肩井、天宗、臑俞、肩髎、肩髃、云门、中府、臂臑；腕关节症状明显者，配阳谷、阳池、阳溪、大陵、经渠、神门。

方义：阿是穴为病灶所在，可产生直接治疗效果。

一般情况下，多关节肿痛者，治疗先自膝关节始，有全身性治愈作用。本疗法治愈率可达98%以上，不会复发。

五、临证验案

病案一

陈某，男，12岁，1977年2月9日就诊。患者6岁时，双膝关节和左踝关节肿痛，局部发热半年许，后治愈。1976年11月，双膝和左踝肿痛复发，能坚持上学。自12月9日始肿痛加重，发热，体温38℃，卧床不起。12月19日住院治疗，先诊断为“化脓性关节炎”，而后确诊为“风湿性关节炎”。12月26日转院治疗，无明显好转，患者强烈要求出院，遂来我处就诊。查体：体温37.8℃，膝关节屈伸严重受限，卧床不起，双膝红肿，左踝红肿2度，不能行走，各穴压痛（++）。

治疗：在左委中、内膝眼两处植入中药制剂治疗，治疗后当即见效。

1977年2月10日访：早上左腹股沟痛，考虑是治疗反应，经热敷后好转。治疗：上午10点钟左右在犊鼻植药，在内侧阿是穴植入肠线。

1977年3月21日访：治疗后1个月内渐愈。

2005年10月访：治愈后，至今无复发。

病案二

陈某，男，46岁，1993年5月20日就诊。患者双膝常酸楚冷痛，天气变化和风吹时加重，即使在夏天也不敢使用电风扇，常年戴护膝，行走力量不足。病情已持续15年，多处医治无效。目前夜睡时膝关节不适，有时不能入睡。尤以右膝为重。查体：膝部肿胀1度，膝内、外侧副韧带压痛（++），膝眼压痛（++），屈伸80°～160°。

治疗：在右委中、内膝眼、犊鼻、膝内侧阿是穴等腧穴处植入中药制剂。

1993年5月21日访：植药切口反应较重，其左膝酸痛也停止。

1993年5月28日访：双膝均已愈。

2005年10月访：自治愈以来无复发。

病案三

傅某，男，14岁，1976年10月4日就诊。患者双膝反复肿痛6年，每次发作较为突然，如果在外突然发作，则需他人背回家中。多处医治无效。本次发作已持续两天，左侧重。查体：双膝肿胀2度，各穴压痛（+），左侧重。

治疗：在左委中、内膝眼、犊鼻等处植入中药制剂。

1976年10月20日访：治疗后3天愈。

2005年8月访：治愈后至今无复发。

病案四

卢某，男，30岁，1982年3月18日就诊。患者双膝关节反复肿痛7年，左膝尤重，劳累和变天时加重，缓解期挑担下坡困难，不敢迈步，行走有时会腿部乏力，发作时不能下蹲，上下楼梯困难。本次发作3天，左膝症状较重，多处医治无效。查体：右膝红肿2度，左膝红肿3度，各穴压痛均（++），膝屈伸功能受限。

治疗：在左膝委中、内膝眼、犊鼻植入中药制剂。

1982年3月19日访：穴位植入处反应轻。

1982年3月23日访：未治疗的右膝略痛，左膝比治疗前轻。

1982年5月25日访：双膝均已愈。

2005年4月访：自治愈后至今无复发。

病案五

黄某，男，25岁，1982年3月11日就诊。患者双膝常酸痛1年，气候变化和劳累后加重，经常行走跛行，有时因膝部肿痛，不能行走。下肢力量不足，跑步时常跌倒，尤以左膝为重。曾多处医治，行激素、封闭治疗，无效，特来求治。查体：膝部2度肿胀，左膝屈伸功能剩余1/2，右膝屈伸功能剩余2/3，各穴压痛（+），蹬腿力量不足。

治疗：在左下肢委中、内膝眼植入中药制剂。左膝植入中药制剂后，右膝即刻不酸。

1982年3月15日访：阴雨连绵时未酸痛，已愈。

2005年6月访：无复发。

病案六

钱某，男，30岁，1982年5月21日就诊。患者双膝关节常酸痛，坐下或夜睡调整体位亦感不适，发作时红肿疼痛，上下坡行走困难，症状程度与天气变化无关，时有心慌，心脏杂音Ⅱ级。多处医治疗效不好，失去治愈信心，抱着尝试的心态前来就诊。查体：血压正常，心脏杂音Ⅱ级，双膝红肿2度，各穴压痛（+），膝关节屈伸功能受限，左膝较重。

治疗：在左下肢委中、内膝眼、犊鼻依次植入中药制剂。当左委中植入中药制剂后，其右膝即刻不酸。

1982年5月23日访：双膝皆愈。心脏杂音控制后无加重。

2005年8月访：双膝痛无。

病案七

吴某，女，25岁，1982年5月28日就诊。患者肩、踝、肘、膝部常酸痛，平时以酸为主，气候变化时则以痛为主。晚间和行走时症状加重，腿部力量不足，单腿不能下蹲和起立。病情已5年，右膝尤痛。查体：踝、肘稍肿，右膝肿胀2度，各穴压痛（++）。

治疗：在右下肢委中、内膝眼、犊鼻等腧穴处植入中药制剂。

1982年6月1日访：症状消失。

1982年6月18日访：6月5日、10日，肩关节发酸，持续半日，后未发作。

1982年7月1日访：经治疗后多关节均痊愈。

2005年8月访：治愈后未复发。

病案八

张某，男，57岁，1985年1月10日就诊。患者左膝关节常年肿痛，上下坡加重，天气变化和晨起时重，屈伸功能严重受限20年，多处医治无效。查体：左膝肿胀2度，屈伸于90°～165°之间，弥漫性压痛（+），尤以膝内、外侧压痛（++），浮髌试验（+），跛行，大小腿肌肉明显萎缩。

治疗：在左下肢委中、内膝眼、犊鼻及内侧副韧带、外侧副韧带多处植入中药制剂。

1985年3月2日访：左膝行走疼痛减轻，屈伸无好转。查体：左膝上半部压痛（++）。治疗：在阿是穴植入中药制剂。

1985年3月27日访：已愈。

1988年访：治愈后未复发。

病案九

张某，女，11岁，1997年4月6日就诊。患者双膝关节夜间经常疼痛难忍，偶有痛醒痛哭。病情已8年。白天行走尚可，但下蹲、起立时酸痛。查体：双膝肿胀不明显，各穴压痛（+），膝关节屈伸功能稍受限。

治疗：在右下肢委中、内膝眼、犊鼻等处植入中药制剂。

1997年4月21日访：自治疗后，双膝均无疼痛发作。

1997年5月18日访：已愈。

2004年6月6日访：无复发。

病案十

兰某，男，40岁，1996年8月6日就诊。患者右膝关节常有酸楚感，每逢坐下加重，将右膝架在凳上稍缓解，怕冷，乏力，夜里不适，被动变换体位，影响睡眠，病情已8年。近年来病情加重，小腿亦有不适，多处医治无效，慕名前来求治。查体：右膝关节无明显肿胀，屈伸功能尚可，右膝各穴压痛（+）。

治疗：在右下肢委中、内膝眼、犊鼻、阳陵泉等腧穴处植入中药制剂。

1996年8月8日访：右膝酸楚、寒冷感消失。

2005年10月访：治愈后至今无复发。

病案十一

王某，女，31岁，2000年5月16日就诊。患者1998年患风湿性关节炎以来，膝关节肿痛反复发作。近1个月来，右膝关节、踝关节常肿痛，上下楼梯加重，屈伸受限不能下蹲，双下肢遍布紫红斑块，尤以右膝肿痛严重。查体：右膝肿胀2度，各穴压痛（+++），膝关节屈伸于80° ~160°之间，双下肢遍布1cm×1cm大小硬块紫斑块，稍有压痛（+）。

治疗：在右下肢委中、鹤顶、内膝眼、犊鼻、足三里、阴陵泉、昆仑、照海、中封、大溪、解溪等腧穴处植入中药制剂。

2000年5月17日访：紫斑明显变浅或消失，疼痛减轻。

2000年5月27日访：已愈。

2005年10月访：无复发。

病案十二

王某，女，72岁，2000年10月31日就诊。患者1997年左腕疼痛，而后肘、膝、踝肿痛，每月注射长效青霉素1针，已持续两年，疗效不佳。目前，肩、肘、腕、膝、踝交替肿痛，右膝和踝红肿疼痛，每日服新癀片4片，否则不能起坐，活动和天气变化时加重，不能上下楼梯。血沉在68~72mm/h之间，膝部怕冷，常年戴护膝。并有高血压、高血糖、高脂血症，常年服药。查体：右膝、踝部2度肿胀，膝关节屈伸于45° ~160°之间，局部压痛（++）。

治疗：在右下肢委中、内膝眼、犊鼻、鹤顶、阴陵泉、足三里、解溪、太溪、照海、丘墟、昆仑、商丘、中封等腧穴处植入中药制剂。

2000年11月26日访：已愈。

2005年12月5日电话访：治愈后无复发。

第三节　强直性脊柱炎

强直性脊柱炎是一种慢性、进行性的炎症性疾病，主要侵犯脊柱、骶髂关节和周围关节，属于风湿免疫性疾病。其特点是关节和脊柱的炎症导致疼痛、僵硬，并可能逐渐发展为脊柱强直和畸形。此外，强直性脊柱炎还可能影响眼睛、肺部、心脏等其他器官。遗传因素被认为是一个重要因素，与人类白细胞抗原HLA-B27密切相关，约90%的患者携带该抗原。

本病主要临床表现包括下腰痛、晨僵、关节肿痛等，通常在年轻时期出现，尤其是16～25岁的青年，尤其是青年男性。本病病情进展缓慢，但可能导致脊柱强直和畸形，严重影响患者的生活质量。

强直性脊柱炎属于中医“痹证”范畴，病因病机多涉及先天禀赋不足、肾精亏虚、督脉空虚，以及外感风寒湿邪、内伤痰浊瘀血等内外因素相互作用。

一、病因病机

强直性脊柱炎的中医病因包括内因和外因。内因包括先天禀赋不足，肾气亏虚，督脉失养，导致筋骨失养，风寒湿邪乘虚而入；外因包括风寒湿热之邪侵袭，内外合邪，使气血运行不畅，导致经络痹阻，不通则痛。

总之，风寒湿热之邪乘虚深侵肾督，深入脊柱，致使骨质受损，筋挛骨弱而邪留不去，渐致痰浊瘀血相互胶结而成，使脊柱强直畸形。

二、诊断要点

强直性脊柱炎的诊断需结合临床表现、体格检查、实验室检查和影像学检查等多方面因素。患者反复出现腰背痛，疼痛随活动改善，但休息后不减轻，伴有晨僵现象，持续时间较长（通常超过3个月）。腰椎在前后和侧屈方向活动受限，严重时可出现胸廓扩张受限。部分患者可出现髋关节、膝关节等外周关节疼痛、肿胀。脊柱或有侧弯，血沉（ESR）和C反应蛋白（CRP）在疾病活动期可能升高。约90%的强直性脊柱炎患者携带HLA-B27抗原，但阳性结果需结合其他检查结果综合判断。X线片早期可见骶髂关节炎，晚期可出现脊柱“竹节样”改变。强直性脊柱炎具有一定的遗传倾向，家族中有患者的人群患病风险较高。

三、辨证论治

目前，无论是传统医学还是现代医学，治疗该病尚无理想方法，常规药物治疗只能暂时缓解症状，不能控制病情发展，更不能改善强直状态。

尤其是目前常用的一些西药，如激素、非甾体类消炎药、免疫抑制剂等，对生殖系统有不良影响，不适用于未婚的男女青年。中草药制剂穴位植入疗法可以起到控制病情的作用。

治法：补肾固本，扶正祛邪，疏通经络，调和气血，行气止痛。

主穴：大椎、命门、肾俞、中脘、气海、关元、三阴交、足三里、阴陵泉、阳陵泉、膈俞、肝俞、脾俞、天枢。

配穴：上行型脊柱炎，配大肠俞、关元俞、小肠俞、膀胱俞、胞肓、秩边、环跳、髀关、府舍、冲门、居髎等，亦可于第4腰椎至第3骶椎处每间隔1～1.5cm取穴；下行型脊柱炎，以颈部腧穴为主，取风府、风池、哑门、百劳、肩井、曲池、附分。

操作：每次治疗取25～30穴。体质较差的患者可以先治腰臀处，再治腹股沟处。一般1～3天见效。体质好者可以连续治疗3天，而后休息1～2天后再治其他部位。凡痛处均需治之。

方义：大椎调节全身阳气，可治疗脊柱疾病；命门、肾俞强肾固本，为治疗腰脊强痛要穴；中脘、天枢祛湿化痰，理气行滞，缓解疼痛，调节情绪；气海、关元温肾壮阳、培补元气；三阴交、足三里、阴陵泉、阳陵泉可缓解下肢症状；膈俞、肝俞、脾俞位于腰背部，均是治疗腰部疾患常用腧穴。

四、临证验案

病案一

张某，男，40岁，1999年4月17日就诊。患者1989年因高热住院1个多月，而后腰痛，疼痛范围约为3cm×4cm，近来发展到腰背、胸部均痛，白天尚可，夜眠时加重，入睡约2小时后常被痛醒，不能再入睡，被迫起床活动后再睡。每夜起床至少两次，活动后略有好转。查体：俯身鸭子步态行走，$C-\overset{+}{\underset{-}{\times}}-$、$L\,5^\circ\overset{40^\circ}{\underset{0^\circ}{\times}}5^\circ$、直腿抬高试验50°，屈髋试验45°，内外旋（+），第10胸椎至第3腰椎明显后凸畸形。双臀压痛（++）。

治疗：第10胸椎至第3腰椎及两侧旁开1.5寸膀胱经穴处植入中药制剂。

1999年4月18日访：切口处药物疼痛反应较重。治疗：用艾条温和灸1分钟后缓解，腹部舒适，其腰背痛、肩胛痛消失，胸痛减轻2/3许。

1999年4月19日访：腰背不痛，低头时胸闷，咳嗽时症状加重。治疗：在风池、哑门、百会、百劳、新设及第3颈椎至第4胸椎处植入中药制剂。

1999年4月20日访：症状消失。

1999年6月6日访：早已痊愈。

病案二

彭某，男，25岁，1998年12月31日就诊。患者颈部、后腰部从16岁疼痛至今，目前颈部、肩胛骨内侧缘常酸痛，颈活动受限，腰背常胀痛，弯腰功能剩余1/4。双臀常酸、麻、痛，不能跑步，久坐起立时腰部难以直立。症状日轻夜重，晨起腰背僵硬，活动后稍好，呼吸憋闷。于多地医治无效。查体：头前屈功能剩余1/3，后伸−10°，右转功能剩余1/3，左转功能剩余1/4，提腿尚可，平板腰，第4颈椎至第4骶椎及两侧竖脊肌压痛（++）。

治疗：在第10胸椎至第5腰椎、大椎、大肠俞、关元俞、小肠俞、膀胱俞等处植入中药制剂。

1999年1月1日访：治疗后，下背部和腰部感到舒适，呼吸较治疗前舒畅，腰背能伸直，基本正常。仅头前屈和转动时肩痛。治疗：在风池、哑门、大椎、第3~7颈椎、百劳、肩井等处植入中药制剂。

1999年1月2日访：能跑步。治疗：命门、肾俞、关元、气海、足三里、三阴交等处植入中药制剂。

2001年3月9日访：自1999年1月治愈后，开始经营水果生意，本次特意来看望医师。自述治疗后症状消失，活动功能基本正常，体重增加约12kg，但久坐2小时后，腰部伸直困难，几分钟后缓解，不影响工作。治疗：在第2~3骶椎等处植入中药制剂。

2004年访：治愈后无复发。

病案三

尹某，男，30岁，2000年12月30日就诊。患者1997年从3米高处跌落，臀部受伤。1999年6月起腰部僵硬，弯腰功能受限。2000年3月起腰痛。目前，腰常僵硬，右臀常痛，翻转身体时加重，左臀偶有疼痛，程度较轻。症状日轻夜重，有时痛至不能入睡，晨起重，起床困难。每日服雷公藤每天6片，扶他林每天6片。初服时止痛有效，近3天来服扶他林也不能缓解，起坐加重。查体：L $5^\circ \underset{0^\circ}{\overset{40^\circ}{\times}} 0^\circ$，右直腿抬高试验（+），约45°；4字试验（+），内外旋（+），屈髋（+），右髀关、府舍压痛（+）、叩击痛（+），并向大腿前侧放射，平板腰，第10胸椎至第2骶椎及两侧竖脊肌压痛（+）。

治疗：在第5腰椎至第2骶椎右关元俞、小肠俞、右胞肓、秩边、环跳、臀中、髀关、府舍、冲门及阿是穴等植入中药制剂。停服止痛剂。

2001年1月9日访：自2000年12月30日治疗后，停服扶他林等止痛剂后疼痛也基本消失，仅弯腰功能稍差。治疗：在右三阴交、阴陵泉、足三里、阳陵泉、五枢、维道、第12胸椎至第4腰椎及左右旁开1.5寸等处植入中药制剂。

2001年2月21日访：治疗后，仅向前弯腰功能差，指尖离地38cm。查体：左下肢4字试验（+），屈髋（+），内外旋（+）。治疗：在左臀部和膝部各穴植入中药制剂。

2001年3月1日访：弯腰时指尖可以触地，已愈。

2005年4月20日访：无复发。

病案四

陈某，男，37岁，1999年10月4日就诊。患者15岁时从7～8米高的树上跌下，腰背部着地受伤，而后背痛、腰酸。26岁时开始腰痛，32岁时腰痛明显，夜间尤甚，日间稍好，痛至现在。服吲哚美辛止痛片1年。目前，颈、背、腰、肩常酸痛僵硬，天气变化和早起时加重，平卧则难以起身，髋关节酸痛、行走加重，翻转身体时加重，颈部活动受限。查体：颈前屈功能剩余1/2，后伸功能剩余1/4，侧屈功能剩余1/2，双下肢直腿抬高试验60°，4字试验（+），左侧重。内外旋（+），屈髋功能剩余1/2。背弯曲时第1胸椎至第5骶椎及两侧肌压痛（+）。

治疗：在风府、风池、哑门、大椎、崇骨、百劳、肩井、附分等腧穴处植入中药制剂。

1999年11月12日访：上次治疗后，颈部酸痛消失，功能明显好转。治疗：在第1胸椎至第4腰椎旁开1.5寸处植入中药制剂。

2000年2月12日访：已愈。

2003年11月7日访：治疗后症状基本消失，近来仅感觉颈部和双肩胛下角酸，颈活动欠灵活，他处无症状。查体：头前后活动度9cm、左右活动度13cm。治疗：在颈肩处植入中药制剂。

2004年1月访：颈酸痛消失，功能比治前好转。

病案五

魏某，男，41岁，2002年6月28日就诊。患者1980年患脊柱炎，1982年以来病情加重。1986年背部被人用拳打伤后，经常在黎明时因背痛不能入睡。经多家医院治疗，仍不能控制病情。目前，头颈胀痛、转动受限，胸椎、腰椎常酸痛，腰背部常僵硬，髋部常酸痛，行走困难，大腿不能置于对侧膝上。腹股沟常痛，左侧为重。仰卧时症状加重，只能侧睡。华盖穴处疼痛，膝酸，足跟酸麻，不能翻转身体，咳嗽时加重。服盘龙七片每日8片，双氯芬酸钾片每日6片。服后15分钟许疼痛减轻，停药后行走困难。查体：$L\,{}_{0^\circ}\overset{20^\circ}{\underset{20^\circ}{\times}}{}_{0^\circ}$，颈侧屈功能剩余1/2，旋转功能剩余3/4。第1胸椎至第3骶椎及两侧肌肉压痛（+），双臀压痛（+），4字试验（+），髋关节内外旋（+），屈髋（+），府舍压痛（+）。

治疗：在第7胸椎至第5腰椎及左侧旁开1.5寸各穴处植入中药制剂。

2002年6月29日访：双氯芬酸钾片减为每天4片，停服盘龙七片。颈、髋、膝酸痛无改善，背部、腰部酸痛好转。治疗：在腰骶部和左臀处植入中药制剂。

2002年6月30日访：胸椎、腰椎、左髋和膝部不再酸痛，能翻转身体。

2002年7月1日访：当咳嗽致腹压增高时，背部胀痛加重；当按压第6~7胸椎时，胀痛减轻。治疗：在颈、肩、背等处植入中药制剂。

2002年7月3日访：症状基本消失。

2002年9月24日访：双氯芬酸钾片减为每日2片，半个月后疼痛又有加重。头颈转动情况好转，左腹股沟不痛，第1~4腰椎活动功能好转，腰部略能伸直，臀痛消失。大腿可以置于对侧膝上，华盖穴处不痛。第一次治疗后45天内翻转身体自如，近几天翻身略痛，但比治疗前轻。查体：$C\,{}_{-}\overset{+}{\underset{-}{\times}}{}_{-}$，背、臀压痛（+）、叩击痛（++）。治疗：在第1~12胸椎处及第7~10胸椎旁开1.5寸处植入中药制剂。

2002年12月27日访：颈、左髋已愈，能仰睡，胸痛、膝酸消失，足跟不再麻木，能翻转身体，咳嗽时臀不痛，其他部位时有疼痛。现服盘龙七片每日8片，双氯芬酸钾片每日2片。目前，右大转子处和背部胀痛，腰酸。查体：脊柱无明显压痛点，脊柱两侧压痛（+）。治疗：在第7颈椎至第6胸椎及两侧等处植入中药制剂。

2002年12月28日访：治疗：在背部多处植入中药制剂。

2002年12月29日访：治疗：右髋多处植入中药制剂。

2003年访：基本治愈。

第四节　干眼症

干眼症，又称角结膜干燥症，是一种由多种因素导致的眼表疾病，主要特征是泪液质或量异常或动力学异常，导致泪膜稳定性下降，并伴有眼部不适和（或）眼表组织病变。常见症状包括眼睛干涩、视力波动、容易疲倦、眼痒、有异物感、痛灼热感、分泌物黏稠、怕风、畏光等。随着电子产品的普及和生活方式的改变，干眼症的发病率逐渐升高，且呈现低龄化趋势。

干眼症可归于现代医学中的干燥综合征范畴。干燥综合征是一种以泪腺和唾液腺分泌减少为主要特征的慢性炎症性自身免疫病，属于慢性自身免疫性疾病。它主要影响泪腺和唾液腺，表现为眼和口的干燥，但腺体外的系统，如呼吸系统、消化系统、泌尿系统、神经系统以及肌肉、关节等均可受损。

干眼症在《灵枢》早有记载，被称为“夺精”；《诸病源候论·目涩候》说：“液竭者目涩”，《证治准绳》称“干涩昏花”，《审视瑶函》称“白涩症”，此外尚有“目枯涩”等异名。本病可属于中医“燥证”的范畴，亦有称之为“燥毒症”。

一、病因病机

1.燥邪伤肺

肺为娇脏，喜润恶燥。外感燥邪，或肺阴不足，肺失宣降，不能输布津液于目，导致目失濡养，出现干眼症状。

2.肝肾阴虚

肾为水脏，主津液；肝开窍于目，肝肾同源。肝肾阴虚，精血不足，不能上荣于目，使目失所养，从而引发干眼症。

3.脾胃虚弱

脾胃为后天之本，气血生化之源。脾胃虚弱，运化失常，气血津液生成不足，不能濡养目窍，导致干眼。

4. 七情内伤

长期精神紧张、焦虑、抑郁等不良情绪，可导致肝气郁结，气机不畅，津液输布障碍，目失濡养，引发干眼。

二、诊断要点

以眼部症状为主要特征，包括眼睛干涩，有异物感、烧灼感、痒感，畏光，视物模糊以及视力波动等。可伴有口干、咽干等其他干燥症状。

三、辨证论治

主症：眼睛干涩，有异物感、烧灼感、痒感，畏光，少泪或无泪，视物模糊以及视力波动等。或有口干舌燥，欲饮水而不能解渴。还可伴有皮肤干燥，鼻腔干燥，咽喉干燥，声音嘶哑，干咳无痰或少痰，乏力，低热，食欲不振，大便干结等症状。

治法：燥者润之。

主穴：风池、肺俞、肝俞、肾俞。

操作：先于耳尖挑破放血，其他腧穴可刺血拔罐或植入中药制剂。

方义：风池疏理局部气血，疏风通络；肺俞可宣肃肺气，通调水道；肝俞、肾俞相配，补益肝肾，润燥止痒。

四、临证验案

陈某，女，42岁，2019年11月29日就诊。患者患干眼症二十余年，曾于多家医院治疗无效。目前眼部干涩，点眼药水后稍有好转。眼部易疲劳，时而昏花，结膜充血而痒，悲时有泪。查体：眼红，地图舌、舌边有齿印。

治疗：肝俞、肾俞、三阴交、水分以三棱针放血。加罐后，即刻眼部干涩好转。

2019年11月30日访：治疗后停用眼药，眼部干涩、结膜充血好转。

颈椎略有不适感。配服紫荆皮散3天。

2019年12月1日访：干眼症状消失。

第五节 痛风

痛风是一种因嘌呤代谢紊乱、尿酸排泄减少，导致尿酸盐沉积在关节、软组织、肾脏等部位，进而引发的晶体相关性关节病。其基本病因和具体发病机制尚不十分清晰，但与高尿酸血症密切相关，约90%的患者是由于尿酸排泄障碍导致。痛风患者多见于40岁以上男性及绝经后女性，男女比例约为7:1，不过随着人类生活方式的改变，发病年龄近年来已趋于年轻化。

痛风可分为原发性、继发性和特发性三类，原发性痛风占绝大多数。该病在全球范围内均有分布，且受地域、民族和饮食习惯影响。在中国，痛风的患病率约为1%~3%。随着人类平均寿命的延长及饮食及生活方式的改变，这一数据呈逐年上升趋势。

本病归属于中医“痛风”“痹证”“痛痹”“白虎历节风”等范畴。《素问》设痹证专篇，详述了病因及证候分类；《格致余论》首次提出了“痛风”病名，认为它的发生与生活环境有关。

一、病因病机

中医认为痛风的发生与多种因素相关，主要包括以下几个方面：

1.外邪侵袭

风、寒、湿等邪气侵袭人体关节，导致气血运行不畅，经络阻滞，从而引发痛风。

2.饮食不节

过食肥甘厚味、辛辣醇酒等食物，会损伤脾胃，使湿热内生，流注关节而发病。

3.情志失调

长期精神紧张、焦虑、抑郁等，会导致肝气郁结，气郁化火，灼伤阴津，经络痹阻。

4.正气不足

先天禀赋不足或后天劳伤久病，使得正气亏虚，卫外不固，易受外邪侵袭而发病。

5.痰瘀内阻

久病入络，气血瘀滞，津液代谢失常，聚湿生痰，痰瘀互结，痹阻经络关节。

二、诊断要点

以突然或逐渐肢体关节、肌肉疼痛、酸楚、麻木、重着、屈伸不利及活动障碍为本病的临床特征。常于深夜因关节痛而惊醒，疼痛呈进行性加剧，在12小时内达高峰，呈撕裂样、刀割样或咬食感难以忍受。受累的关节及周围组织常呈红肿热痛和功能受限的表现，多于数天或2周内自行缓解。男性和绝经后女性血尿酸 > 420μmol/L、绝经前女性 > 358μmol/L可诊断为高尿酸血症。C反应蛋白和血沉检查有助于评估炎症程度。关节液穿刺或痛风石活检，若证实为尿酸盐结晶，可作出诊断。

目前临床多采用美国风湿病学会制定的依据临床特征的痛风诊断标准，当具备以下10条特征中的6条，就可确诊为痛风：①急性关节炎发作超过1次；②炎症反应在24小时内达到高峰；③急性单侧关节炎发作；④患者关节皮肤呈现暗红色；⑤第一跖趾关节疼痛或肿胀；⑥单侧关节炎发作累及第一跖趾关节；⑦单侧关节炎发作累及跗骨关节；⑧检测有可疑痛风石；⑨高尿酸血症；⑩X线检测显示不对称关节内肿胀，X线检测显示不伴侵蚀的骨皮质下囊肿，关节炎发作期间关节滑液微生物培养显阴性。

三、辨证论治

笔者自1997年至2003年，医止痛风患者63例，其中男62例、女1例，男女之比为62：1。其中患者最小年龄为23岁，最大年龄为81岁。病程最短2天，最长30年。本病一经发作，按一般疗法难以治愈，往往成为终身之患，所以计算发病年龄应减去病程后计算。结果为：30岁以下10例，31～40岁21例，41～50岁17例，51～60岁7例，61～70岁5例，71岁以上2例。由此可见，31～50岁年龄段的患者有38例，为发病率最高的年龄段。以上病例治愈56例，治愈率93.3%，复发2例，复发率3.3%，待访5例。

主症：患者突然发生拇趾、足背、踝、膝等处单个或数个关节红肿疼痛，或有结石，入睡后可因疼痛而被惊醒，数小时内症状发展至高峰。关节及周围组织疼痛剧烈，甚至不能忍受被褥的覆盖，手不可近，呻吟不停。

治法：健脾补肾，活血祛瘀。

主穴：中脘、上脘、梁门、脾俞、胃俞、足三里、三阴交、肾俞、命门、阴陵泉、天枢、气海、关元、太溪。

配穴：拇趾疼痛者，取阿是穴；踝部疼痛者，取昆仑、申脉、丘墟、解溪、中封、商丘、照海、太溪；膝关节疼痛者，取内膝眼、犊鼻、委中、鹤顶、阿是穴。

方义：中脘、上脘建运中州，调理气机；梁门、脾俞、胃俞调理脾胃，缓解胃痛；足三里、三阴交健脾和胃，缓解下肢不适；肾俞、命门调补肾气，强壮腰膝；配合阴陵泉、天枢、气海、关元、太溪，培补肾气，取“肾主骨”之意。

如有痛风石，少数可自行脱出，大多不能脱出。如果痛风石影响关节功能和血液供应，产生不同临床症状时，应手术取出结石。

四、临证验案

病案一

留某，男，50岁，1997年3月27日就诊。患者患痛风近10年，先后两次至某医学教授家里治疗两个多月，无效，本人已失去治愈信心。近年加重，时常发作，局部封闭1～2天后好转。现胃灼痛（可能为西药不良反应），右足拇趾、中趾及跖关节肿痛，手不可近，不能行走，便秘。查体：舌苔黄腻，舌质胖嫩，边有齿印。

治疗：在上脘、中脘、右梁门、右足三里、足趾阿是穴等处植入中药制剂。

1997年4月5日访：胃灼痛和趾痛消失，大便正常。

1997年9月21日访：左踝肿痛，不能行走1天。治疗：在脾俞、胃俞、左足三里、昆仑、申脉、丘墟、解溪、阿是穴等腧穴处植入中药制剂。

1997年9月26日访：症状消失。

1998年2月13日访：左足背肿痛。治疗：在阿是穴处植入中药制剂。

1998年2月17日访：痊愈。

2003年访：未发作。

病案二

王某，男，41岁，2000年2月23日经亲戚介绍前来就诊。患者1982年左踝扭伤，而后红肿疼痛，经7天治疗后症状消失，但自此每年疼痛发作2～3次。而后逐年加重，近5年来症状尤为明显，常年全身大小关节均痛，轻重交替发作，大部分关节部位和耳尖处长石头，有大小不同结石，约150～200余颗，严重影响生活，不能下蹲，十指肿胀3度，功能丧失，不能持筷、勺，吃饭要家人喂。常年服秋水仙碱，至少每天2片，最严重时每隔2小时服2片。肾功能差，肌酐、尿酸、尿蛋白均增高。多处医治无效，本人已失去治愈信心。

查体：舌苔黄腻，口干，手指红肿3度，稍有弯曲畸形，双手的表皮满布白点，结石隐现于皮下，可见多个小紫棕色黑洞，为结石脱落后的小窝。耳、腕、肘、膝、踝、趾出现多发性结石。

治疗：以健脾补肾为法，在中脘、上脘、右梁门、梁丘、阴陵泉、阳陵泉、足三里、三阴交、脾俞、胃俞等处植入中药制剂。

2000年2月24日访：治疗：在胆俞、命门、大肠俞、关元俞、小肠俞、右章门、阿是穴等处植入中药制剂。

2000年2月26日访：昨日服秋水仙碱6片，今日停服。但感第7颈椎至第2胸椎疼痛。查体：十指肿胀稍退。治疗：在第7颈椎至第2胸椎处及至阳、膈俞、肝俞等腧穴处植入中药制剂。

2000年2月28日访：患者自首次治疗后已戒烟，目前停服秋水仙碱，全身关节不痛，指肿消退，活动好转，唇色红润。但感髋、膝、踝力量不足。

2000年3月7日访：有一颗痛风石自行排出。治疗：在第3～5腰椎附近、臀、膝及右大肠俞、关元俞、小肠俞等腧穴处植入中药制剂。

2000年3月9日访：治疗：在右下肢内膝眼、内外侧副韧带、胫骨粗隆及膝阳关等处植入中药制剂。

2000年3月14日访：前日和昨日各服秋水仙碱2片。查舌象，仅在舌中存有厚腻苔，他处消失。后膝部和左下肢太白处痛，其他关节不痛。治疗：在左膝附近阿是穴、大都、太白等处植入中药制剂。

2000年6月18日访：疼痛基本消失，结石仍存在。生活能自理。

第六章　血液系统疾病

第一节　脉管炎

脉管炎是血栓闭塞性脉管炎的简称，即血栓闭塞性血管炎，是一种动脉和静脉均被累及的疾病。本病属于中医“脱疽”或“十趾零落”之病，其临床特点为患肢缺血、疼痛、跛行，受累动脉搏动减弱或消失，而患肢溃疡坏死、脱落，故称为“脱疽”。本病多发生于劳动人员，我国北方较南方多见，男性显著多于女性，男女比例约为29：1。上海医科大学中山医院自1956年至1976年收治的261例中，男性占92%，女性仅占8%。本病发病年龄多在20～40岁之间。冬季多发。

一、病因病机

陈灏珠认为本病的病理机制尚不明确，可能与吸烟因素有关。在脉管炎的患者中，吸烟者占60%～95%。戒烟可使病情缓解，再度吸烟又可使病情加重。患者皮肤对皮内注入的烟草产物过敏，因此“烟草过敏学说”被提出。有关男性的发病率显著高于女性，男女比例为29：1，其原因之一为男性吸烟率比女性高。

中医认为，本病多由脾肾两虚，阳气不能达于四肢末端，失于温煦濡养。如感受寒湿之邪，则气血凝滞，脉络闭阻，不通则痛。四肢气血不充，肢端失于濡养，则皮肉枯槁不荣。

贺普仁教授认为："患者肾阴不足，或寒邪郁久化热蕴毒、灼耗阴津，则见阴虚血瘀络阻，寒凝郁热等象；若郁热灼阴，湿毒浸淫，脉络闭阻，肢端无血供养，而致焦黑坏死，甚则脱落；若湿毒较盛，则或染毒而焮发，出现红肿、溃烂、渗液流津等病象。"

二、诊断要点

本病多见于20～45岁青壮年男性，女性发病较少。90%以上患者有长期吸烟史，吸烟为重要致病因素。患者患肢发凉、怕冷、麻木、间歇性跛行（行走后小腿或足部酸胀疼痛，休息后缓解）。之后又出现静息痛（夜间尤甚）、足趾或足部皮肤苍白、青紫，甚至出现溃疡、坏疽。约40%患者有此病史游走性浅静脉炎。可伴有动脉搏动减弱或消失、皮肤温度降低等体征。血管超声、CT、MRA有助于诊断。

三、辨证论治

主症：以患肢发凉、怕冷、麻木或疼痛为主要表现。

治法：温阳通络。

主穴：上肢取八邪、合谷、阳池、阳溪、阳谷、外关、手三里、曲池、阿是穴；下肢取八风、冲阳、三阴交、太溪、上巨虚、丰隆、足三里、阴陵泉、血海、阿是穴。可于对侧肢体取穴，有对称性治疗作用。

方义：上下肢各腧穴为局部取穴，共奏活血化瘀、温阳通络之功效。

头次治疗后，一般次日病情即能大为好转，植入处紫斑基本消退。如果紫斑未消退，可用较粗火针局部点刺，并可用艾条行温和灸。火针点刺深度以0.1寸为宜，下肢部可略深，0.3～0.5寸，不可超过1寸。

四、注意事项

（1）戒烟极为重要，这是重中之重。陈灏珠认为："一般治疗，戒烟极为重要，戒烟后不会发生新的病变，已有的病变也较少发展。如继续吸烟，即使进行交感神经切除术也无价值。”

（2）中医治疗以温阳散寒、活血化瘀的思路为主，一般能治愈或缓解。

（3）如病情严重，趾端坏死，予以截趾或截肢。

五、临证验案

病案一

蒋某，男，61岁，2002年9月21日就诊。患者于1981年偶发双足疼痛，后疼痛逐渐加重，日轻夜重，服止痛片无效，夜寐不安，只能抱膝而坐，足趾、足背、小腿处颜色逐渐变暗，足趾溃烂，直至不能行走。症状以右下肢为重，左下肢较轻，右侧足背动脉搏动消失。患者长达9个月因疼痛不能下床，生活不能自理，行动困难，苦不堪言。后于某医院诊断为脉管炎，并于1982年、1985年、1988年行右下肢、左上肢、左下肢截肢术并安装假肢。现患者右上肢10天前症状发作，经诊断为脉管炎复发，刻下腕、指部冷痛入骨，日轻夜重，服止痛片无效，夜寐不安，头部右侧和右半身常麻木胀痛。患者拒绝手术，寻求中医治疗。查体见双下肢均为假肢，左前臂阙如，右腕及指部肌肉萎缩，掌指关节以下颜色青红，小指稍黑，皮肤冷，右桡动脉搏动消失。患者有脑萎缩、低血压、冠心病病史。

治疗：在肩井、附分、少海、小海、曲池、外关、太渊、内关、郄门、阳谷、阳池、阳溪、八邪、合谷等腧穴及第5～7颈椎右侧夹脊穴植入中药制剂。

2002年10月3日访：头麻、指黑、冷痛等症状和体征消失。已痊愈。

2004年5月10日访：右手功能正常，病情无复发。患者激动地挥舞着右手说：“中医只花1000多块钱，还我一只健康的好手，给我和全家人带来了终生幸福。中医应该发扬光大，更好地造福人民。”

病案二

刘某，男，72岁，2003年12月15日就诊。患者腰痛4个月，近4天来右小腿及足背、足底冷痛入骨，动则剧痛，日轻夜重，服止痛药也不能入睡。左足底也疼痛，但比右足略轻。查体：右膝下呈紫黑色，趾甲尖呈苍白色，放血时无血液流出，足背动脉搏动消失。患者呻吟不停，不能行走，局部皮肤冷。左足掌呈紫黑色。

治疗：在右丰隆、三阴交、八风、阿是穴植入中药制剂。

2003年12月17日访：右小腿肤温正常，趾尖放血可挤出血，停服止痛剂。左足掌紫黑色淡化。

2003年12月19日访：右趾甲呈红润颜色，足背动脉微有搏动，足背夜里微痛，但能入睡。治疗：右足背植入中药制剂。左足掌症状消失。

2003年12月20日访：夜间疼痛，回家静养，嘱绝对戒烟。

2003年12月29日访：患者近两天右足疼痛发作，难以入睡，左足治愈后未发作。查体：右足背色黑，肤冷，小腿紫红，右足背动脉搏动消失，小腿至足部3度肿胀，有多个小水疱，趾甲苍白，趾黑。经询问，患者承认回家后曾吸烟、饮酒，予以拒绝治疗。后经患者及家属再三请求并签下治疗责任书后，予以艾条温和灸。

2004年1月4日访：换药，小腿肿胀好转。

2004年1月6日访：夜间虽痛，但已能入睡。

2004年1月13日访：小腿肿胀基本消退，右足趾部有坏死倾向。

2004年1月25日访：右前足掌已坏死，左足正常。坏死原因为私自吸烟之故。

病案三

赵某，男，43岁，2002年2月5日就诊。患者近6个月来右足小趾常有麻木冷痛感，第2、3、4足趾亦时常麻木。发病时，该四趾略有紫黑，程度时有变化。前些时间小腿后侧肿痛发红，在某伤科治疗7天后肿胀消退，但趾端仍麻木冷痛。近1个月来病情加重，右小趾剧痛，难触衣物。足趾着地困难，只能跛行坚持走十几米，休息片刻后才能继续行走。趾痛日轻夜重，夜间往往因疼痛不能入睡，服布洛芬不能止痛，常彻夜抱膝而坐，只有在十分疲劳时睡2～3小时。目前，患者右趾、足掌冷痛刺骨，并向右半身下肢和上肢放射，经多家医院治疗无效，此次由家人陪伴前来就诊。患者有二十余年吸烟史，每天吸烟2～3包。

查体：慢性痛苦病容，右小趾外侧有1cm×1cm溃疡，并有2度红肿，剧痛，手不可近。第4、第5足趾间有0.5cm×0.5cm黑色瘀斑，右足底、足背呈紫黑色，左足底呈红紫色。两足均冷，足背动脉搏动减弱，趾尖放血，可挤出血。

治疗：在右侧足三里、阳陵泉、丰隆、太冲、阿是穴及小趾处治疗，嘱患者绝对戒烟。溃疡处敷外用药。

2002年2月6日访：右足趾颜色变浅，右小趾可以用指触摸，溃疡处有好转。

2002年2月7日访：八风、太溪穴位治疗。医嘱绝对戒烟。

2002年2月15日访：自上次治疗后，停服止痛剂，已能入睡，右足趾、足底、足背肤色正常，溃疡已愈合，右大腿、足趾等均不痛，左足和小腿也不痛，症状消失而愈。

2004年访：未复发。

第二节　雷诺综合征

雷诺综合征亦被称为雷诺病或雷诺现象，是一种因寒冷或情绪激动诱发肢端血管痉挛的疾病，表现为手指或足趾皮肤间歇性苍白、发紫、潮红，伴麻木、疼痛。多见于20～40岁女性，病因包括特发性（原因不明）和继发性（与硬皮病、系统性红斑狼疮等结缔组织病相关）。本病归属于中医“寒痹”范畴。

一、病因病机

1.外感风寒湿邪

寒邪侵袭导致气血凝滞、经脉受阻，肢端血液循环障碍。

2.情志失调

肝郁气滞，气血运行不畅，血脉痹阻。

3.脾肾阳虚

素体气血虚弱，复加寒湿外袭，阳气不能达于四肢。

4.瘀血阻络

气血运行不畅，络道痹阻，肢端失养。

二、诊断要点

本病患者在遇冷或情绪激动时，手指或足趾皮肤由苍白逐渐转为发紫、潮红，伴麻木、疼痛。一般对称性发作，多见于双手，足趾、耳郭、鼻尖等部位亦可受累。初期冬季发作，时间短；后期遇冷或情绪激动即可发作，持续数分钟至数十分钟。冷水试验（手指浸于4℃冷水中1分钟）、握拳试验（握拳1分钟，逐渐松开手指）可诱发症状。

三、辨证论治

主症：起病缓慢，多在肢端接触低温后发作，手指肤色苍白，继而紫绀，从指尖开始，而后波及整个手指，甚至手掌。伴有局部发冷、麻木、针刺样冷痛或其他异常感觉，发作持续数分钟后自行缓解，温水浸泡可加快缓解过程，可伴有皮肤萎缩或增厚、指甲呈纵向弯曲畸形、指垫消瘦、末节指骨脱钙、指尖溃疡等有局部组织营养性变化。

治法：温经通络，调和气血。

主穴：大椎、曲池、八邪、阿是穴。

方义：大椎为阳脉之海，阳主动，通气行血；曲池为阳明经合穴，“合”有汇合之意，犹如江河入海，言其经气最盛，故曲池通调经络的作用当为之最；八邪主治手背肿痛，手指麻木；阿是穴为病之所在，药力可直达病位。

四、临证验案

病案一

池某，女，39岁，2007年7月21日就诊。患者患雷诺综合征3年，手足均有发作。2006年冬季双手食指尖溃烂，至某医院治愈，但其他症状仍未好转。目前冬季手指、脚趾不能浸冷水，夏季空调气温偏低或遇冷就发作，发作时指、趾皮肤苍白，失去知觉。热敷15分钟后可好转。查体：舌抖，左手颤抖明显，血压85/55mmHg。

治疗：在大椎、膈俞、至阳、左肩后、曲池、外关、内关、神门、阳谷、阳池、阳溪、八邪、合谷以及食指、中指、无名指中节两侧等处植入中药制剂。

2007年7月22日访：治疗：在中脘、上脘、右梁门、气海、关元、气穴、大赫、横骨、左三阴交、悬钟、足三里、阳陵泉等腧穴及拇指与小指中节两侧、臂中、左肩胛内侧处植入中药制剂。

2007年8月16日访：自治疗后未发作，已愈。

病案二

王某，男，19岁，1997年3月20日就诊。患者腕、踝以下常麻木发冷，尤以指、趾为重，掌面发黄。天冷或浸冷水发作时，指、趾皮肤先由苍白变紫黑，而后潮红。手指刺痛，有麻木和烧灼感。发作时双手浸泡在温水里并不断揉擦，约半小时后可慢慢好转。严重时掌面发白。夏季略轻，冬季揣兜不得缓解。多处治疗无效。查体：手背颜色紫黑，无压痛。

治疗：在左八邪处植入中药制剂。

1997年3月30日访：症状全部消失。

病案三

魏某，女，30岁，2003年6月9日就诊。患者双手浸冷水时手指皮肤苍白，然后出现紫绀、潮红、刺痛、麻木，浸温水后慢慢好转。右手症状较重，已3年，多处治疗无效。查体：手指肤色稍有苍白。

治疗：在右八邪、合谷等处植入中药制剂。

2003年8月10日访：已愈。

病案四

吴某，男，54岁，2004年10月13日就诊。患者十指远端在低温环境（10～15℃）下皮肤发白，局部冷，有刺痛感，浸泡到温水里10分钟后才能恢复正常。左手较重。平素指端畏寒明显。查体：无明显阳性体征。

治疗：在左内关、外关、阳池、八邪等腧穴处植入中药制剂。

2005年2月24日访：左手拇指、食指、无名指已愈，中指、小指好转；右手拇指、中指、无名指、小指已愈，食指好转。

病案五

阙某，女，62岁，2009年11月13日就诊。患者五六年前左手出现雷诺综合征，经本诊所治疗后基本治愈。去年来右手开始出现雷诺综合征，目前右手第1、2、3掌指常有冷麻感。遇冷等刺激因素引起发作时，先是指甲、指端皮肤苍白，而后手指紫绀、潮红、刺痛、麻木，用手按摩10分钟或浸泡温水10分钟后好转。天冷加重。查体：局部肌肤稍冷，无阳性体征。

治疗：在大椎、右曲池、外关、内关、八邪以及第1、2、3、4、5掌指中节两侧、左手阿是穴等处植入中药制剂。

2010年3月18日访：已愈。

第七章　心血管系统疾病

胸痹

胸痹是以胸部闷痛，甚则胸痛彻背、喘息不得卧为主要表现的一种疾病，轻者仅感胸闷如窒、呼吸欠畅，重者则胸痛剧烈，严重者可伴心痛彻背、背痛彻心、汗出肢冷等症状。现代医学中的冠状动脉粥样硬化性心脏病（如心绞痛、心肌梗死）、高血压性心脏病、心包炎等具有胸痹表现者，均可参照此病辨证论治。

一、病因病机

胸痹的病位在心、肺。胸为心、肺之所居，心主血、肺主气，心肺协调，气血才能正常运行。其发病与肾、肝、脾诸脏的盛衰也有密切关系。若素体胸阳不振，脏腑功能低下，阴阳气血失调，外邪乘虚侵袭，或饮食不节，思虑过度，痰湿痹阻，经脉失和，均可引起胸痛。胸痹的病因病机多与以下因素相关：

1.寒邪内侵

《脉经》说："厥心痛者，乃寒气客于心包络也。"《太平圣惠方》也说："夫寒气客于五脏六腑，因虚而发，上冲于胸间，则为胸痹。"素体阳虚，胸阳不振，寒邪乘虚而入，导致阴寒凝滞、脉络痹阻。

2.饮食失调

《儒门事亲》说："夫膏粱之人，……酒食所伤，胀闷痞膈，酢心。”《古今医鉴》也说：“夫脾痛者，亦有顽痰死亡……种种不同。”嗜食肥甘厚味或饮酒过度，损伤脾胃，聚湿生痰，痰浊上犯心胸，阻滞气机。

3. 情志失节

忧思伤脾，脾失健运，聚湿生痰；恼怒伤肝，肝失疏泄，气机郁结，气郁化火，灼津成痰，痰阻血瘀，心脉痹阻。

4. 劳倦内伤

劳倦伤脾，脾虚失运，气血化生无源，心脉失养；或积劳伤阳，心肾阳虚，血行不畅。

5. 年迈体虚

年过半百，肾气渐衰，肾阳虚不能温煦心阳，或肾阴亏虚，心脉失于濡养，导致心脉痹阻。

胸痹的进一步发展，可以变生多种疾病。如瘀血闭阻心脉，阳衰阴盛，则心胸猝然急痛、持续不止，而成为真心痛；如心脉痹阻不通，阴阳过耗而离决，也可致成脱证；如心之气血不足，心失所养，可见心动悸、脉结代；如心、脾、肾阳虚，水邪泛滥，上逆而凌心射肺，可出现咳喘、肢肿等症。

二、诊断要点

以胸部闷痛为主要特征，疼痛可放射至肩背、咽喉、胃脘部、左上臂内侧等部位。疼痛性质可为隐痛、胀痛、刺痛、绞痛、灼痛等，呈反复发作性，一般持续几秒到几十分钟，休息或用药后可缓解。严重者可胸痛剧烈、持续不解，伴汗出肢冷、面色苍白、唇甲青紫、脉散乱或微细欲绝等危候，可发生猝死。可伴随心悸、气短、自汗，甚则喘息不得卧。

本病多见于中年以上人群，常因情志波动、劳累过度、饱食之后或气候变化而诱发，亦有无明显诱因或安静时发病者。心电图为必备的常规检查。

三、辨证要点

1 辨虚实主次

本病证以本虚标实为多，虚则分心气虚（包括肺气虚）、心血虚、心阳虚、脾肾阳虚、肝肾阴虚，虚者为本；实可见气滞、血瘀、痰凝、寒盛、热结，实者为标。胸痹而见虚证、虚脉者，以虚为主，治从其本；胸痹而见实证、实脉者，以实为主，治从其标。

2. 辨疼痛性质

（1）闷痛：闷重而痛轻，时作时休，与情绪变化有关者，多为气滞；若闷重并作，身胖痰多，阴天易作，苔腻者，多为痰凝；若胸中隐痛而闷，稍劳则重，气短乏力，易汗出者，多为心气不足；若胸中隐痛而闷，亡血或经后而发，心悸少寐、舌淡者，多属心血亏虚。

（2）刺痛：胸中作痛，状若锥刺，固定不移，舌质紫黯；或有瘀斑、瘀点，或舌下筋脉青紫者，多属血瘀。但血瘀常因多种原因所致，又当结合具体病情、全面考虑而定。

（3）灼痛：总由火热所致，每宜分其虚实。若胸中灼痛，心烦躁扰不宁，夜难成寐，口干而苦者，多属实火；若胸中灼痛而闷，痰稠色黄，苔黄腻者，多属痰火；若胸中灼痛不剧，隐隐而发，五心烦热，舌红体瘦少苔者，多属阴虚有火。

（4）绞痛：突然发作，每于遇寒之后，胸闷如窒，口淡肢冷，为寒凝心脉所致；若有阳虚见症，畏寒踡卧，舌淡而胖者，多属阳虚生内寒。另外，因过于劳累，七情过激，或暴饮暴食等诱发胸痹时，也可出现绞痛，当随证审视而定属性，不可为“寒”所囿。

（5）隐痛：胸中疼痛隐隐而作，劳后易发，气短神疲者，多属气虚，也属阳虚；若胸中隐隐烦痛，头晕耳鸣者，则属阴虚。隐痛总属虚证。

3. 辨轻重

一般情况下，病势的轻重应以疼痛为标志，判断可遵以下几点：

（1）心痛发作次数：发作频繁者重，偶尔发作者轻。

（2）每次心痛发作的持续时间：瞬间即逝者轻，持续时间长者重，若持续时间达数小时、数天者更重。

（3）心痛发作部位固定与否：疼痛部位固定不移者，病情较重；疼痛部位串走不定者，病情较轻。

（4）心痛证候的虚实：证实、脉实者，病情较轻；证虚、脉虚者，病情较重。

（5）病程长短：一般以初发、病程短者，病情较轻；久发、病程长者，病情较重。

临证时，上述诸方面应进行全面分析，才能得出正确结论。

4. 辨顺逆

真心痛是胸痹之重症，甚至危及生命，故观察其顺逆实属重要，一般从神志、气息、汗出、痛势、手足温凉、舌脉加以鉴别。若精神振作、气息平匀、无汗出、痛势轻而短暂、手足温暖、舌正脉缓者为顺；若精神萎靡、不安，并逐渐加重，气短或喘促，易汗出或大汗淋漓或汗出如油、痛势剧烈而持续不解，四肢逆冷并向上蔓延或四肢青紫，舌紫，脉或数、或迟、或结代者为逆，应予以密切观察，积极抢救。

四、鉴别诊断

1. 胃痛

疼痛部位在鸠尾下为主，多伴有嗳气、吞酸，与饮食有密切关系。配合X线钡餐造影或纤维胃镜，更易证实。

2. 胸痛

疼痛与胸痹相近，但不尽在左胸，多属肺病所致，多伴有咳喘、咯吐痰涎，或寒热等，配合X线片或其他理化检查，多易证实。

五、辨证论治

主症：以胸部闷痛为主要特征。或有面色苍白，倦怠无力，畏寒肢冷；或有阵发性心胸刺痛，痛引肩背，胸闷气短；或有头昏耳鸣，口干目眩，夜睡不宁，盗汗，腰酸腿软。

主穴：膻中、内关、大椎、天池、心俞、膈俞、郄门。

配穴：阴虚闭阻者，配太溪；阴阳两虚者，配然谷。

方义：膻中位于胸中，可疏通痹阻的阳气；内关归于心包经，可通络活血；大椎通阳理气，能调节人体阳气，促进气血运行；天池宽胸理气，缓解气机不畅；心俞养心安神，通络止痛；膈俞补血养血；郄门宁心安神，活血止痛，对心律失常也有一定的作用。

六、临证验案

病案一

贺某，男，54岁。1985年冬来我家做客，谈话间突然心前区疼痛、憋闷，胸有紧迫感，心乱不安，四肢发凉，随即倒卧于床上。患者素日嗜酒，每日必饮半斤。刻下：面色苍白，神情恍惚，脉结代不整。证系心阳不振，气滞血瘀，脉道不通。治以强心通脉，活血化瘀。

治疗：内关、膻中、然谷放血。

下针后马上疼痛减轻，胸部紧迫感消失，然谷放血后心律有改善，但仍节律不齐。起针后半小时诸症消失，骑自行车回家。一周后家访，得知患者一直上班，未行休养，也未发生类似症状。

病案二

周某，男，71岁，1997年9月15日上午就诊。患者近3个月来每天下午3时至5时心窝处（鸠尾）和左乳下8cm处发生疼痛，伴有头晕、乏力。患者有冠心病、变异型心绞痛、高血压病史，曾行胆囊切除术，目前常规服用鲁南心康片、维拉帕米、硝苯地平、维生素E等药物。查体：鸠尾和左乳下8cm处压痛（+）。

治疗：在鸠尾和左乳下8cm处植入中药制剂。

1997年9月16日访：昨天疼痛未发，略有胸闷，无其他不适感。

1997年9月28日访：患者停服冠心病常规用药已10天，疼痛未作。治处已愈，但在左乳上5cm处在下午2时至3时有轻微疼痛。目前患者精力充沛，可正常劳作。

1997年11月3日访：患者原治处疼痛已愈。目前左心俞穴处和左胁下偶有不适。查体：左心俞穴按压有异常感，并向心脏方向放射。治疗：在心俞植入中药制剂。

1997年11月5日访：症状消失。

病案三

周某，女，52岁，2016年9月7日就医。患者冠心病十余年，多处治疗无好转，近半年来加重，现头顶常隐痛，眼常胀，心常慌，颈左前侧有紧压感，胸常闷，背常酸痛，起床颈痛，起来后难以躺下。上楼则感到胸闷、气急乏力，休息片刻方能继续。

治疗：在大椎、膈俞、内关等处植入中药制剂。

2016年9月10日访：症状消失，上至五楼不用休息。

2016年10月20日访：上至六楼也正常。

2018年9月25日访：治愈后至今不服药也未发作。

第八章　运动系统疾病

第一节　颈椎病

颈椎病是一种以颈椎退行性病理改变为基础的疾病，主要表现为颈椎间盘退变、骨质增生、韧带肥厚等，导致颈椎脊髓、神经根或椎动脉受压，引发一系列功能障碍的临床综合征。

中医认为颈椎病属“痹证”范畴，病机为“不通则痛”或“不荣则痛”，即经络阻滞或气血不足导致颈部疼痛、麻木、活动受限等症状。

一、病因病机

1.肝肾亏虚

肝主筋、肾主骨，肝肾不足导致筋骨失养，易引发颈椎病。

2.气血不足

气血亏虚导致颈椎局部营养失衡，气血运行不畅，形成瘀滞。

3.外感风寒湿邪

风寒湿邪侵袭颈部，导致经络阻滞，气血运行受阻。

4.痰湿凝阻

痰湿内生，阻滞经络，影响气血运行，加重颈椎病变。

5.劳损外伤

长期低头、颈部外伤等导致颈部经络受损，气血瘀滞。

二、诊断要点

以颈肩部疼痛、僵硬、活动受限为主要特征。按照受压的部位不同，各型颈椎病的表现亦有不同。①神经根型：表现为上肢疼痛、麻木，与受累神经根分布区一致。②脊髓型：出现下肢无力、行走不稳、踩棉花感，甚至大小便功能障碍。③交感神经型：表现为头晕、头痛、心悸、胸闷等交感神经症状。④椎动脉型：以眩晕、猝倒为特征，多因椎动脉受压或痉挛导致脑供血不足。

诊断多参考X线、CT、MRI等影像学检查结果，其中MRI可以显示椎间盘突出、脊髓受压、椎管狭窄等情况，多为首选。

三、鉴别诊断

1. 肩周炎

疼痛、酸胀症状日轻夜重，绝大多数患者有程度不同的上肢功能障碍。

2. 梅尼埃病

头晕时伴有天旋地转、恶心、呕吐，间断性发作，发作后正常。

3. 强直性脊柱炎

有较明显的脊柱病变，日轻夜重，早起重，日间轻，并有晨僵，大多为男性患者，并有明显畸形。对糖皮质激素特别敏感。

四、辨证论治

本病大多表现为疼痛、酸麻、强直、胀紧、拘挛等而导致功能障碍，均属经筋病候。治疗上多以局部取穴为主，即在病变部位取穴，或寻找压痛点进行治疗，在临床上应用较多，效果也较好。

主穴：风池、哑门、风府、百劳、天柱、天宗、颈椎夹脊穴、第3~7颈椎之间的压痛点或/和条索反应点。

配穴：新设、肩井、昆仑、手三里、合谷、附分。后脑胀痛者，配风府；胸闷、耳鸣者，配哑门；肩部痛以及呃逆、烦躁者，侧重于第3～4颈椎处取穴；桡侧三个半指头麻木者，配崇骨、大椎；小指、食指麻木者，配大椎、陶道；头昏晕者，配百会、四神聪、率谷；颈部有胀硬感者，配昆仑；脊髓型颈椎病，症见下肢胀紧，足底麻木，如踩棉花，鞋掉不知，步态蹒跚，行走力量不足，不能下蹲者，配腰阳关、环跳、委中、足三里、阳陵泉、三阴交、阴陵泉、昆仑。

方义：上述取穴既遵“经络所过，主治所及”之古训，也符合“经筋病者取阿是穴”之经验。

五、临证验案

病案一

张某，男，47岁，1980年11月26日就诊。患者患颈椎病7个月，X线片见第3～7颈椎椎体肥大，横突增生，椎间孔缩小，经牵引治疗4个月，开始几日有效，而后无效，后停止牵引治疗。目前，头常晕，低头时症状加重，并有阵发性加重，胸部有压迫感疼痛（初以为是心绞痛），颈、肩、背部常酸，右肩关节、左肩胛内侧下角和左上肢外侧酸痛，夜间入睡困难，不能向左侧卧，小指、无名指麻木。用力握拳时腕关节酸痛，握力减退。洗脸、拧毛巾困难。左上肢功能受限，穿脱衣服时要他人帮忙，症状严重程度与气候、昼夜无关，与低头体位有关。查体：椎间孔挤压试验左侧（+），第7颈椎至第1胸椎间和左肩胛内下角压痛（+），低头压颈试验（+），并有头晕。肱二头肌肌力差，左上肢外展、平举功能剩余1/3，上举、后伸功能剩余1/3。

治疗：在大椎、左臂臑、肩关节外侧阿是穴植入中药制剂，患者即刻不适明显缓解，穿衣等动作自如完成。

1981年1月5日访：治疗4天后，症状明显好转，10天许仅有左上肢极度外展时略有不适。患者曾私自从大椎穴取出半颗植入药。

1981年1月10日访：症状消失，功能恢复，已痊愈。

2006年访：无复发。

病案二

杨某，女，34岁，1991年8月26日就诊。患者有落枕史，3年来颈部常胀痛，头角常痛，眼睛视物模糊，习惯眯眼，睁眼不便，耳鸣，会猝倒。胸闷，双肩胛内侧角发酸，十指常麻。患者多处医治无效，耗资巨大，失去治愈信心，经哥哥介绍前来求医。查体：L※，颈椎间孔挤压试验（+），指麻、颈酸和肩胛内侧中角发酸加重；低头压颈试验（+），抬肩症状加重，上肢功能尚可。

治疗：在第5～6颈椎及左右旁开3cm处，第7颈椎至第1胸椎处，双肩胛内侧上角等处植入中药制剂。

1991年9月25日访：头角疼痛缓解，睁眼自如，手麻、耳鸣、胸闷消失，但第4～5颈椎右旁开3cm至右肩井处略酸胀。治疗：在第4～5颈椎右旁开3cm处及阿是穴，第7颈椎右侧旁开6cm和右肩胛内侧中角植入中药制剂。

1991年10月15日访：已愈。

2005年访：13年多来无复发。

病案三

王某，女，28岁，1994年4月13日就诊。患者3年前曾出现双手麻木，言语受限，而后治愈。今年3月中旬右肩、上臂和肘部酸痛，右手第1、2、3、4掌指连续抽动，面部右侧也偶见抽动，腕关节痉挛，醒无宁时，入睡则止。右上肢力量不足，不能用刀切菜和握筷进食。之后右膝也会抽动，下肢力量不足。查体：第6～7颈椎、右新设、肩井、右附分压痛（+）。

治疗：在哑门、崇骨、大椎、右肩井、曲池等腧穴处植入中药制剂。

1994年5月16日访：治疗4～5天后仅面部右侧稍有抽动，他处抽动消失，拿筷、切菜自如。10多天后参加体力劳动。治疗：在第4～6颈椎处及右风池、百劳等腧穴处植入中药制剂。

1994年5月17日访：面部右侧抽动消失，愈。

2005年访：无复发。

病案四

周某，男，60岁，1994年9月19日由其子陪同就诊。患者常头昏，颈肩常酸痛，并向两侧头角放射，颈活动受限，左肩胛内侧和上肢也常痛，功能受限，穿、脱衣服困难，左手大拇指常麻木，胸闷，呻吟不停，病情持续3个月。患者视力下降，劳动后腰痛，下午加重，左侧重、右侧轻，已近10年。查体：C※，按压大椎时左上肢麻木，第4～5颈椎处和左新设压痛（+），双肩外俞压痛（+），抬肩症状加重。

治疗：在哑门、大椎、左新设和腰部左侧阿是穴植入中药制剂。即刻颈、肩、上肢症状消失，视力好转，左大拇指麻木感减轻一半。

1994年9月28日访：已愈。

2006年1月访：无复发。

病案五

杨某，男，29岁，1998年8月18日就诊。患者1996年6月4日从2米高处跌落，头着地跌伤，产生颅内出血，经手术处理。目前，头常昏，行走症状加重，左半身活动迟钝乏力。左上肢功能差，不能做洗脸等动作；左肩常酸麻，左肘下2寸处常痛，左腕转动受限。左手能勉强握拳，但力量不足；握拳后五指难以伸展，用力时左手发抖。时有胸闷，抬肩时症状加重，左髋、膝常酸痛。上楼尚可，下楼时身体发抖，以致畏惧。多处求治无效，失去治愈信心，夫妻关系紧张，本次由姐姐陪同前来求医。查体：C※，左肩关节前屈功能剩余1/2，头颈歪斜，左上肢外展约30°，握拳艰难，握力约为原来的1/10，五指不能伸展，用力伸指时手部发抖。左下肢4字试验（+）、屈髋（+），髀关、府舍压痛（+），上下楼梯需他人搀扶，左踝不能背屈。

治疗：在百会、风池、新设、百劳、左肩井等腧穴及第4～7颈椎处植入中药制剂，即刻握拳、伸指活动和头昏症状明显好转。

1998年8月19日访：右手握力比治疗前大为好转，用力握拳时手已不发抖，手指能自然伸展，抬肩好转，头颈已不再歪斜。查体：左下肢4字试验（+）、屈髋（+），髀关压痛（+），第4腰椎至第4骶椎及右侧旁开1.5寸处压痛（+）。治疗：在上述疼痛处植入中药制剂。

1998年8月21日访：行走头昏大为好转，下楼发抖明显好转。查右膝过伸，自诉膝酸。治疗：在左委中、委阳、内膝眼、犊鼻、足三里、阳陵泉等处植入中药制剂。

1998年8月22日访：头昏消失，抬肩活动和上下楼梯正常，颈部肌肉疼痛，左手握力不足。治疗：左肩髃、肩髎、臂臑、臑俞、肩后、曲池、手三里、内关、外关、左太溪、照海、解溪、中封等腧穴处植入中药制剂。在昆仑穴植入中药制剂后，颈部肌肉即刻不痛。

1998年8月27日访：左上肢外展平举正常。治疗：在四神聪、颈椎夹脊穴等处植入中药制剂。

1998年8月30日访：用力抬举左臂时，左前臂发抖。治疗：在左肩胛下角、天宗、阳溪、阳池、左新设外1cm等处植入中药制剂。

1998年9月2日访：症状消失，功能恢复。外出旅游上山、下山活动自如。

2006年1月访：6年来无复发。

病案六

戴某，男，51岁，1999年7月5日就诊。患者常有头昏，颈部和后脑部常有麻木、抽紧感，左扶突处有僵硬感，常有胸闷、气急，左上臂至前臂中段、左侧腰背时常麻木。症状持续已2年，多处医治无效。查体：C$\overset{+}{\underset{+}{+\times+}}$，颈压痛（+），抬肩症状加重，左上肢功能受限。

治疗：在百会、左神聪、后神聪、风池、哑门、新设、百劳、大椎、左肩井等腧穴及第3~7颈椎处植入中药制剂。植入后即刻头昏、胸闷消失，左上肢麻木缓解，但左扶突、后背仍感不适。

1999年7月7日访：左扶突僵硬感消失，左上肢麻木和背部不适好转。查体：左腋后叩击痛（+），并向左肩放射。治疗：在左肩髃、臂臑、曲池、背部阿是穴等腧穴处植入中药制剂。

1999年7月8日访：头昏、胸闷、气急及左上肢异常感均已消失。

2006年1月访：无复发。

病案七

邱某，女，52岁，1999年12月2日就诊。患者26岁头顶部被铁棍砸伤，当时不能视物，而后好转。从1996年开始时有头晕、恶心、天旋地转，头部感觉胀大沉重，有摇晃感。目前睁眼费劲，头颈竖直时眩晕，发作后要5～6天才能慢慢恢复。平素不敢在高处俯视，右锁骨下胀紧，肩胛内侧有时会酸，怕冷，多汗，眠浅，记忆力差。查体：C ※，抬肩症状加重，第3~7颈椎处压痛（+），肩井、肩外俞处压痛（+），舌裂。

治疗：在百会、四神聪、率谷、风府、风池、哑门、百劳、大椎等腧穴及第3~6颈椎处植入中药制剂。

1999年12月14日访：头晕以及高处不敢俯视等症状均已消失，其他症状也大有好转。

2006年1月访：近年来无复发。

病案八

刘某，女，49岁，2000年5月9日就诊。患者常有头昏，头角常痛，睁眼费力，颈、肩常痛，左肩胛内侧和天宗穴处明显。上肢疼痛，左重右轻，食指麻木。症状日轻夜重，夜间入睡困难，一夜起坐数次。坐时症状加重，胸闷，耳鸣，眼胞浮肿，症状已8个月。多处医治无效，经他人介绍前来求医。患者睡眠时习惯用高枕，有卧看电视等不良生活习惯。查体：C※，活动受限，抬肩活动时症状加重，左上肢功能受限。

治疗：在百会、四神聪、风池、哑门、百劳、大椎、肩井、左肩外俞、第3~7颈椎等处植入中药制剂。

2000年5月10日访：明显好转。治疗：在左肩髃、肩髎、天宗、臑俞、臂臑等处植入中药制剂。

2000年11月3日电话访：治疗后，10日左右痊愈。

2006年1月访：无复发。

病案九

石某，女，34岁，2000年6月7日就诊。患者头昏，耳鸣，听力下降，前额疼痛、鼻尖麻木，眯眼时略缓解，颈常酸硬，症状已2个月。查体：C$\overset{+}{\underset{+}{-\times-}}$，第3~5颈椎处有条索反应，压痛（+），抬肩加重。

治疗：在百会、风池、哑门、百劳、大椎、第3~7颈椎、肩井、肩外俞等处植入中药制剂。植入后即刻睁眼自如。

2000年6月10日访：已愈。

2006年1月访：无复发。

病案十

苏某，男，32岁，2002年11月15日就诊。患者1998年被重物砸伤右肩井处，2个月后出现颈部疼痛，左侧明显，伴有头晕、头部左侧疼痛。之后肩背部逐渐开始疼痛。症状间断持续3年。现患者颈肩背疼痛，头晕头痛，左侧较重，傍晚6时至8时明显，严重时被迫平卧。胸闷、心烦明显，心率每分钟100次以上，时有气喘，平卧1小时后可缓解。晨起时无名指、小指麻木感严重。晨起后常有四肢酸痛，左耳耳鸣如蝉声，睁眼困难。颈痛重时有胃胀，吞咽食物困难。失眠，多梦，每日服地西泮1片仍睡眠不安，记忆力差。多处医治无效，慕名前来求治。

查体：C$\overset{+}{\underset{+}{+\times+}}$，活动受限，抬肩时症状加重，头皮松弛，第3～7颈椎有条索反应、压痛（+），左肩井压痛（+）。被迫平卧。

治疗：在百会、四神聪、率谷、风府、风池、哑门、天柱、大椎、左肩井、肩外俞等腧穴及第3～7颈椎处植入中药制剂。

2002年11月16日访：左手麻木缓解，右手五指麻木加重。

2002年11月24日访：治疗后停服地西泮，颈酸、手麻、肩背痛、四肢酸、头昏、胸闷、耳鸣、胃胀等症状均有缓解。心率恢复正常。头晕好转，不需被迫平卧。但颈部左侧仍有疼痛。治疗：在左天容、扶突、天鼎、翳风、完骨、第5～7颈椎夹脊穴、第3～12胸椎左侧旁开1.5寸处、膻中、左合谷等处植入中药制剂。

2002年11月25日访：症状消失而愈。

2006年1月：治愈后无复发。

病案十一

马某，男，42岁，2004年4月19日就诊。患者头颈不适40多天，服独一味无效。目前，头昏，颈酸，左侧为重。左肩与上臂常酸，颈活动时症状加重，功能受限，左肩胛内侧常酸，咳嗽加重。久坐腰酸，常倚坐床上，有腰椎间盘突出病史。查体：C$\overset{+}{\underset{+}{{+}\times{+}}}$，第4~6颈椎压痛（+），肩井、肩外俞压痛（+）。

治疗：在百会、率谷、哑门、风府、风池、肩井、左肩外俞、曲池等腧穴以及右肩胛内侧上角、中角、下角处植入中药制剂。治疗后即刻症状减轻。

2004年5月2日访：已痊愈，并介绍其他患者来本处诊治。

2006年1月访：治愈后无复发。

第二节　肩关节周围炎

肩关节周围炎（简称“肩周炎”），又称“冻结肩”“漏肩风”“五十肩”，是肩关节周围软组织（如肌腱、韧带、滑囊）的慢性无菌性炎症，导致肩关节疼痛、活动受限及功能障碍。

本病归属于中医“痹证”“肩痹”的范畴，因其好发于50岁左右的男女，故称“五十肩”。女性多于男性。

一、病因病机

1. 外感风寒湿邪

风寒湿邪侵袭肩部，经络气血阻滞，不通则痛。肩部冷痛、遇寒加重，得温痛减。

2. 气血不足

素体虚弱或久病耗伤气血，肩部筋骨失养。肩部隐痛、乏力，劳累后加重。

3.肝肾亏虚

肝肾不足，筋骨失养，加之劳损或外伤，筋骨修复能力下降。肩部酸痛、活动无力，腰膝酸软。

4.外伤劳损

跌仆、扭伤或长期过度使用肩部，导致气血瘀滞，筋脉痹阻。肩部刺痛、固定不移，活动时加剧。

5.情志不畅

长期情志抑郁、愤怒或压力过大，导致气滞血瘀。肩部胀痛、胸闷，与情绪波动相关。

二、诊断要点

以逐渐加重的肩部疼痛为主要特征，夜间明显，可放射至颈部、上臂。肩关节外展、上举、内旋、后伸受限，梳头、穿衣等动作困难。晚期可见三角肌萎缩，肩峰突起。MRI显示肩关节周围软组织炎症、水肿，肌腱、韧带损伤，为重要的诊断参考。本病好发于50岁左右的中老年人，女性多于男性。病程通常持续1～3年，有自限性，但易遗留功能障碍。

三、鉴别诊断

1.颈椎病

颈椎病常有颈肩疼痛的症状，疼痛沿上肢放射，伴有麻木、无力，活动颈部或劳累后加重。除此以外，也可能出现四肢麻木、无力，头晕、头痛、血压波动等临床表现。

2.冠心病性肩痛

冠心病患者或有肩痛表现，但主要以胸骨后或心前区压榨样不适为主要特征，另外冠心病发作时疼痛一般持续时间不长，且肩关节活动不受影响。而肩周炎的疼痛时间较长，并常伴有关节活动受限。此外，冠心病引起的肩痛，在休息或服用硝酸甘油等药后症状可缓解，而服用止痛药（如索米痛片、芬必得）无效。

3.肺尖癌

由于肺炎的周边区域有许多的神经丛，如支配颈部皮肤和肌肉的颈丛神经，支配肩背部以及上肢皮肤和肌肉的臂丛神经。当肺尖周边部发生癌肿后，不断发展的癌肿组织侵犯臂丛神经就可以出现肩部疼痛。这种疼痛通常是以腋下为主，向上肢内侧放射的烧灼样疼痛，在夜间加重。由于肩周炎的主要表现也是肩部疼痛，活动受限，二者很相似，容易误诊。但癌肿引起的肩痛用治疗肩周炎的方法不能缓解，或伴有加重趋势，后期则有癌肿转移及全身症状恶化等表现。

四、辨证论治

主症：患者肩部疼痛，夜间加重，可放射至颈部、上臂。肩关节外展、上举、内旋、后伸活动受限明显，晚期可有三角肌等肩周肌肉萎缩。

治法：温经祛寒，活血祛瘀，养血通络，理气止痛。

主穴：肩井、肩髃、肩髎、臂臑、曲池、合谷、外关、中府、云门、臑俞、肩贞、附分、天宗、风池、阿是穴、功能点（活动功能受限时出现的痛点）。

配穴：上肢平举功能障碍，于肩峰缘局部取穴；上肢内旋后伸功能障碍，配附分、曲池。

操作：可一次性植入中药制剂；如高龄体虚、糖尿病、高血压等患者，可分两三次植入中药制剂。

方义：肩井为手少阳三焦经、足少阳胆经、足阳明胃经和阳维脉之交会穴，具有散风祛邪、调气行血、通经活络的作用，主治肩背痛、手臂不举；肩髃为手阳明大肠经与阳跷脉之会，阳跷脉主运动，阳明之筋又结于肩部，更位于肩部，是治疗肩臂疼痛、手臂挛急不举、半身不遂的主穴，具有散风清热、通络作用；肩髎、臂臑治肩臂疼痛不举；曲池、合谷、外关治上肢麻木，曲池亦通治一切肩痛；中府是肺之募穴，为肺气汇聚之处，气行则血行，主治肩背痛；云门主治肩臂痛，臑俞主治肩臂酸痛无力，肩胛痛不可举；天宗、风池治肩背痛。

五、临证验案

病案一

罗某，男，52岁，1976年9月10日就诊。患者左肩日夜剧痛，呻吟不停，夜不能入睡，上臂和前臂常酸，指尖麻木。左手常要架按颈上，上肢垂放则有放射痛。症状已经持续6个月，多处医治无效。查体：慢性病容，左手按于颈上，呻吟不停。左上肢平举功能剩余1/5，内旋、后伸功能剩余1/6，上举功能剩余2/3。

治疗：在左肩井、附分、臑俞、肩贞、肩髃、中府、云门、臂臑、曲池、曲泽植入中药制剂。

1976年9月15日访：疼痛减轻2/3，夜间能入睡，左手放下无不适。

1976年9月24日访：疼痛基本消失，功能好转。

1976年10月11日访：症状消失，功能恢复，已愈。

病案二

樊某，男，52岁，1976年3月就诊。患者主诉右上肢酸痛1年，日轻夜重，夜间往往不能入睡，因酸痛难忍，需要不停地甩手方有缓解。经治疗无效，故前来就诊。查体：右上肢平举功能剩余1/3，后伸功能剩余1/4，上举功能剩余1/2。不停甩手。

治疗：在右肩髃、中府、臑俞、肩髎、臂臑、曲池植入中药制剂。

1976年4月10日访：已痊愈。

病案三

傅某，男，57岁，1977年4月16日就诊。患者左肩至曲池剧痛，右上肢白天能下垂，但不能后伸，提物无力。夜间被迫坐靠床头度夜，不能躺下睡觉，躺下则剧痛难熬，叫苦连天。只有在十分疲乏时，才能坐靠在床头边睡几小时。症状在天气变化时加重，已持续两年多。平时常服草药酒，多处医治无效。查体：左上肢平举功能剩余1/4，上举功能剩余1/3，内旋后伸功能剩余1/6。

治疗：在左上肢肩髃、曲池、臂臑等腧穴植入中药制剂，上肢活动功能即刻好转大半。

1977年4月17日访：4月16日夜间切口疼痛反应5小时，予普鲁卡因局部封闭治疗1次。仅治疗后切口疼痛，他处不痛。早起时左上肢功能正常。睡眠时左肩已不痛。

1977年4月27日访：已痊愈。

病案四

兰某，男，60岁，1977年5月24日就诊。患者1976年8月双上肢疼痛，开始能勉强劳动，一个月后无法劳动，双上肢严重功能障碍，不能穿、脱衣裤，无法拔出腰部佩戴的弯刀。双上肢腋下常痛，右上肢比左上肢更痛，两手相互按摩不止，呻吟不停，日轻夜重。每日最多睡2～3个小时，冬天穿棉衣、夏天穿衬衣只能穿进一只袖子，另一只袖子用绳捆在身上。曾服草药2～3筐无效，体重降低5kg左右。查体：双上肢平举功能剩余1/5，上举功能剩余1/7，后伸功能丧失。

治疗：在症状较重的右肩及前臂施电针、推拿治疗。稍轻松后，于右肩三角肌臂臑及阿是穴植入中药制剂，右上肢即刻功能正常，穿衣裤自如，未治疗的左上肢亦好转大半。治疗1小时后，左上肢功能也恢复正常，穿、脱衣裤无碍。患者赞扬笔者如“杨柳神”。

1977年5月25日访：治疗处切口痛11小时，穿衣无碍。后愈。

病案五

傅某，男，71岁，1981年3月2日就诊。患者1980年9月撬石头时不慎将上肢扭伤，左上肢自肩至曲池处时常酸痛，活动功能受限，上举困难。挑担时左手不能扶扁担。近日以左上肢臂臑和肱二头肌外侧中点处最痛。查体：左上肢外展功能剩余1/2，内旋后伸功能剩余1/8，上举功能剩余1/2。

治疗：在曲池以普鲁卡因局部麻醉后，左上肢功能立即恢复，仅感左肩髃处稍有胀感。再在左曲池、左肩髃植入中药制剂，加蝶形胶布固定，功能即刻如常。

1981年3月4日访：病情反复，上肢功能剩余一半，挑担时左手已能扶扁担。

1981年3月5日访：病情不稳定，在内收肩关节时，左肩三角肌外侧疼痛。

1981年4月5日访：症状稍好。治疗：左肩三角肌阿是穴植入中药制剂。

1981年4月6日访：基本不痛，仅感左肩略胀。

1981年4月10日访：已痊愈。

病案六

金某，男，55岁，1989年1月5日就诊。患者1987年10月撬石头2个小时后，右上肢及肘部疼痛，时轻时重。1988年2月天气变化时右肩疼痛，8月15日吃鹅肉后又加重，一直至今。现右肩和上臂外侧常酸痛，日轻夜重，夜间入睡困难，在十分疲倦时才能睡1～2小时。经多家医院治疗无效，慕名前来就诊。查体：慢性病容，用左手不停地按摩右肩，右上肢外展平举85°，内旋时指尖可触至对侧臀尖，上举功能剩余2/3。

治疗：在右肩髃、肘髎、手三里等腧穴及肩峰下方处植入中药制剂。

1989年1月14日访：近3天已不酸痛，夜间能入睡，但功能无明显好转。

1989年3月15日访：功能正常，但右肩井和肩三角肌外侧中央仍有酸痛，日轻夜重，已不碍睡眠。治疗：右百劳下2寸、附分、臂臑等处植入中药制剂。

1989年3月26日访：已痊愈。

病案七

翁某，女，51岁，1998年1月18日就诊。患者2个月前骑摩托车时倒地，左手扶地造成左肱骨外科颈骨折，经石膏固定治疗2个月后。但骨折治愈、拆除石膏后，头常昏痛，左肩常酸痛，左上肢常胀麻，日轻夜重，夜间不能入睡或被痛醒，需起夜活动4～6次，起床活动后稍好，左上肢功能受限，不能穿脱衣裤。查体：左上肢平举功能剩余2/3，上举功能剩余3/5，内旋后伸功能剩余1/5，第4～5颈椎、左新设、肩髃、肩前、肩后、肩峰压痛（++）。

治疗：在左新设、肩井、肩前、肩髃、肩后、臂臑、臑俞等腧穴及肩峰、第4～5颈椎处植入中药制剂。

1998年1月19日访：头已不昏，肩已基本不痛，但左肘关节酸痛难忍。治疗：在肩部阿是穴、曲池、尺泽、手三里等腧穴处植入中药制剂。

1998年2月8日访：治后好转。治疗：在肩肘部阿是穴植入中药制剂。

1998年3月10日访：已愈。

第三节　桡骨茎突腱鞘炎

桡骨茎突腱鞘炎是指因拇指或腕部活动频繁，导致拇短伸肌腱和拇长展肌腱在桡骨茎突部腱鞘内长期反复摩擦，引发无菌性炎症的疾病。以桡骨茎突处疼痛、肿胀，拇指活动受限、无力，疼痛在拇指活动或手腕用力时加剧为主要特征，严重时可影响日常生活和工作。本病多发于家庭主妇、手工劳动者、运动员等长期从事手腕和拇指活动的人群。

一、病因病机

1.外感风寒湿邪

风寒湿邪侵袭，气血运行不畅，筋脉失养。

2.劳损外伤

长期过度使用手腕或拇指，导致筋脉受损，气血瘀滞。

3.气血不足

体弱、血虚，导致筋脉失养，易受外邪侵袭。

4.肝肾亏虚

肝肾不足，筋骨失养，筋脉失于濡润。

二、诊断要点

以局部疼痛、肿胀为特征。桡骨茎突处疼痛，可放射至手部或前臂，拇指活动时加剧，可触及硬结。拇指屈伸活动及腕关节活动范围减小，提物无力。超声检查可观察腱鞘增厚、肌腱增粗、腱鞘内积液等情况。

三、辨证论治

主症：手腕桡侧疼痛，拇指活动时疼痛加剧，局部肿胀压痛，握力下降，活动受限。

治法：行气活血，祛瘀止痛。

主穴：以局部阿是穴为主，

配穴：如有向前臂放射者，配手三里、曲池；向手部放射者，配合谷。

操作：因病处血行欠佳，故一般取4～6个阿是穴。一般1天见效，5～15天痊愈。

方义：阿是穴疏通经络，行气活血，消肿止痛，松解粘连，可治疗局部疼痛和病变。

四、临证验案

病案一

林某，女，24岁，1977年2月8日就诊。患者右桡骨茎突疼痛1年多，初起日轻夜重，1976年10月加重，日夜等痛，有时难以入睡，即使能入睡醒来后也难以再次入睡，疼痛向大拇指放射。多处治疗无效，曾以偏方牛粪外敷，无效。天冷时疼痛更甚，用棉布包裹后略有缓解。查体：慢性痛苦病容，右桡骨茎突处稍红肿，局部很痛，手不可近，不能行屈拇握拳试验。

治疗：在阿是穴植入中药制剂。

1977年2月28日访：已愈。

病案二

方某，女，52岁，2003年10月2日就诊。患者患双桡茎突腱鞘炎1年，多次封闭治疗无效。目前双桡茎突日夜常痛，夜痛不能入睡，用力时加重，并向手背放射，严重功能障碍。查体：双侧屈拇握拳试验（+），局部红肿，手不可近。

治疗：在左右双桡骨茎突处及合谷植入中药制剂。

2003年10月16日访：已愈。

病案三

刘某，女，2002年12月13日就诊。患者右桡骨茎突疼痛2个月。前1个月间断疼痛，近1个月来加重。目前日夜常痛，并向拇指放射。触摸局部即痛，并向中指掌指关节两侧放射。查体：局部压痛（+），向手背放射。

治疗：在右列缺、阳溪、阿是穴等腧穴处植入中药制剂。

2003年1月12日访：已愈。

病案四

叶某，女，56岁，2005年6月15日就诊。患者左桡骨茎突疼痛10年，近1个月来加重。目前，日夜常痛，夜间难以入睡，并向手背放射，用力时加重，无法完成拧毛巾、洗衣服等动作。查体：左桡骨茎突2度红肿，手不可近，屈拇握拳试验（+）。

治疗：在左桡骨茎突阿是穴植入中药制剂。

2005年7月8日访：已愈。

病案五

叶某，女，71岁，2004年10月17日就诊。患者患右桡骨茎突腱鞘炎10个月，近3个月来加重。目前右桡骨茎突处时常酸痛，并向拇指放射，前臂偶痛。天冷和用力时加重，不能拧毛巾。夜痛有碍睡眠，痛处用棉布包裹后疼痛稍轻。查体：局部稍红肿，压痛（+），有放射痛。

治疗：在右桡骨茎突阿是穴植入中药制剂。

2004年11月9日访：已愈。

病案六

施某，男，33岁，2004年10月25日就诊。患者患左尺骨茎突腱鞘炎3个月，近10天来加重，多处治疗无效。目前，左尺骨茎突处日夜常痛，有时向前臂外侧和拇指放射，夜痛有碍睡眠。用力时疼痛加重，封闭治疗无效。查体：局部稍有红肿、压痛（+），并向手背拇指放射，屈拇握拳试验（+）。

治疗：在左尺骨茎突阿是穴植入中药制剂。

2004年11月20日访：已愈。

病案七

胡某，女，49岁，2005年3月2日就诊。患者右桡骨茎突疼痛1年，2004年10月采用封闭治疗后，疼痛好转1个月左右，而后复发。本次疼痛已2个多月，比以往更甚，再次封闭治疗无效。目前右桡骨茎突处常酸痛，并向拇指放射，用力时加重，无法洗衣。夜睡会被痛醒。查体：局部红肿，痛处手不可近。

治疗：在右桡骨茎突阿是穴植入中药制剂。

2005年3月27日访：已愈。

病案八

黄某，女，50岁，2004年1月8日就诊。患者右桡骨茎突疼痛1个多月，目前右桡骨茎突处常痛，晨醒后拇指即痛，屈伸活动受限，不能完成拧毛巾、洗衣服动作。查体：局部红肿、压痛（+），并向拇指放射，拇指屈伸时疼痛加重。

治疗：在右桡骨茎突阿是穴和合谷等腧穴处植入中药制剂。

2004年8月25日访：已愈。

病案九

章某，女，52岁，2005年10月15日就诊。患者患右桡骨茎突腱鞘炎2个多月，近日来疼痛加重。目前右桡骨茎突处日夜常痛，夜间可被痛醒，天冷时加重，不能完成拧毛巾、洗衣服动作。查体：局部红肿，轻触即痛，并向拇指放射，屈拇握拳试验（+）。

治疗：在局部阿是穴植入中药制剂。

2005年11月4日访：已愈。

病案十

尤某，女，39岁，2006年6月10日就诊。患者左桡骨茎突疼痛2个多月，日夜常痛，有碍睡眠。左腕活动和用力时疼痛加重，拇指活动时也会诱发疼痛，无法完成拧毛巾和洗衣服动作。查体：左桡骨茎突稍红肿，压痛（+），并向拇指放射，屈拇握拳试验（+）。

治疗：在左桡骨茎突阿是穴植入中药制剂。

2006年8月29日访：已愈。

第四节　肱骨外上髁炎

肱骨外上髁炎，俗称“网球肘”，是因前臂伸肌群（尤其是桡侧腕短伸肌）在肱骨外上髁附着点反复牵拉、劳损，导致局部发生无菌性炎症的慢性损伤性疾病。长期反复的腕部背伸、前臂旋转等动作（如网球反手击球、木工操作、家庭主妇拧毛巾等）是主要诱因。患者肘关节外侧疼痛，握拳、伸腕、旋转前臂时加剧，严重时可放射至前臂，影响日常生活（如提物、握持工具等）。

一、病因病机

1.外感风寒湿邪

风寒湿邪侵袭肘部，阻滞经络气血运行，导致筋脉失养，不通则痛。

2.劳损外伤

长期过度使用肘部，或急性扭伤后未彻底治愈，导致筋脉受损，气血瘀滞。

3.气血不足

素体虚弱或久病耗伤气血，筋脉失于濡养，易受外邪侵袭。

4.肝肾亏虚

肝肾不足，筋骨失养，筋脉失于濡润，加之劳损或外伤，筋骨修复能力下降。

二、诊断要点

以肘关节外侧局限性疼痛为主要特征，可放射至前臂，握拳、伸腕、旋转前臂时加剧。肱骨外上髁处明显压痛，局部无红肿。前臂旋转及握物无力，严重时可影响日常生活。前臂伸肌紧张试验（Mill征）及腕伸肌紧张试验阳性是重要诊断依据。MRI可显示伸肌总腱起点处水肿、增厚或信号异常。

三、辨证论治

由于本病患处肌肉浅薄，气血运行较差，内服、艾灸及封闭疗法效果欠佳，而中草药制剂穴位植入疗法有良好的效果，不良反应较少。

主症：肘关节外侧疼痛，握拳、伸腕、旋转前臂活动受限。

治法：活血祛瘀，疏通经络，调和气血。

主穴：以局部阿是穴为主。该部位功能复杂，要反复屈伸肘关节，一般取5～6个阿是穴。

配穴：重症配手三里、曲池。

方义：阿是穴疏通经络，行气活血，消肿止痛，松解粘连，可治疗局部疼痛和病变。

四、临证验案

病案一

张某，男，59岁，1976年11月19日就诊。患者右肱骨小头疼痛1年多，封闭治疗无效。目前用力即痛，拧毛巾也力量不足。查体：局部压痛（+）。治疗：在阿是穴植入中药制剂。

1976年12月15日访：已愈。

病案二

冯某，男，40岁，2000年2月8日就诊。患者右上肢有肱骨外上髁炎，并引起右上肢外侧酸痛，力量不足，手凉。局部常酸痛，用力时和用力后酸痛加重。症状已1年多。现右手持手电筒也感到费力。曾在多处医院行封闭等治疗无效。查体：右肱骨外上髁压痛（+），用力握拳时加重，老鹰回头试验（+）。

治疗：在阿是穴植入中药制剂。

2000年3月10日访：已愈。

病案三

徐某，男，51岁，2007年7月31日就诊。患者患右肱骨外上髁炎3个月。目前夜间常痛，用力加重，提开水瓶困难，局部封闭治疗多次无好转。查体：局部压痛（+）。

治疗：在阿是穴植入中药制剂。

2007年9月4日访：已愈。

病案四

叶某，男，62岁，2000年8月4日就诊。患者右肱骨外上髁炎6年，多次治疗无效，近两个月来症状加重，日夜酸痛，拧螺丝、舀水时加重。查体：局部压痛（+）。

治疗：在阿是穴植入中药制剂。

2000年10月9日访：已愈。

病案五

叶某，男，44岁，2000年8月5日就诊。患者当石匠二十余年，患右肱骨外上髁炎2年。目前左肱骨外上髁处日夜酸痛，夜里该局部上下各10cm处也常酸痛，日轻夜重。查体：局部压痛（+）。

治疗：在阿是穴植入中药制剂。

2000年9月5日访：已愈。

病案六

张某，男，40岁，1971年2月8日就诊。右肱骨外髁疼痛2年，近两个月来加重，日夜常痛，用力加重，提开水瓶掉落1次。查体：局部压痛（+）。

治疗：在阿是穴植入制剂。

1971年3月15日访：已愈。

病案七

王某，女，39岁，2001年10月3日就诊。患者右肘外侧疼痛一年多，封闭治疗5次无效，目前日夜常痛，拿不动茶杯，疼痛严重时手背、手指肿胀。查体：局部压痛（+）。

治疗：在阿是穴植入中药制剂。

2001年11月7日访：已愈。

病案八

梅某，女，45岁，2003年3月14日就诊。患者右肘外侧疼痛6年，左肘疼痛1年，日夜常痛，用力时加重，提开水瓶困难。查体：局部压痛（+）。

治疗：在右肘外侧阿是穴及曲池、手三里等腧穴植入中药制剂。

2003年5月4日访：两侧肘部疼痛均已愈。

病案九

郑某，女，42岁，2003年2月19日就诊。患者右肘关节外侧疼痛3年，近1个月来加重，封闭治疗5次无效。目前右肘外侧常酸痛，用力时加重，舀水、提瓶倒水困难。查体：局部压痛（+）。

治疗：在阿是穴处植入中药制剂。

2003年4月5日访：已愈。

病案十

秦某，女，47岁，2003年2月22日就诊。患者右肘外侧疼痛6个月，目前右肘外侧日夜常痛，严重时前臂也会疼痛。在中医院予小针刀治疗两次后稍好转，而后又疼痛发作。开铲车用力时右肘疼痛加重。查体：

局部压痛（+）。

治疗：在阿是穴植入中药制剂。

2003年3月28日访：已愈。

第五节　肱骨内上髁炎

肱骨内上髁炎，又称“高尔夫球肘”“网球肘”，是前臂屈肌总腱在肱骨内上髁附着点反复牵拉、劳损，引发局部无菌性炎症的慢性损伤性疾病。长期反复的腕部屈曲、前臂旋前等动作（如高尔夫球挥杆、木工操作、网球反手击球等）是主要诱因。患者多见肘关节内侧疼痛，握拳、屈腕、旋转前臂时加剧，严重时可放射至前臂，影响日常生活（如提物、握持工具等）。

一、病因病机

1.风寒湿邪

风寒湿邪侵袭肘部，阻滞经络气血运行，导致筋脉失养，不通则痛。

2.劳损外伤

长期过度使用肘部，或急性扭伤后未彻底治愈，导致筋脉受损，气血瘀滞。

3.气血不足

素体虚弱或久病耗伤气血，筋脉失于濡养，易受外邪侵袭。

4.肝肾亏虚

肝肾不足，筋骨失养，筋脉失于濡润，加之劳损或外伤，筋骨修复能力下降。

二、诊断要点

以局部疼痛、压痛、功能受限为主要特征。肘关节内侧局限性疼痛，可放射至前臂，握拳、屈腕、旋转前臂时加剧。肱骨内上髁处明显压痛，局部无红肿。前臂旋转及握物无力，严重时可影响日常生活。抗阻力屈腕试验、前臂旋前抗阻试验阳性是重要参考依据。

三、辨证论治

肱骨内上髁炎需早期诊断、综合治疗，中医治疗注重辨证施治，结合功能锻炼，可有效改善症状，促进康复。

主症：肘关节内侧局限性疼痛，可放射至前臂，握拳、屈腕、旋转前臂时加剧。肱骨内上髁处明显压痛，局部无红肿。前臂旋转及握物无力，严重时可影响日常生活。

治法：活血祛瘀，疏通经络、调和气血。

主穴：以局部阿是穴为主。该部位功能复杂，要反复屈伸肘关节，一般取5～6个阿是穴，

配穴：重症配手三里、曲池。

方义：阿是穴疏通经络，行气活血，消肿止痛，松解粘连，可治疗局部疼痛和病变。

四、临证验案

病案一

谢某，男，51岁，2009年5月4日就诊。患者右肱骨内上髁疼痛3个月，曾经服药、封闭治疗无效。目前该处常痛，用力时加重。查体：右肱骨内上髁压痛（++）。

治疗：在右肱骨内上髁阿是穴植入中药制剂。

2009年5月13日访：患处大为好转。

2009年7月17日访：已愈。

病案二

李某，女，53岁，2009年4月4日就诊。患者左肘内侧疼痛3年，曾行

封闭治疗2次，小针刀治疗2次，但不能治愈。目前左肘内侧常痛，用力加重。查体：局部压痛（++）。

治疗：在左肱骨内上髁处阿是穴植入中药制剂。

2009年4月19日访：疼痛有所减轻。

2009年5月10日访：已愈。

病案三

陈某，男，48岁，2009年8月20日就诊。患者2000年4月16日曾被诊断为肱骨外上髁炎，经治疗后至今未复发。两年前又患右肱骨内上髁炎，一年前症状加重，目前肘常疼痛，用力时疼痛加重。查体：局部压痛（+）。

治疗：在右肱骨内上髁阿是穴植入中药制剂。

2009年8月29日访：平时不痛，劳作后稍痛。

2009年9月10日访：已愈。

第六节　屈指肌腱腱鞘炎

屈指肌腱腱鞘炎是因屈指肌腱与纤维鞘管反复摩擦，引发慢性无菌性炎症，导致鞘管壁增厚、肌腱局部增粗，阻碍肌腱滑动，从而引发临床症状。该病又称扳机指或弹响指，多见于妇女、手工操作者（如纺织工人、木工）、婴儿及老年人，好发于拇指、中指和环指。起病缓慢，主要症状包括手掌部疼痛（晨起或活动时加重）、患指伸屈活动障碍，掌指关节屈曲处可触及压痛结节，严重者手指屈伸时会出现弹响或交锁现象。

一、病因病机

1.外感风寒湿邪

风寒湿邪侵袭手指关节，导致气血运行不畅，筋脉失养，经络闭阻，形成局部气血瘀滞，引发疼痛和活动受限。

2. 劳损伤筋

长期过度使用手指，导致肌腱与腱鞘反复摩擦，气血凝滞，筋脉受损，形成局部瘀血、肿胀，阻碍肌腱正常滑动。

3. 肝肾亏损，气血不足

年老体弱或久病体虚者，肝肾精气衰退，气血不足，筋骨失养，屈指肌腱退行性变，滑膜鞘分泌功能减退，轻微外界刺激即可诱发炎症。

二、诊断要点

以手指疼痛、肿胀、活动弹响或卡顿、无力为主要特征。屈伸手指时出现疼痛，或见弹响或卡顿感，尤其在早晨或长时间休息后加重，疼痛可能放射至手腕或手掌。腱鞘部位肿胀，触摸时感觉增厚。严重者手指屈伸受限，甚至出现交锁现象。局部有压痛、结节。可能反复发作，劳累、寒冷或过度使用手部时症状加重。

患者常有手指过度使用、反复屈曲或长时间保持同一姿势的历史，如手工劳动者、长时间使用手机或电脑者。超声检查可观察腱鞘增厚、肌腱肿胀及滑膜增生等情况，有助于确诊。

三、辨证论治

主症：患者屈伸手指时疼痛、有弹响或卡顿感，局部有压痛、结节。晨起加重。腱鞘部位肿胀，触摸时感觉增厚。严重者手指屈伸受限。

治法：行气活血。

主穴：以局部阿是穴为主。

操作：因掌侧皮厚，不宜用穿刺针植药，否则容易产生严重的排异反应。可用11号手术刀片做0.3～0.5cm切口，再植入中药制剂。

方义：根据“通则不痛，痛则不通”“气行则水行，血行则水行”的原理，阿是穴直接对应病变部位，疏通局部经络气血，减轻水肿、炎症反应。

四、临证验案

病案一

程某，女，59岁，2006年4月24日就诊。患者右手第1掌指关节疼痛3年，拇指屈伸功能严重受限，屈后难以伸直，需用左手帮扶才可。曾行封闭治疗6次，前两次封闭治疗后有1～2个月疼痛消失，而后疼痛复发后再封闭治疗无效。查体：右手第1掌指关节掌侧有一个隆起尖端、米粒大小的硬物，压痛（+）。

治疗：在左阳溪、合谷及阿是穴等腧穴处植入中药制剂。

2006年6月7日访：已愈。

病案二

程某，女，56岁，2006年4月9日就诊。患者左手第1掌指关节疼痛1年多，有间断性发作史，本次疼痛1个多月。查体：局部压痛（+++）。

治疗：在左手第1掌指关节掌侧阿是穴和合谷植入中药制剂。

2006年6月7日访：已愈。

病案三

李某，女，49岁，2005年1月3日就诊。患者2003年8月跌倒，右拇指捺地受伤后，拇指掌指关节疼痛，活动功能受限，多处治疗无效。目前右手第1掌指关节日夜时常疼痛，痛至拇指末节，日轻夜重，动则疼痛加剧。拇指屈曲后伸展困难，需左手帮忙方可。查体：右手第1掌指关节掌侧压痛（+++），末节压痛（+++），屈伸功能严重受限。

治疗：在阿是穴处植入中药制剂。

2005年1月12日访：患者右手第1掌指关节已愈，末节略痛。治疗：在阿是穴植入中药制剂。

2005年2月15日访：右手拇指已愈，至今未复发。自诉左拇指弹响疼痛已2个月。治疗：在阿是穴植入中药制剂。

2005年3月20日访：已愈。

病案四

阙某，女，58岁，2005年7月19日就诊。患者左手第3掌指关节疼痛，有弹响5个月。查体：局部压痛（+++）。

治疗：在阿是穴处植入中药制剂。

2005年8月29日访：已愈。

病案五

吴某，女，57岁，2006年2月3日就诊。患者右手第3掌指关节疼痛，有弹响1年多。查体：局部压痛（+++）。

治疗：在局部阿是穴处植入中药制剂。

2006年4月7日访：已愈。

病案六

朱某，男，69岁，2003年6月7日就诊。患者右手第3掌指关节疼痛1年，用力时加重，多处治疗无效。目前中指屈伸受限，有时屈后难以伸直，要左手帮助才能伸直，局部有弹跳感。查体：右手第3掌指关节掌侧压痛（++）。

治疗：在八邪（右手食指、中指处）及阿是穴处植入中药制剂。

2003年8月10日访：已愈。

病案七

吕某，女，53岁，2003年3月5日就诊。患者左手第3掌指关节和右手第2掌指关节疼痛1年，目前该两处关节用力则痛，屈伸功能受限。查体：左手第3掌指关节和右手第2掌指关节掌侧压痛（+++）。

治疗：在上述阿是穴植入中药制剂。

2003年4月10日访：已愈。

病案八

王某，女，54岁，2000年10月29日就诊。患者两手第1掌指关节时常疼痛，日轻夜重，用力则加重，症状已2个月。查体：两手第1掌指关节掌侧压痛（+++），右重左轻。

治疗：在两手第1掌指关节阿是穴植入中药制剂。

2000年12月1日访：已愈。

病案九

陈某，男，53岁，2003年2月8日就诊。患者双手第2掌指关节疼痛1年，右侧较重，多处治疗无效。目前双手第2掌指关节常痛，用力则加重，食指屈伸时症状加重，有弹响。查体：双手第2掌指关节掌侧压痛（+++）。

治疗：在上述阿是穴植入中药制剂。

2003年5月2日访：已愈。

病案十

洪某，女，67岁，2006年5月5日就诊。患者左手第2、3、4、5掌指关节疼痛4个月，手指屈伸功能受限，有弹响。查体：手指局部压痛（+++）。

治疗：在阿是穴植入中药制剂。

2006年7月2日访：已愈。

第七节　腰椎间盘纤维环破裂症

腰椎间盘纤维环破裂症，即腰椎间盘突出症，是因腰椎间盘退行性改变、外伤或慢性劳损导致纤维环破裂，髓核组织突出压迫神经根或脊髓，引发腰痛、下肢放射痛、下肢麻木等症状的疾病。该病好发于20～40岁青壮年，男性多于女性，以下腰部椎间盘（如L4−L5椎间盘、L5−S1椎间盘）为常见发病部位。腰椎间盘纤维环破裂症属中医“腰痛”“痹证”的范畴。

“腰椎间盘突出症”的名字应用更为广泛，皆因一般观点认为症状是因突出的髓核压迫神经根或脊髓而引发。但因腰椎间盘突出程度与临床症状严重程度并不成正比，因此，腰椎间盘突出症的发病机理以化学神经根炎性学说解释更为合理，因此笔者更倾向于使用“腰椎间盘纤维环破裂症”的名字。

一、病因病机

1. 肝肾亏虚

肾主骨生髓，肝主筋，肝肾不足则筋骨失养，易致椎间盘退变。

2. 外邪侵袭

风寒湿邪痹阻经络，气血运行不畅，加重筋骨损伤。

3. 劳损过度

长期弯腰、负重或久坐，导致腰部筋骨慢性损伤，气血瘀滞。

4. 跌仆闪挫

急性外伤导致筋脉受损，气血瘀滞，筋骨失养。

二、诊断要点

以腰痛伴下肢放射性疼痛为主要特征。疼痛自腰部向臀部、大腿后侧、小腿外侧放射，咳嗽、喷嚏时加重。行走后下肢疼痛加重，需弯腰或蹲下缓解。下肢可有麻木、刺痛，严重者可出现肌力减退、足下垂。当马尾神经受压时，可出现大小便功能障碍，会阴部感觉减退。

视诊可见腰椎生理曲度改变，侧弯畸形。腰部前屈、后伸、旋转时疼痛加重。病变椎间隙压痛明显，叩击痛阳性。直腿抬高试验及加强试验阳性可辅助诊断。MRI可明确椎间盘突出的程度、方向及神经根、脊髓受压情况。

三、鉴别诊断

1. 梨状肌损伤综合征

梨状肌体积小，受力大，常因股部外展、外旋或内旋等突然动作导致损伤，可引起患肢放射性疼痛。患肢的体征与腰椎间纤维环破裂症有所相似，但患者无腰痛和脊柱体征；臀部可见肌萎缩；梨状肌局部有明显条索反应和压痛及放射痛；直腿抬高60°前疼痛较明显，但至60°以后则疼痛减轻；疼痛等症状与腹压增高无关。

2. 强直性脊柱炎

强直性脊柱炎，尤其是早期的上行型脊柱炎，极易误诊为腰椎间盘纤维环破裂症。脊柱炎患者弯腰困难，俯身畸形强直行走，臀部及股后侧疼痛，这与腰椎间盘纤维环破裂症相似；但患者症状日轻夜重，晨起重，日间轻，出现晨僵，疼痛程度与腹压增高无关，且并好发于男性青少年，男女之比为1∶9许，髂后上棘内侧压痛（+），对糖皮质激素敏感，并出现髋关节痛及功能障碍，4字试验（+），屈髋伸膝试验（+）。可以鉴别。

3. 腰椎管狭窄症

腰椎管狭窄症以间歇性跛行为主要特征，即行走一段距离（多为50～200米）后出现下肢麻木、疼痛或无力，休息后可缓解。腰部后伸受限。严重时可出现马尾综合征，表现为会阴部麻木、大小便功能障碍。影像学检查显示椎管容积减小。

4. 腰脊膜返支症

腰脊膜返支症疼痛局限于腰背部，以单纯腰痛为主，疼痛性质为持续性隐痛或钝痛，与体位变化相关，平卧可缓解。患者下肢一般无放射性疼痛等神经症状，如有酸痛等不适，一般区域模糊，指不出疼痛的具体位置，称为反射性疼痛。而腰椎间盘破裂症一般能指出具体的疼痛部位。

5. 髋关节炎

髋关节炎疼痛位置主要集中于腹股沟、臀部、大腿近端，可放射至膝关节，无腰痛等脊柱体征和症状。髋关节活动受限，有局部压痛、叩击痛和关节肿胀。4字试验（+），足跟叩击试验（+），髋关节内旋、外旋（+）。患侧臀部有明显压痛点，翻身时疼痛加重。

6. 腰椎结核

患者下午常有37～37.8℃低烧，体重减轻，红细胞沉降率加速，腰部较强直。肺部多有原发性结核病灶。

7. 马尾肿瘤

肿瘤初期仅累及一个神经根，可表现腿痛、感觉及反射改变；但腰部疼痛及局部压痛较少。等肿瘤体积增大时，有多根神经根受累，双下肢均有疼痛，马鞍区麻木，肛门括约肌力减弱，粪便排除时，肛门感觉减退。卧床休息时疼痛加重，下地行走时较轻。

马尾肿瘤早期可有下肢疼痛等神经改变，少有腰痛；后期双下肢均有持续性剧痛，疼痛不因体位改变（如平卧）而减轻，且逐渐加重；早期出现双下肢或会阴区麻木、无力，括约肌功能障碍（如大小便失禁）；马鞍区感觉丧失，下肢肌力下降，腱反射减弱或消失。而腰椎间盘纤维环破裂症为间歇性疼痛，平卧休息后可缓解，夜间疼痛减轻；括约肌功能通常正常。

四、辨证论治

视腰椎间盘纤维环破裂症的病情，患者可选择不同的治疗方法。保守治疗包括卧床休息、药物治疗（非甾体抗炎药、肌肉松弛剂、神经营养药等）、物理治疗（牵引、热敷、按摩等），手术治疗包括椎间盘切除术、椎体融合术等。中医方法包括针灸、手法及中药治疗等。中草药制剂穴位植入疗法可疏通经络，调和气血，改善局部微循环，加速组织代谢，清除或转化致痛物质，恢复功能，治愈疾病。

主症：腰痛伴下肢放射性疼痛，咳嗽、喷嚏时加重。下肢可有麻木、刺痛，严重者可出现肌力减退、足下垂。或可出现大小便功能障碍，会阴部感觉减退。

治疗：祛风除湿，益气活血，补益肝肾，通络止痛。

主穴：以督脉、足太阳膀胱经和足少阳胆经为主，腰阳关、十七椎下、大肠俞、关元俞、小肠俞、膀胱俞、胞肓、秩边、环跳、臀中、委中、委阳、阿是穴。亦可于第4腰椎至第3骶椎处每间隔1cm取穴。

配穴：腰部疼痛并向下肢放射者，配三焦俞、肾俞、气海俞、上髎、次髎、中髎、下髎、风市、合阳；臀痛久治不愈者，配髀关、府舍、冲门、气冲；小腿外侧疼痛者，配丘墟、足三里、阳陵泉；小腿后侧疼痛者，配承山、昆仑。

操作：常规消毒，用1%利多卡因局部麻醉，用11号手术刀做0.3cm切口，深度至皮下，用血管钳钝性分离组织，而后用血管钳将植入制剂置于穴位皮下，缝合一针，盖以无菌纱布即可。每次可植入15～20个穴。一星期后拆线，拆线前忌食香菇、鸡肉、带鱼等发物。

如果患者在植入治疗后疼痛剧烈，严重影响生活，可以应用适量的止痛剂。或者静脉滴注甘露醇、地塞米松，每天1次；或者取白芍30g，甘草30g，水煎服，每日1剂。

方义：腰阳关、十七椎下壮腰补肾，舒筋活络，缓解腰骶疼痛、下肢痿痹；大肠俞、关元俞、小肠俞、膀胱俞位于腰背部，均为治疗脊柱及腰部疾患要穴；胞肓补肾强腰，活血止痛；秩边疏通经络，活血化瘀，能改善坐骨神经痛、下肢麻木；环跳祛风化湿，能缓解下肢风湿痹痛、坐骨神经痛；臀中强健下肢，增强臀部肌肉力量，缓解因臀肌无力导致的下肢畸形；委中、委阳舒筋活络止痛，改善腰脊强痛、腿足挛痛。

五、文献综述

刘燕玲[①]报道："李老师患腰椎间盘突出二十余年，一直拖到症状越来越严重，才在医生的反复动员下做了手术，还在患病的第3、4腰椎处钉上了钢板。手术后腰不痛了，走长路没有问题了，她一直后悔没早做手术，以致多受了这么多年的罪。但想不到的是术后仅3年，严重的腰痛、走路跛行症状出现。MRI检查发现，第5腰椎的椎间盘又突出了。难道再开一次刀？李老师犯难了。……高经理今年初突发腰腿痛，不能站立行走。多家大医院确诊其为腰椎滑脱症合并椎间盘突出症，认为必须手术。患者转

① 刘燕玲.别乱动我的椎间盘[N].健康报,2007-05-14.

到某骨伤科医院后，韦以宗教授用整脊手法治疗两周，患者能自主下地行走，X光片显示侧弯明显恢复，椎曲恢复，滑脱也复位；治疗4周康复出院，能晨跑300米无症状，但MRI显示其椎间盘仍为突出症。”

高家骏[①]认为：“对于腰突症做手术，他说：‘这种过度治疗，不仅浪费了宝贵的医疗资源，增加了病人痛苦，而且加重了病人的经济负担。”又说：‘有专家通过CT研究发现，30%的正常人可有椎间盘突出，而无任何症状。’又说：‘只有当神经根周围出现炎性充血水肿后才会出现疼痛症状，建议保守治疗。’”

侯树勋[②]认为：“如何看待髓核摘除术？该手术还能否作为常规手术继续开展？我们以104例髓核摘除术后8年以上患者的随访结果进行探讨。……资料显示该组37例病人全部对手术结果感到满意并认为应该手术治疗（作者注：请问另外67例该怎么办呢），是一种行之有效的治疗方法。……有些医生对常规髓核摘除术提出了质疑：其一，髓核摘除后该间隙将变窄，可能导致纤维环松弛，相关间隙不稳，引起腰痛。其二，髓核摘除后间隙的变窄将导致椎间孔纵径缩小，可能压迫神经根，产生根性症状。第三，髓核摘除后局部所受应力增大，骨质增生，造成椎管狭窄。上述各种理论似乎都提出，单纯髓核摘除术尽管可以得到短期疗效，但长期效果不会满意。……该手术还能否作为常规手术继续开展？”之后，侯树勋又表示：“腰痛正确诊治率仅为15%，骨科医生不应该忽视保守疗法。”

韦以宗认为：“椎间盘突出和退变是不可逆转的生理现象，但椎间盘突出并不一定会产生症状。因为随着年龄增长，突出物逐渐纤维软骨化，成为稳定于椎体之间纤维性连接物。”由此可见，突出物还有稳定椎体的作用。

廖家桢[③]认为：“主攻方向，要注意发挥中医的优势，瞄准西医的不足，诸如……椎间盘突出等西医感到棘手的常见病。”

---

① 高家骏.腰突症不手术的理由[N].健康报,2005-09-14.

② 侯树勋.如何看待髓核摘除术[N].健康报,2003-01-03.

③ 廖家桢.21世纪的中西医结合[N].健康报,2002-01-31.

吴阶平[①]认为："腰椎间盘突出症，绝大部分可经非手术治疗而愈。其治疗原理并非将退变、突出的椎间盘组织回复原位，而是改变椎间盘组织与相对受压神经根的相对位置，减轻对神经的压迫，松解神经根的粘连，消除神经根的炎症解除症状。"

王升旭[②]等认为："临床资料表明，大部分腰椎间盘突出症，可经非手术疗法而治愈，治愈率在40%～70%。……腰椎间盘突出时，神经根的炎症是引起疼痛的主要原因。因此，治疗的关键在于消除神经根的炎症水肿。"

刘润田[③]认为："绝大部分患者经过非手术治疗多能痊愈或见效"

马胜[④]认为："当机械刺激到一定阶段，产生一系列化学致痛物质，使突出的椎间盘周围神经根及组织、产生水肿、炎症浸润充血、粘连时疼痛才会产生。因此，解决本病的病机关键是消除神经根水肿、充血、粘连等无菌性炎症。"

第八节　腰骶椎先天性畸形

腰骶椎先天性畸形是胚胎发育过程中，中胚层脊索发育异常导致的第4腰椎至第1骶椎椎体发育畸形。由于畸形位于活动度较大的腰椎和无活动度的骶椎之间，下方骶椎无代偿能力，近端腰椎产生继发性代偿弯曲以保持脊柱平衡，导致严重的冠状面失衡及躯干偏斜。先天性脊柱畸形在未经治疗时，64%呈进行性发展而Cobb角超过40°。随着年龄增长，代偿性畸形变得更加结构化。本病好发于有先天性椎体畸形家族史的婴幼儿，常见

① 吴阶平，裘法祖.黄家驷外科学[M].第5版.北京：人民卫生出版社，1994：2523.

② 王升旭，李树成，老锦雄，等.电针夹脊穴治疗腰椎间盘突出症的临床观察及机理探讨[J].中国针灸，2000(3)：38-40.

③ 刘润田.脊柱外科学[M].天津：天津科学技术出版社，1981.

④ 马胜.针灸治疗腰椎间盘突出症120例疗效观察[J].中国针灸，1998(1)：40.

类型包括半椎体、椎体纵裂、蝴蝶椎等，其中半椎体占多数，先天性脊柱侧凸中多数由半椎体引起。

一、病因病机

1. 先天失调

母体虚弱，或受外界各种因素干扰，气血不足，精髓空虚，育胎无力，胎儿失养，发育不良而致畸形。

2. 外力所致

如脊柱剧烈、过度后伸时，使峡部断裂，导致急性损伤；或是腰椎的椎弓峡部长期承受较大压力，出现慢性持续劳损，久之可导致疲劳性骨折。

3. 风寒湿邪外袭

留滞经脉，气血受阻，经脉不通而发病。

4. 肝肾不足

精血两亏，复又感受外邪，内外合邪而发病。

二、诊断要点

以腰骶部疼痛为主要特征，或伴有下肢疼痛，遇劳更甚，休息后减轻。如马尾神经受压，则可影响二便功能。下肢肌力减弱。X线片可明确诊断。

三、辨证论治

主症：以腰骶部疼痛为主要表现。实者疼痛剧烈，活动或劳累后加重，休息后减轻，痛处固定不移，拒按；虚者疼痛绵绵，久坐久立后加重，喜按喜揉，劳累后加剧。

治疗：疏通经络，调和气血。

主穴：以体表投影穴为主，或于第4腰椎至第3骶椎每间隔1cm取一穴。

配穴：大肠俞、关元俞、小肠俞、膀胱俞、胞肓、秩边、委中。

方义：投影穴及腰椎至骶椎处为局部取穴，与病变区域高度相关，可针对性调节局部病理状态。

四、临证验案

病案一

朱某，女，35岁，1987年2月18日就诊。患者每当天气变化或弯腰时腰骶部酸痛，咳嗽使腹压增高时疼痛加重，并向右臀及承扶方向放射。有时翻转身体困难，仰卧和行走时症状加重。平时间断性发作，弯腰工作半小时可诱发。目前患病已15年，近3年来加重，地区医院诊断为第5腰椎隐裂。查体：L$\overset{+}{\underset{-}{-\times-}}$，第2骶椎压痛和叩击痛（+），第4～5骶椎右侧旁开4寸处压痛（+），右大转子压痛（+），叩击痛（+）。

治疗：在第2～3骶椎处和右臀阿是穴处植入中药制剂。当植入第2～3骶椎时穴位有刺激反应，向尾椎放射；植入中药制剂右臀阿是穴时有8cm×8cm范围触电感。

1987年3月31日访：仰卧情况好转，前日弯腰洗衣1小时，未感到腰部酸痛。

1987年4月10日访：治疗后愈。

2006年4月11日访：自1987年治愈后无复发。

病案二

徐某，女，55岁，2001年1月4日就诊。患者腰部酸痛10年，今年6月来加重。X线片显示腰椎骶化，伴隐性裂。目前，弯腰后再伸直则痛，翻转身体时疼痛，下午腰部有下坠感，有时咳嗽后加重。查体：L$\overset{+}{\underset{+}{-\times-}}$，第4腰椎至第3骶椎压痛（+），右大肠俞、关元俞、小肠俞、秩边压痛（+），叩击痛（+），无放射痛。

治疗：在第4腰椎至第3骶椎每间隔1cm取一穴，右大肠俞、关元俞、小肠俞、胞肓、秩边等腧穴处植入中药制剂。

2001年1月15日访：已愈。

2006年4月20日访：无复发。

病案三

应某，男，66岁，2001年2月22日就诊。患者10多岁时挑担时扭伤腰部，40岁时曾腰痛发作一次，后缓解，自48岁以后每当劳动后腰痛。X线片显示第5腰椎骶化。目前，腰骶部常酸痛，劳动后或天气变化时疼痛加重，有时不能起床，屈伸腰部时会发出响声，咳嗽使腹压增高时疼痛加重，翻转身体困难，疼痛重时不能行走，常服止痛剂。查体：$L\overset{+}{\underset{+}{-\times-}}$，平板腰。第4腰椎至第3骶椎压痛（+）、叩击痛（+），左右大肠俞、关元俞、小肠俞压痛（+）。

治疗：在第5腰椎至第3骶椎处植入中药制剂。

2001年3月2日访：已愈。

病案四

吕某，男，32岁，2004年11月8日就诊。患者腰骶部疼痛5年，医院确诊为第4腰椎至第1骶椎脊椎裂。目前，腰骶部常酸痛，夜轻，咳嗽时症状加重，往往弯腰后无法伸直。查体：第5腰椎至第3骶椎压痛（+）。

治疗：第5腰椎至第3骶椎每间隔1cm取1穴，分别植入中药制剂。

2004年11月12日访：在大肠俞、关元俞、小肠俞、膀胱俞等腧穴处植入中药制剂。

2006年4月29日访：治愈后无复发。

病案五

雷某，女，31岁，2003年1月2日就诊。患者因肾结石诱发腰痛2年，后经X线片显示第5腰椎骶化。目前，弯腰则酸痛，站立1小时后也酸痛，每日下午症状加重，右侧重。查体：第4腰椎至第3骶椎压痛（+）。

治疗：在左大肠俞、关元俞、小肠俞等腧穴及第4腰椎至第3骶椎处植入中药制剂。

2003年2月16日访：已愈。

病案六

吴某，男，49岁，2005年3月21日就诊。患者去年10月以来，左臀酸、胀、麻，伴左下肢酸胀。X线片显示腰椎骶化和腰椎退行性改变。目前，腰部无明显症状，左臀常酸胀麻木，左下肢外侧常胀麻，左小腿麻木，行走尚可。查体：$L\,{}^{+}\overset{+}{\underset{+}{\times}}{}^{+}$，左4字试验（+），屈髋（+），府舍压痛（+），平板腰，第4腰椎至第3骶椎压痛（+），左大肠俞、关元俞、小肠俞、左臀压痛（+）。

治疗：在第4腰椎至第3骶椎每间隔1cm取一穴，左胞肓、秩边、环跳及阿是穴等处植入中药制剂。

2005年4月26日访：已愈。

2006年4月6日访：无复发。

第九节　腰椎体滑移

腰椎体滑移，即腰椎滑脱，指相邻椎体骨性连接异常，发生上位椎体与下位椎体部分或全部滑移，可表现为腰骶部疼痛、坐骨神经受累、间歇性跛行等症状。按病因分类，可分为先天性滑移、峡部性滑移、退行性滑移、病理性滑移、医源性滑移。本病好发部位是第5腰椎，约占全部病例的85%；第4腰椎约占15%，罕见发于其他腰椎。

一、病因病机

1. 肝肾亏虚

肝主筋，肾主骨。肝肾亏虚，则筋骨失养，腰椎稳定性下降，易发生滑脱。

2. 外邪侵袭

风寒湿邪侵袭腰部，阻滞经络气血运行，导致腰部肌肉紧张、痉挛，加重腰椎负担。

3. 气血瘀阻

长期劳损或外伤，导致腰部气血运行不畅，瘀血阻滞，筋骨失养，最终引发腰椎滑脱。

4.劳损退变

腰椎劳损退变、腰椎不稳、腰椎前凸增加、椎间盘退变等因素，可导致腰椎体滑移。

二、诊断要点

本病的诊断主要依靠X线检查。早期多无症状，多在无意间经X线检查被发现。一般患者在20～30岁时症状缓慢出现。开始有下腰痛，多为间歇性钝痛，有时为持续性，过度活动或负重时加重。有神经根受压表现者，可有坐骨神经痛，下肢相应的神经支配区皮肤麻木；严重腰椎滑脱者，可出现马尾神经牵拉和挤压症状，如会阴区麻木，大小便失禁等。后伸受限并有腰痛是此病的特征之一。侧位X线片能观察到滑脱程度。CT检查有助于评估滑脱的程度和是否存在骨折等并发症。

三、辨证论治

治疗腰椎体滑移多采用保守疗法（卧床休息、佩戴腰围、功能锻炼）及手术疗法，效果受滑脱程度、类型、治疗时机及患者个体差异等因素影响。中医治疗方法包括针灸、推拿等，而中草药制剂穴位植入疗法有更显著的疗效。

治法：疏通经络，调和气血，恢复功能。

主穴：以体表投影穴为主，或于第4腰椎至第5骶椎每间隔1cm取一穴。

配穴：腰阳关、大肠俞、关元俞、小肠俞、膀胱俞、胞肓、秩边、臀中、环跳、委中、委阳、合阳、阳陵泉、足三里、昆仑。

方义：投影穴及腰椎至骶椎处为局部取穴，与病变区域高度相关，可针对性调节局部病理状态。

四、临证验案

病案一

应某，男，57岁，2004年1月28日就诊。患者腰痛30年，近一年来加重，CT显示第4腰椎椎体向前滑移1度。目前，左臀常酸，翻转身体时加重，行走百米左右需休息片刻，咳嗽无影响。查体：L${}_{+}\overset{+}{\underset{+}{\times}}{}_{+}$，4字试验（+），内、外旋试验（+），府舍压痛（+），第5腰椎棘突后凸，脾俞、胃俞压痛（+），左臀压痛（+）。

治疗：在左臀胞肓、秩边、臀中、环跳、髀关、居髎、府舍、五枢、维道、气冲、冲门、阿是穴等腧穴处植入中药制剂。

2004年1月29日访：左臀酸痛好转，早起行走两千多米无不适。治疗：第4腰椎至第3骶椎每隔1cm取一穴，左大肠俞、关元俞、小肠俞、左臀阿是穴等处植入中药制剂。

2004年2月10日访：症状消失。

2006年4月25日访：治愈后无复发。

病案二

严某，男，64岁，2005年3月28日就诊。患者1997年左膝疼痛，采用中草药制剂植入疗法治愈，去年10月后腰痛，CT显示腰椎退变，第3～4腰椎椎体向前滑移2度，医院建议手术治疗。患者怕手术治疗效果不好，前来求治。目前，腰部常酸痛，翻转身体时加重，上楼梯时右膝痛。查体：L${}_{+}\overset{+}{\underset{+}{\times}}{}_{+}$，屈髋伸膝试验（+），第4腰椎至第3骶椎压痛（+），叩击痛（+）。

治疗：在第4腰椎至第3骶椎每间隔1cm取一穴，每处植入中药制剂（分次治疗）。

2005年4月11日访：已愈。

2006年4月15日访：无复发。

病案三

徐某，男，59岁，2005年5月30日就诊。患者腰痛30年，近10年来加重，CT显示，第4椎体向前滑移1度。目前，腰部症状不明显，右大腿外侧常麻，行走百余米后右小腿外侧痛，站立10分钟后加重，需坐下休息10分钟许方能再行走。查体：$L\,{}^{+}\overset{+}{\underset{+}{\times}}{}^{+}$，平板腰，肝俞至三焦俞叩击痛（+），第4腰椎至第3骶椎压痛（+），右臀压痛（+）。

治疗：在右大肠俞、关元俞、小肠俞、右胞肓、秩边、环跳、臀中、阿是穴等腧穴及第4腰椎至第3骶椎处植入中药制剂（分次治疗）。

2005年9月29日访：治疗后症状消失。

病案四

周某，男，49岁，2005年11月23日就诊。患者40年前臀部着地跌伤，今年3月来左下肢疼痛，CT显示第5腰椎椎体向前滑移。目前腰部有时疼痛，劳动后疼痛明显，左臀常隐痛，走二三里路后加重，左下肢外侧白天行走时疼痛，夜睡时酸，脚掌有时麻木，咳嗽、翻转身体时症状加重，上下楼梯时加重。查体：$L\,{}^{+}\overset{+}{\underset{-}{\times}}{}^{-}$，左4字试验（+），府舍疼痛（+），平板腰，肝俞至三焦俞压痛（+），第4腰椎至第3骶椎左臀压痛（+）。

治疗：在第4腰椎至第3骶椎每间隔1cm取一穴，连同左大肠俞、关元俞、小肠俞、左胞肓、秩边、环跳、臀中、阿是穴等腧穴处植入中药制剂。

2005年12月12日访：左臀已不痛，咳嗽、翻转身体正常，上下楼梯自如。

病案五

杨某，男，53岁，2006年3月2日就诊。患者腰部酸痛十余年，去年X线片显示第4腰椎椎体滑移，目前，腰部常酸痛，劳动、起坐后症状加重，腰部难以伸直，翻转身体也疼痛，咳嗽使腹压增高时无明显影响。右跟腱疼痛4个月。查体：$L\,{}^{+}\overset{+}{\underset{+}{\times}}{}^{+}$，右4字试验（+），府舍压痛（+），第3腰椎至第4骶椎及两侧肌肉压痛（+）。

治疗：在第5腰椎至第3骶椎每间隔1cm取一穴植入中药制剂（分次治疗）。

2006年4月10日电话访：症状消失。

病案六

刘某，男，49岁，2006年3月6日就诊。患者腰部酸痛1年多，某市医院X线片显示第5腰椎椎体1度滑移，局部封闭治疗后症状消失。近4个月来病情复发。目前，腰部常酸痛，臀部和双下肢无不适，咳嗽使腹压增高未影响症状。查体：L$\overset{+}{\underset{+}{{}^{+}\times^{+}}}$，第4腰椎至第3骶椎及两侧肌肉压痛（+）。

治疗：在第4腰椎至第3骶椎每间隔1cm取一穴，大肠俞、关元俞、小肠俞、膀胱俞等腧穴处植入中药制剂。

2006年4月10日电话访：已愈。

病案七

刘某，男，41岁，2006年2月13日就诊。患者2004年8月腰部被水泥板撞伤，当即腰部疼痛，服药后症状消失。去年6月以来左臀疼痛，服药无效，12月CT显示第5腰椎椎体轻度向前滑移，第3腰椎至第5腰椎椎间盘膨出。目前，右臀部常酸痛，右下肢后侧常感不适，服美洛昔康每天1片，已2个月，效果不好，咳嗽、翻转身体未影响症状。查体：血压110/65mmHg，L$\overset{+}{\underset{+}{{}^{+}\times^{+}}}$，右直腿抬高试验65°（+），右4字试验（+），第4腰椎至第2骶椎压痛（+），右气海俞、大肠俞、关元俞、小肠俞压痛（+），右臀叩击痛（+）。

治疗：在第4腰椎至第3骶椎每间隔1cm取一穴，右大肠俞、关元俞、小肠俞、膀胱俞、右胞肓、秩边、环跳、委中、委阳等腧穴处植入中药制剂。

2006年2月28日访：已愈。

第十节　骶管内囊肿

骶椎管内囊肿是发生于骶管内的囊性病变，属于硬脊膜囊肿的一种，主要位于骶管内，囊内容物多为脑脊液，包括神经束膜囊肿、蛛网膜囊肿、脊膜囊肿等类型。本病多数患者无症状，常在体检或影像学检查时偶然发现。当囊肿增大或压迫周围神经时，可出现下腰部、骶尾部、会阴部疼痛，大腿背侧疼痛，坐骨神经痛，甚至神经源性跛行。严重者可伴有下肢麻木、无力、大小便功能障碍及性功能障碍。

本病属中医“癥瘕”范畴。一般来说，坚硬固定、痛有定处的结块为癥；聚散无常、痛无定处的结块为瘕。

一、病因病机

1. 先天禀赋不足

肾气亏虚，先天发育异常，导致骶管结构薄弱，形成囊肿。

2. 劳损过度

久坐久立，腰部负重，损伤经脉气血。

3. 外感邪气

风寒湿邪侵袭，阻滞经络，气血运行不畅。

4. 跌仆闪挫

外伤导致局部气血瘀滞，筋脉失养。

二、诊断要点

以下腰部、骶尾部、会阴部疼痛为特征，久坐、久站或劳累后加重。可伴有下肢麻木、无力、刺痛，坐骨神经痛，大小便功能障碍（如尿频、尿急、便秘或失禁），性功能障碍。MRI可明确诊断，能清晰显示囊肿的位置、大小、形态及与周围组织的关系。

三、辨证论治

无症状者，可定期随访观察，无需特殊治疗。症状严重者，可考虑手术切除囊肿，解除神经压迫，但有复发的可能。中草药制剂穴位植入疗法对此有良好的治疗效果。

治法：消癥化瘕，软坚散结。

主穴：痞根[①]。

配穴：第1～3骶椎附近取穴，如腰阳关、十七椎下、大肠俞、关元俞、小肠俞、胞肓、秩边、委中。

方义：痞根为经外奇穴，善治癥瘕肿块。配穴以体表投影穴为主，取“治疗通于内”之意。

四、临证验案

病案一

周某，男，63岁，2005年1月9日就诊。患者1962年左股骨骨折，致左下肢短缩跛行，迈步受限，腰部时常酸痛6年，近3个月来加重。CT检查示腰椎间盘突出和第2骶椎骶管囊肿，医院建议手术治疗。患者有顾虑，拒绝手术治疗，慕名前来求治。目前，腰部时常酸痛，左臀及大腿后外侧有酸楚感，腹股沟酸痛，久坐后起立困难，迈步受限，咳嗽、翻转身体时无影响。夜间平卧10余分钟后疼痛缓解，已1年未劳作。查体：$\mathrm{L}\,{}^{+}\overset{+}{\underset{+}{\times}}{}^{+}$，直腿抬高试验（+），4字试验（+），内、外旋试验（+），屈髋（+）。府舍压痛（+），左侧重。第2腰椎至第3骶椎叩击痛（+），左大肠俞、关元俞、小肠俞叩击痛、压痛（+），双臀叩击痛（+）。

治疗：在第4腰椎至第3骶椎每间隔1cm取一穴，连同左大肠俞、关元俞、小肠俞、膀胱俞、左胞肓、秩边、环跳、臀中等腧穴处植入中药制剂。

2005年1月18日访：腰部不再酸痛，左大腿后外侧酸楚感消失。

2005年11月26日访：已愈，能挑担。

2006年3月10日访：无复发。

病案二

杨某，男，25岁，2005年9月9日就诊。患者因搬重物而扭伤多次，

---

① 痞根：经外奇穴，位于第1腰椎棘突下旁开3.5寸。

致腰骶部疼痛3年，今年6月以来加重。9月6日X线片查到第1骶椎平面骶管内囊肿。目前，腰部、左臀部、小腿后外侧时有酸痛，左下肢在弯腰、起身时有触电感。咳嗽时症状加重，日轻夜重，早起有一过性疼痛，并伴僵硬，左下肢迈步受限，提腿力量不足。查体：L$\overset{+}{\underset{+}{+\times+}}$，弯腰时指尖只能触及髌下缘，左下肢直腿抬高试验15°，4字试验（+），内、外旋试验（+），府舍压痛（+），第10腰椎至第3骶椎及左侧肌肉压痛（+），左臀压痛（+）。

治疗：在第4腰椎至第3骶椎每间隔1cm取一穴，左大肠俞、关元俞、小肠俞、膀胱俞、左胞肓、秩边、环跳、臀中等处植入中药制剂。

2005年9月10日访：腰、左臀和小腿后侧症状消失，左下肢迈步情况好转。治疗：在左居髎、五枢、维道、髀关、府舍、冲门、委中、委阳、三阴交、太溪、太冲等处植入中药制剂。

2005年9月20日访：已愈。

2006年4月访：无复发。

病案三

吴某，女，62岁，2005年11月17日就诊。患者腰椎退行性改变，第4腰椎至第1骶椎椎间盘突出，已于10年前手术治疗。腰骶部疼痛1年多。CT查体：第5腰椎至第1骶椎右侧根囊肿，骶管多发性囊肿。目前，腰骶部常疼痛，严重时不能行走，咳嗽时加重。右膝后和小腿外侧疼痛，脚掌麻木。查体：L$\overset{+}{\underset{-}{+\times-}}$，左4字试验（+），内、外旋（+），府舍压痛（+），平板腰。第3腰椎至第1骶椎正中有一条手术瘢痕，右脾俞、三焦俞、右大肠俞、关元俞、小肠俞、膀胱俞和右臀压痛（+）。

治疗：在右肝俞至膀胱俞，第4腰椎至第3骶椎之间每间隔1cm取一穴，右胞肓、秩边、环跳、臀中处植入中药制剂。

2005年11月20日访：治疗后腰骶部和左膝关节后侧已不痛，但右小腿外侧仍疼痛。治疗：在左臀外侧阿是穴、居髎、髀关、五枢、维道、府舍、冲门、气冲、阴陵泉、三阴交、太溪、足三里等腧穴处植入中药制剂。

2005年11月27日访：已愈。

2006年4月10日访：无复发。

第十一节　脊柱结核

脊柱结核是结核杆菌侵犯脊柱引起的感染性疾病，属继发性结核，多继发于肺结核或消化道结核，经血液循环途径传播至脊柱。该病发病率占全身骨关节结核的50%以上，以腰椎发病率最高（约50%），胸椎次之（约20%），颈椎较少（约10%），骶、尾椎结核罕见。其起病隐匿，进展缓慢，早期表现为低热、盗汗、疲倦、消瘦等结核中毒症状，后期出现脊柱疼痛、畸形及神经功能障碍，严重者可致截瘫。

一、病因病机

1. 正气虚弱

先天禀赋不足或后天失养，导致正气亏虚，卫外不固，外邪易侵。此为脊柱结核发病的内在基础，与西医免疫功能低下相关。

2. 痨虫感染

外感痨虫（结核杆菌）乘虚侵入人体，留滞骨骼，致气血凝滞、经络阻塞，不通则痛。随着病情发展，正气进一步耗损，痨虫侵蚀骨骼，形成脓肿、死骨，流注周围组织。

3. 气血运行障碍

痨虫侵袭后，气血运行受阻，瘀血内生，与痰湿互结，形成痞块（脓肿），导致脊柱畸形、疼痛及功能障碍。

二、诊断要点

以脊柱局部出现压痛、叩击痛，和伴有低热、盗汗、乏力、食欲减退、体重减轻等全身症状为主要特征。询问患者是否有肺结核、消化道结核等原发结核病史或接触史；脊柱可见畸形；腰三角、髂窝或腹股沟处脓肿，破溃后形成慢性窦道。X线片后期可见椎体骨质破坏、椎间隙狭窄、脊柱后凸畸形。MRI检查可发现早期椎体炎症浸润及脓肿形成。活动期脊柱结核患者血沉加快，是重要指标之一。结核菌素试验阳性结果支持结核感染，但需结合临床表现综合判断。通过穿刺活检或手术取材，病理检查发现干酪样坏死、结核结节等典型结核病理改变，可明确诊断。

三、辨证论治

脊柱结核的早期诊断和治疗对改善预后至关重要。结核病患者常表现食欲低下、面色萎黄、舌质淡白、午后潮热、全身乏力、夜间盗汗等阴虚症状，健康状况差，应对症治疗，增强体质，与此同时采用中草药制剂穴位植入疗法。

主症：局部症状以脊柱出现压痛、叩击痛为主，全身症状以低热、盗汗、乏力、食欲减退、体重减轻等阴虚症状为主。

治法：扶正祛邪，疏通经络，调和气血。

主穴：中脘、上脘、天枢、关元、气海、足三里、痞根、三阴交、大椎、脾俞、胃俞、肾俞。

方义：中脘、上脘、天枢和胃健脾，增强体质；关元、气海、足三里培元固本，强化保健；痞根能消痞块；三阴交、大椎、脾俞、胃俞补脾益胃，增强免疫；肾俞益肾助阳，扶正祛邪。

四、辨证论治

病案一

周某，女，48岁，1985年7月21日就诊。丈夫代诉：患者第6～8胸椎处曾患骨结核，于1984年6月在某医院行病灶清除术后瘫痪在床，双下肢颤抖不止。1985年5月复诊时，院方建议再行手术治疗。患者由于经济困难，无法缴纳治疗费用而慕名求治中医。刻下，患者常有腹胀，仰卧时总有不适感自脚掌处沿下肢向上走窜，同时双下肢交替颤抖、抽搐，日夜不停，勉强可翻身。查体：患者侧卧不起，双下肢交替屈伸髋关节、膝关节，不能自控。笔者用力按压亦不能止住抽搐。左下肢向内交叉，右踝不能背屈，马蹄足，内翻，见大趾不时蠕动。按压阳陵泉时，右足背屈状态稍有好转，屈伸抽动频率约为每分钟80次，见床上褥单、被席被蹬破多处。腹部胀满、硬肿。伸髋、伸膝、蹬腿力量正常，屈膝尚可，屈髋90°，后伸大于90°。屈髋时腹胀加重。双膝下交叉，笔者用力难以分开，不能端坐，端坐时腹胀难忍。二人扶架能勉强站立5秒钟。第6～8胸椎压痛（+），第1腰椎至第2骶椎压痛（+）、叩击痛（+），腹胀明显。此状医无先例，疗效实难预料，建议患者至医院手术治疗。

1985年8月6日访：患者于8月2日经手拉车外出，途中休克，经医院抢救苏醒后返家。再来求诊。查体：第1腰椎至第2骶椎压痛（+）、叩击痛（+），腹胀，屈髋屈膝时，双膝下均交叉，能翻转身体。

治疗：在左臀中、左风市、阳陵泉、悬钟等腧穴及第2～5腰椎处植入中药制剂。治疗后6小时内抽动加重，频率加快，此后稍有减缓。

1985年8月26日访：治疗后5天内抽动比治前严重，近10天来抽动基本停止，偶有双下肢稍抽动，伸髋、伸膝、提臀比治前有力，右大趾背伸尚可，踝背屈时有足内翻，但按压阳陵泉时踝背屈正常。坐位时，大腿后侧胀紧，按压腰肌时，腹胀减轻。第3腰椎、第5腰椎至第1骶椎左右旁开1.5cm处压下时腹胀加重，当左下肢直腿抬高达45°时腹部胀紧，按压第7胸椎时胀紧减轻。治疗：在第7～10胸椎左右旁开3cm和第5腰椎至第1骶椎等处植入中药制剂。

1985年11月10日访：自治疗后明显好转，双手能握藤椅扶手行走，可坐在轮椅上烧火做饭，并能料理家务。

1990年10月15日访：近年来无复发。

病案二

郑某，男，28岁，1997年3月28日就诊。患者患腰椎结核10年，已服雷米封20个月，已处恢复期，目前，腰部常酸，双小腿后侧酸，夜里睡醒后加重。乏力，盗汗，午后潮热。查体：第3腰椎至第2骶椎压痛（+），第3腰椎左右旁开1.5cm处压痛（+），左关元俞、小肠俞压痛（+），压紧后左小腿后侧酸感消失，左胞肓、臀中压痛（+）。

治疗：在第3腰椎左侧5cm、第4腰椎至第2骶椎、关元俞、小肠俞等处植入中药制剂。

1997年4月15日访：治疗后已不酸，但第3、4骶椎和左小腿后侧稍酸。

治疗：在左委中、委阳、承山等腧穴及第2～3骶椎处植入中药制剂。

1997年5月3日访：已愈。

2006年3月8日访：无复发。

病案三

金某，女，36岁，2005年10月10日就诊。患者腰部僵硬十余年，近3个月疼痛。CT检查体：第3～5腰椎左侧横突良性肿瘤，大小为10cm×5cm×3cm。X线片显示第3~5腰椎结核，伴左侧腰大肌钙化，稳定。第5腰椎至第7骶椎目前局部常僵硬疼痛，左臀尖灼痛，左大腿外侧和小腿外侧常酸痛不适，打呵欠时加重。日轻夜重，夜间被痛醒。查体：脉沉细。L $\overset{+}{\underset{-}{+\times-}}$，第2腰椎至第1骶椎左侧旁开0.5cm处有12cm×6cm×4cm肿块，压痛（+++），第4腰椎至第3骶椎左臀压痛（++）。

治疗：在第4腰椎至第2骶椎和左侧肿块多处阿是穴植入中药制剂（分次治疗）。

2005年10月11日访：腰部硬痛明显好转，左臀尖灼痛和双下肢酸痛消失。治疗：在肿块上阿是穴植入中药制剂。

2005年10月26日访：症状消失。

第十二节　腰椎管狭窄症

腰椎管狭窄症是指因各种原因导致腰椎椎管、神经根管或椎间孔的骨性或纤维性结构发生狭窄，压迫马尾神经或神经根，从而引发一系列临床症状的疾病。该病多见于中老年人，男性发病率高于女性，主要症状包括腰腿疼痛、间歇性跛行、下肢麻木无力等，严重时可出现大小便功能障碍及鞍区感觉异常。中医认为，腰椎管狭窄症属于“痹证”“腰痛”范畴。

一、病因病机

1. 先天禀赋不足

肾气亏虚，骨髓不充，筋骨失养，易致腰椎退变。

2. 后天劳损

长期弯腰负重、久坐久立，导致气血运行不畅，筋脉瘀滞。

3. 外感风寒湿邪

风寒湿邪侵袭，阻滞经络，气血运行受阻，不通则痛。

4. 跌仆闪挫

外伤导致筋脉受损，气血瘀滞，经络不通。

二、诊断要点

以腰腿疼痛为主要临床特征。疼痛多位于下腰部、骶部，可放射至臀部、大腿及小腿外侧。行走一段距离后出现下肢疼痛、麻木、无力，需蹲下或坐下休息片刻后症状缓解，方可继续行走。可伴有下肢感觉减退、肌力下降。严重者可出现大小便功能障碍、鞍区麻木等。X线检查可见腰椎退行性改变，如椎体骨质增生、椎间隙狭窄、椎体滑脱等。CT检查可明确狭窄的部位和程度。MRI检查有助于判断病变的性质和范围。

三、辨证论治

目前，腰椎管狭窄症的治疗方法包括卧床休息、热敷治疗、超声波治疗、药物治疗及手术治疗等。中草药制剂穴位植入疗法亦有独到的效果。

治法：疏通经络，调和气血，通则不痛。

主穴：第4腰椎至第3骶椎每间隔1cm取一穴，兼取阿是穴。

配穴：大肠俞、关元俞、小肠俞、膀胱俞、胞肓、秩边、环跳、委中、委阳、合阳。

方义：腰椎、骶椎附近为局部取穴，与病变区域高度相关，可针对性调节局部病理状态。

四、临证验案

病案一

黄某，男，37岁，2000年7月21日就诊。患者10年前曾于7米高处跌下，双手着地骨折。目前腰痛已3年，多处医治无效，近10天加重，经朋友介绍前来求治。目前，腰部常酸痛，并有间断性刺痛，左臀、腹股沟、膝部、大腿内侧也痛，咳嗽和翻转身体时症状加重。俯身跛行至约40米时症状加重，要蹲歇片刻才能继续走，即间歇性跛行。查体：L $\underset{10^{\circ}}{-\!\times\!-}$，左4字试验（+），内外旋（+），屈髋（+），府舍压痛（+）。第4腰椎至第3骶椎压痛（+），左大肠俞、关元俞、小肠俞、膀胱俞、左胞肓、秩边、环跳压痛（+）。

治疗：在第3腰椎至第3骶椎、左大肠俞、关元俞、小肠俞、膀胱俞、左胞肓、秩边、环跳、居髎、髀关、府舍、冲门、鹤顶、血海、委中、委阳等处植入中药制剂。

2000年7月22日访：早上起床后能直腰行走1000米不用下蹲，仅感到腰椎穴位治疗处有灼痛感。治疗：在第2~3骶椎处植入中药制剂。

2000年7月23日访：自治疗后即愈。

2005年4月11日访：前来医治左膝疼痛时，告知腰椎疾病治愈后一直没有复发。

病案二

尤某，女，2001年12月3日就诊。患者12年前患腰椎间盘突出症，一个月内治愈。9月下旬以来左小腿后侧疼痛明显，10月下旬加剧，医院诊断为腰椎管狭窄症。目前，每天服止痛药方可行走。左臀及左下肢后侧剧痛，不能上楼，下楼尚可。咳嗽时不影响症状。剧痛难熬时，卧床4～5分钟后疼痛会有好转，左趾不能背屈。住院治疗40天无效。经病友介绍，慕名前来求诊。查体：左踝背屈功能剩余1/2，足趾无法背屈，第10腰椎至第5骶椎及旁开1.5寸两侧肌肉压痛（+），左大肠俞、关元俞、小肠俞、胞肓、秩边、环跳各穴压痛（+）。

治疗：在左大肠俞、关元俞、小肠俞、膀胱俞、左胞肓、秩边、环跳、臀中等腧穴及第4腰椎至第3骶椎处植入中药制剂，停服止痛药。

2001年12月5日访：停服止痛药后，腰腿痛有好转，能独自行走。治疗：在白环俞、上髎、承扶、委中、委阳、承山、昆仑、太溪、申脉、解溪、丘墟、中封、商丘及左臀阿是穴等处植入中药制剂。

2001年12月7日访：停服止痛药后，上下楼梯和行走无碍，仅晨起后左小腿后侧有隐痛。

2001年12月8日访：在左臀居髎、髀关、府舍、冲门、五枢、维道等处植入中药制剂。

2002年3月27日访：已痊愈。

2005年10月15日访：无复发。

病案三

章某，男，30岁，2002年10月19日就诊。患者有腰部扭伤史，左臀疼痛1年多，今年7月后行走困难，当时诊断为第4~5腰椎椎管狭窄症。目前，腰部症状不明显，但行走、站立时左臀酸痛，坐2小时后感到腰部乏力，坚持行走二三百米，左臀酸痛加重，腰部向右侧弯更为明显，左下肢外侧、足背酸痛，脚掌常麻，咳嗽时各症状加重，翻转身体时疼痛（以前不能翻转身体），站2～3分钟就要蹲歇片刻。查体：腰部右侧弯曲，俯身行走。$L\underset{-10^{\circ}}{\overset{+}{+\times+}}$，左4字试验（+），直腿抬高45°（+），平板腰。第4腰椎至第3骶椎压痛（+）、叩击痛（+），并向左下肢放射，左大肠俞、关元俞、小肠俞叩击痛（+），并向左臀放射。

治疗：在第4腰椎至第3骶椎左大肠俞、关元俞、小肠俞、膀胱俞、左胞肓、秩边、环跳、臀中、委中、委阳、阿是穴等处植入中药制剂。植入后，左臀、左大腿症状即刻消失，仅小腿外侧不适，但不再酸痛，脚掌无麻木感。

2002年10月20日访：早起行走1个多小时，近7千米，无需休息，仅在咳嗽时左大转子附近和左阳陵泉一带感觉不适。治疗：在第4腰椎至第2骶椎原治疗腧穴之间，左大肠俞、关元俞之间，阳陵泉、足三里、悬钟、昆仑、丘墟各处植入中药制剂。

2002年11月6日访：已痊愈。

2005年12月23日电话访：自治愈后未复发。

病案四

洪某，男，59岁，2000年5月19日就诊。患者有腰部扭伤史，腰部酸痛2年。目前，腰部常有酸痛，咳嗽不影响症状，行走约2千米后，腰部、右臀、大腿前侧发热、酸麻，需要蹲歇3～4分钟后方可再次行走，如此反复。间歇性行走已两年。查体：$L\underset{+}{\overset{+}{+\times+}}$，平板腰，第4腰椎至第3骶椎压痛（+），第12腰椎至第2骶椎左旁开1.5寸处压痛（+），右大肠俞、关元俞、小肠俞叩击痛（+），并向右大腿放射。

治疗：在第12腰椎至第2骶椎右旁开1.5寸处，右大肠俞、关元俞、小肠俞、右胞肓、秩边、环跳、委中等腧穴及第4腰椎至第2骶椎处植入中药制剂。

2000年6月1日访：已愈。

病案五

高某，男，72岁，1995年2月26日就诊。患者腰部常有沉重胀酸和下坠感，黎明时加重，右臀尖至下肢后侧有隐痛，自觉右足稍短，行走七八百米后疼痛加重，蹲时症状基本消失，可以再走再蹲。天气变化时加重，夜间有时会从小腿向大腿痉挛。查体：左上肢枪弹伤残疾。嘱患者在前行走，医师用拳叩击第4～5腰椎处，症状大为缓解，可继续行走。右4字试验（+），右大肠俞、关元俞压痛（+）。右胞肓叩击（+），并向右臀尖放射。

治疗：在右大肠俞、小肠俞、胞肓、飞扬等腧穴处植入中药制剂。

1995年3月1日访：治疗切口处有窜动感。

1995年3月5日访：好转，右足短缩感消失。

1995年3月24日访：治处已愈，行走间歇性疼痛消失，但小腿外侧和右臀麻木。

1995年4月1日访：已愈。

2003年6月10日访：愈后未复发。

病案六

周某，男，54岁，2003年3月13日就诊。患者腰部酸痛3年，左小腿外侧下段酸痛、麻木1个月，左臀疼痛半个月。目前，腰部、左臀、左小腿外侧常酸痛、麻木。翻转身体时症状加重，咳嗽时偶有症状加重。CT诊断为腰椎管狭窄。查体：L $\underset{+}{\overset{-}{-\times-}}$，第4腰椎至第3骶椎处及左大肠俞、关元俞、小肠俞、左臀压痛（+），叩击痛（+），无放射痛。

治疗：在第4腰椎至第2骶椎处植入中药制剂。

2003年4月1访：已愈。

2006年1月10日访：无复发。

病案七

某女，52岁，1997年10月5日就诊。患者腰椎管狭窄5年，多处医治无效，目前，腰腿常酸痛、麻木，上午轻、下午重，有间歇性跛行。

查体：X线片见腰椎弯曲成“S”型，但外表未见异常，可正常行走。第4腰椎至第3骶椎处及大肠俞、关元俞、小肠俞压痛（+）。

治疗：在第4腰椎至第3骶椎、大肠俞、关元俞、小肠俞、膀胱俞植入中药制剂。

1997年10月15日访：已愈。

2006年11月10日访：愈后无复发。

病案八

汪某，男，42岁，2005年6月7日就诊。患者腰部酸痛半年，CT查体示腰椎管轻度狭窄，第4腰椎椎体向前滑移1度。目前，腰部常酸痛，坐2~3小时后加重，行走半小时后下肢麻木，坐下休息片刻后好转，双下肢力量不足。查体：L$\overset{-}{\underset{+}{+\times+}}$，第4腰椎至第3骶椎压痛（+），大肠俞、关元俞、小肠俞叩击痛（+），双臀压痛（+）。

治疗：在第4腰椎至第3骶椎之间每间隔1cm取一穴，连同左大肠俞、关元俞、小肠俞、膀胱俞、左胞肓、秩边、环跳、臀中、委中、委阳等处植入中药制剂。

2006年2月28日电话访：自治疗后，2个月内渐愈。

病案九

何某，男，42岁，2006年1月5日就诊。患者腰痛20天，CT检查示腰椎管狭窄。目前，左臀、腹股沟和左下肢后外侧常酸痛，咳嗽和翻转身体时加重，足底麻木，行走200米后加重，蹲后减轻。有高血压史。查体：L$\overset{+}{\underset{+}{+\times+}}$，左直腿抬高试验（+），可抬高30°。第4腰椎至第3骶椎压痛（+），左大肠俞、关元俞、小肠俞、左胞肓、秩边穴压痛（+），血压160/100mmHg。

治疗：在第4腰椎至第3骶椎每间隔1cm取一穴，连同左大肠俞、关元俞、小肠俞、膀胱俞、左胞肓、秩边、臀中、环跳等处植入中药制剂。

2006年1月7日访：治疗后症状曾消失，今天又有不适，嘱继续观察。

2006年1月20日访：治疗后好转，但左膝腘窝等处仍有酸痛。治疗：在第3~4腰椎、左臀外侧及委中、委阳、阴陵泉等腧穴处植入中药制剂。

2006年2月8日访：症状消失。

病案十

厉某，男，49岁，2006年2月6日就诊。患者3年前搬重物时扭伤腰部，而后又多次闪腰，腰痛已1年。CT显示腰椎间盘突出和椎管狭窄，院方建议手术治疗。目前，左臀酸痛，腹股沟偶有疼痛，左下肢后侧酸痛无力，行走50米后症状加重，需休息3～5分钟方能再次行走，咳嗽时症状加重。查体：L⁜，左4字试验（+），府舍压痛（+），平板腰，第4腰椎至第3骶椎及左大肠俞、关元俞、小肠俞、胞肓、秩边、环跳、臀中压痛（+）。

治疗：在第4腰椎至第3骶椎每间隔1cm取一穴，左胞肓、秩边、臀中、环跳、阿是、委中、委阳、合阳、承山等处植入中药制剂。

2006年2月7日访：好转。

2006年3月10日访：治疗10天后症状消失，近4天来略痛。治疗：在左臀处植入中药制剂。

2006年3月20日访：症状消失，愈。

第十三节　腰背肌劳损

腰背肌劳损又称“功能性腰痛”“腰背肌筋膜炎”，是腰背部肌肉及其附着点筋膜或骨膜的慢性损伤性炎症。主要表现为腰背部一侧或两侧的弥漫性疼痛，劳累后加重，休息后缓解，具有慢性、病程长、易复发的特点，是导致腰痛的重要原因之一。

一、病因病机

1.外感风寒湿邪

风寒湿邪侵袭人体，阻滞经络，气血运行不畅，导致腰背部肌肉、筋膜失养，引发疼痛。例如，长期处于潮湿寒冷环境，或睡卧时腰部受风，易致寒湿之邪乘虚而入。

2. 劳伤筋骨

长期从事重体力劳动，或久坐久站、弯腰负重等，使腰背部肌肉、筋膜过度牵拉，局部气血运行受阻，形成劳损。如搬运工人、司机等职业人群，因长期保持固定姿势，易导致腰背肌劳损。

3. 肾气亏虚

肾为先天之本，主骨生髓。肾气不足，骨髓不充，腰脊失养，加之劳倦过度，更易损伤腰背筋骨。例如，房事不节、年老体衰等，均可导致肾气亏虚，引发腰背疼痛。

4. 气血瘀滞

跌仆闪挫、急性腰扭伤治疗不当，或慢性劳损日久，均可导致气滞血瘀，经络不通，不通则痛。瘀血阻滞局部，可出现腰部刺痛、固定不移，夜间加重等症状。

二、诊断要点

以腰部疼痛为主要特征，兼有肌肉痉挛，腰背部肌肉紧张、僵硬，可触及条索状硬结，按压时有明显压痛。判断患者是否存在长期弯腰、久坐、负重等诱因，询问既往是否有腰部外伤史、急性腰扭伤史等。腰部活动度检查。CT或MRI检查有助于发现腰椎间盘突出、椎管狭窄、软组织损伤等病变，进一步明确诊断。

三、辨证论治

主症：腰痛多为酸痛或胀痛，疼痛部位常位于腰背部两侧骶棘肌处，或髂嵴后部，可伴有臀部放射痛。疼痛程度轻重不一，劳累后加重，休息后缓解。腰部活动受限，表现为腰部前屈、后伸、侧屈、旋转等活动受限，严重者翻身、起坐等动作均感困难。

治法：舒筋活络，活血止痛。

主穴：以足太阳膀胱经穴为主。

配穴：阿是穴，包括条索反应处、压痛点、扳机点。

方义：腰背肌易劳损的着力点，基本与足太阳膀胱经相吻合，因此足太阳膀胱经穴有治疗作用。

四、临证验案

病案一

翁某，男，27岁，1975年10月就诊。患者腰部日夜常酸痛，两年来不能参加劳动，多方治疗无效。

治疗：于阿是穴植入中药制剂，两次治愈，至今未复发。

病案二

谢某，男，29岁，1977年11月23日就诊。患者8年前上山砍柴，柴担突然失去平衡，使患者腰部扭伤。而后腰痛，向左侧弯、伸直困难。挑担时腰部力量不足，支撑困难，天气变化时加重，8年无好转。查体：第3腰椎处压痛（+），脊椎向左侧弯。

治疗：在阿是穴植入中药制剂，约15天愈。

2018年访：至今未复发。

病案三

谢某，男，51岁，1978年1月27日就诊。患者3年前鸠尾穴处曾被冲顶受伤，喘气时疼痛加重，变天和劳动后尤为明显。之后每年有一半时间疼痛，发作时呼吸困难，并放射到背部，不能挑担。查体：局部压痛（+）。

治疗：在阿是穴植入中药制剂。

1978年2月10日访：已愈。

病案四

胡某，男，80岁，1993年2月18日就诊。患者30年前骑自行车时跌伤背部。近两年来背部常痛，不能直腰行走，早起轻，日间重，上半夜重，下半夜轻。久坐和劳动后加重，天气变化时加重，肩部常有重压感。查体：第9~11胸椎左侧旁开4cm处有条索反应，约8cm长，压痛（+）。其右侧有3个压痛点，第9胸椎左侧旁开3cm处压痛（+）。

治疗：在背部右侧阿是穴植入中药制剂。

1993年2月28日访：治侧和未治侧均愈。

2010年时访：无复发。

病案五

李某，男，28岁，1994年11月1日就诊。患者腰背部在天气变化和劳动后疼痛，挑担无力，难以支撑，已10年。查体：腰部后伸时疼痛，腰椎生理弧度增大，第3腰椎至第1骶椎处压痛（+），无放射痛。

治疗：在第3~5腰椎体下植入中药制剂。

1994年11月16日访：已愈。

2018年访：无复发。

病案六

卢某，男，44岁，1995年3月30日就诊。患者曾受外伤，之后右肩胛内侧和腰部右侧常酸，坐时加重，十余年来多处治疗无效。查体：第6腰椎至第3骶椎右旁开1.5寸有条索反应，约30cm，压痛（++）。

治疗：在上述阿是穴植入中药制剂。

1995年4月12日访：已愈。

2020年4月20日访：未复发。

病案七

罗某，男，76岁，1989年7月27日就诊。患者于20世纪50年代受伤，多年来胁下常引痛，尤其是第7胸椎以下右背肌处常麻木、疼痛。近两个月阵发性加重，夜间不得卧，刮拭第7腰椎至第12骶椎旁开3cm处后减轻。查体：右胁肋无压痛，第7~9胸椎处压痛（+）、叩击痛（+），疼痛较前放射感明显。

治疗：在右胁肋及第7~9胸椎处植入中药制剂。

1989年8月10日访：已愈。

病案八

周某，女，35岁，1994年11月25日就诊。患者腰背常酸痛，黎明及天气变化时、劳动后加重，症状已持续10年，近年来加重。查体：第3~4腰椎及两侧旁开1.5寸处压痛（+），第4腰椎至第1骶椎压痛（+），按压胸椎、腰椎后发酸。

治疗：在第3~4腰椎两侧旁开1.5寸、第4腰椎至第1骶椎处植入中药制剂。

1994年12月5日访：已愈。

2017年访：无复发。

病案九

周某，男，63岁，2003年11月12日就诊。患者腰部有酸楚感十余年，下肢时常痉挛十余年，有高血压史。目前腰部常酸，下肢痉挛大多在夜间发作。查体：第4腰椎至第3骶椎压痛（+），平板腰。

治疗：在第4腰椎至第3骶椎及两侧植入中药制剂。

2003年11月28日访：已愈。

病案十

施某，男，53岁，2007年3月6日就诊。患者2002年6月3日曾有腰酸症状，后治愈。近1年来，颈、肩、背、腰酸加重。目前，腰背常酸，日轻夜重，黎明时加重，不能入睡。查体：C$\underset{+}{\overset{+}{{+}\times{+}}}$，第1腰椎至第3骶椎及两侧压痛（+）。

治疗：在第7胸椎至第2骶椎植入中药制剂。

2007年3月16日访：治处愈。

第十四节　滑囊炎

滑囊炎是指滑囊（人体内充满液体的小囊，位于骨骼、肌腱、关节和肌肉之间，起缓冲作用）因摩擦、暴力受损、细菌感染等原因引发的炎症。常见症状包括关节附近肿胀、疼痛、活动受限，严重时可能出现局部红肿、发热、皮肤温度升高，甚至形成窦道。滑囊炎根据病程可分为急性和慢性，根据病因可分为创伤性、化脓性、结核性、类风湿性、痛风性等类型。中医认为滑囊炎属“伤筋”“着痹”范畴。

一、病因病机

1.外感邪气

风寒湿邪侵袭，阻滞经络，气血运行不畅，导致局部气血瘀滞，筋脉失养。

2.劳损外伤

长期过度使用关节或急性外伤，导致筋脉受损，气血瘀滞，不通则痛。

3.肝肾亏虚

肝肾不足，筋骨失养，易致劳损，久则气血运行不畅，形成痰湿瘀阻。

二、诊断要点

以关节疼痛、肿胀、活动受限为主要特征。滑囊部位压痛明显，浅表性滑囊可触及波动感。MRI对滑囊炎的监测高度敏感，可清晰显示滑囊等软组织的病变。通过滑囊液穿刺检查明确病因，如细菌培养、结晶分析等。

三、辨证论治

主症：受累滑囊部位疼痛，局部有肿胀、压痛，活动时疼痛加剧，关节活动可能受限，部分患者可出现轻度发红。

治法：行气活血，祛瘀止痛，健脾补肾利水。

主穴：关节局部腧穴为主。

配穴：三阴交、足三里、阴陵泉。

方义：局部腧穴与病变区域高度相关，可针对性调节局部病理状态。

四、临证验案

病案一

施某，男，56岁，1992年7月23日就诊。患者1991年9月28日下午驾摩托车外出，在超车时不慎扭伤左膝，当即左膝肿大，小腿剧痛，大腿下段和小腿上段逐渐肿起。住院治疗，每隔5天左膝关节穿刺抽液一次，至今不能独立行走，只能拄双拐杖在房间内走动。将病历、X光片寄某医院请求转院治疗，遭拒。悲观之余，请笔者治疗。患者左膝、小腿后侧疼痛，每天服吲哚美辛6片，布洛芬3片，只能拄双拐在屋内行走，生活不能自理。查体：左膝红肿2度，发热；小腿肿胀2度，髌上缘肿3度。左膝各处压痛均（+++），浮髌试验（+++），膝关节屈90°、伸160°。左下肢不能抬举，拄双拐跛行。

治疗：在左委中、犊鼻、内膝眼、血海、内侧副韧带阿是穴等处植入中药制剂。

1992年7月30日访：自上次治疗至今未抽取关节积液，但左膝肿胀明显消退，疼痛减轻。治疗：在左膝内侧阿是穴、梁丘、犊鼻、阳陵泉等处植入中药制剂。

1992年8月16日访：前次治疗后，膝关节于次日肿起，第6天开始消肿。与治疗前比，肿胀已消退4/5，疼痛减轻，不拄拐可以行走，但感觉膝后发酸。

1992年9月21日访：治疗：在左膝内侧阿是穴、膝阳关、鹤顶及内侧3cm、承山下5cm等处植入中药制剂。

1992年12月6日访：行走和上下楼梯无碍，已愈。

2005年8月20日访：愈后无复发。

病案二

杨某，男，52岁，1997年11月7日就诊。患者患右膝滑膜炎半年，10月19日在医院治疗，每隔1天穿刺抽液一次，不抽液则疼痛难忍，患者及家属要求手术治疗。该院医师考虑手术效果未知，有遗留残疾可能，建议至笔者处诊治。查体：左膝肿胀2度，浮髌试验（++），内膝眼、犊鼻处及内、外侧副韧带等多处弥漫性压痛（+++），右膝屈伸90°～150°，右下肢举腿0°。

治疗：在右委中、内膝眼、犊鼻、阴陵泉、阳陵泉、血海及内侧副韧带处、外侧副韧带处等腧穴处植入中药制剂。治后当天返家。

1997年11月13日电话访：治疗后右膝未行抽液，未肿胀，在屋内行走尚可，仅植药处切口略痛。

1997年11月24日访：自11月7日治疗后至11月19日，略有胀痛，上半膝略肿，抽液一次，抽出液体15mL，下半膝不肿，右膝髌上缘稍肿，小腿内侧肿胀已消退。治疗：在左三阴交、曲泉、阴谷、委阳、膝外侧副韧带后1cm、梁丘、阿是穴等处植入中药制剂。

1997年11月26日访：右膝治处已不痛。治疗：在右阳陵泉、阿是穴等处植入中药制剂。

1997年12月3日访：已愈。

2005年7月18日访：患者儿子告知，自1997年治愈后无复发。

病案三

王某，男，56岁，2000年9月16日就诊。患者40天前右膝下方肿而不痛，左膝肿痛，而后全身肿胀，某医院诊断为关节感染。后每日疼痛致难以入睡，右膝抽液40多次，病情仍不见好转。因借钱治病，思想负担很重，而后被诊断为精神疾病，住精神病医院治疗。出院后前来就诊。患者右膝肿痛，肿势蔓延至下肢，只能拄双拐在屋内行走。查体：右膝肿胀3度，小腿肿胀2度，凹陷性。跛行，右大腿肿胀2度，右膝屈伸130°～160°，右膝浮髌试验（++），各穴压痛（+++），右下肢无法抬举。

治疗：在大椎、右三阴交、阴陵泉、鹤顶、委中、委阳、梁丘、血海、阴谷、内膝眼、犊鼻等腧穴及内外侧副韧带处植入中药制剂。

2000年9月18日访：右膝、大腿肿胀明显消退，右膝基本不疼痛，不拄拐杖可以行走。当膝扭转时略痛，小腿仍肿。治疗：在右膝阿是穴处植入中药制剂。

2000年10月1日访：肿痛基本消失，不拄拐可以出外行走，并可上下楼梯。但右小腿略肿。治疗：在肾俞、命门、气海、关元、鹤顶外1cm、太溪、上巨虚、丰隆等处植入中药制剂。

2000年10月9日访：已痊愈。

2005年8月25日访：自2000年10月治愈后未复发。

病案四

陈某，男，47岁，2001年10月31日就诊。患者2个多月前晨起突然左膝肿痛，不能行走，经输液治疗3天，左膝行穿刺抽液1次，治疗后好转。近6日来左膝疼痛加重，夜间不能入睡，生活不能自理，输液治疗3天，左膝行穿刺抽液2次，无好转。现左膝剧痛，夜间不能入睡，欲行手术治疗，经医师告知担心术后左膝有遗留功能障碍或残疾可能，因此前来笔者处求治。查体：左膝肿胀3度，屈伸120° ~150°，浮髌试验（++），左膝外上缘处有3cm×5cm硬肿块，下肢不能抬举，需他人扶架行走。

治疗：左委中、内膝眼、犊鼻、三阴交、太冲、足三里、膝外侧阿是穴等腧穴处植入中药制剂。

2001年11月1日访：左膝疼痛减轻，左下肢可自行抬举，夜间能入睡，早起可以独自行走，不需他人扶架，不需再次治疗。

2001年11月10日访：已愈。

2004年访：无复发。

病案五

王某，女，67岁，2000年8月31日就诊。患者患高血压5年，类风湿关节炎1年，双膝肿痛1年。症状日轻夜重，左膝穿刺抽液4次，但仍不能行走，病情已持续1个月。由家人背来就诊。查体：左膝红肿3度，各穴压痛（+++），屈伸110° ~130°，浮髌试验（+），左下肢无法抬举。

治疗：在左侧委中、委阳、内膝眼、犊鼻、膝阳关、三阴交、鹤顶等腧穴及内侧副韧带处植入中药制剂。

2000年9月13日访：治处疼痛好转，能拄拐行走，未治的右膝已不痛。在左膝阿是穴植入中药制剂。

2000年9月27日访：已愈。

2005年6月20日访：治愈后无复发。

病案六

沈某，女，42岁，2004年1月24日就诊。患者2003年患左膝滑膜炎，6月在某医院行关节镜治疗，当时有所好转，10月病情加重，服培骨力片每天4片，无明显效果。现劳动后腰痛，左膝常肿痛，不能起坐和下蹲，拄双拐杖跛行，上下楼需由他人背扶。查体：左膝肿胀3度，尽力屈膝时足跟离臀25cm，浮髌试验（++），左髋外旋（++），府舍、髀关压痛（++），平板腰，第4腰椎至第3骶椎压痛（++），左臀压痛（++），右下肢抬举活动度5°。

治疗：在左鹤顶、血海、梁丘、内膝眼、犊鼻、阿是穴等腧穴处植入中药制剂。

2004年1月26日访：左膝疼痛好转，拒绝腰髋治疗。治疗：在左足三里、阳陵泉、膝阳关、阴谷、阴陵泉、委中、委阳、合阳、三阴交、阿是穴等腧穴处植入中药制剂。

2005年1月17日电话访：已治的膝关节已愈，未治的腰髋处仍有疼痛。

病案七

孙某，女，74岁，2001年5月29日就诊。患者腰痛3年，2000年8月双膝肿痛，不能行走，8—12月行膝关节穿刺抽液治疗2次，稍有好转。3年来，双膝关节常酸痛、肿大，起坐加重，不能下蹲，如厕困难。起坐后站立2～3分钟后方可行走，扶栏杆上楼梯，天气变化时加重，左膝重。查体：左膝肿胀2度，屈伸90°～150°，左膝压痛（+++），尤以膝内侧为甚，膝下冷，膝关节摩擦音（+++），下肢无法抬举。左下肢4字试验（+），屈髋（+），内外旋（+），髀关、府舍、冲门压痛（+++），第4腰椎至第4骶椎压痛（++），左臀各处压痛（+++）。

治疗：在第4腰椎至第3骶椎及右大肠俞、关元俞、小肠俞、膀胱俞、中膂俞、委中、髀关、府舍、维道等处植入中药制剂。

2001年7月25日访：疼痛消失，功能恢复，痊愈。

病案八

杨某，女，58岁，2002年4月8日就诊。患者左膝肿痛6年，右膝肿痛3年，多处医治无效。现患者双膝时常肿痛，上楼梯步履艰难，下楼梯需扶栏杆，起立后疼痛加重，需以手按摩局部2～3分钟方能缓解，跛行。夜睡时膝痛明显，屈伸困难。查体：双膝关节肿胀2度，右膝关节屈伸150° ～165°，左膝关节屈伸55° ～160°，浮髌试验（++），关节摩擦音（++），右下肢无法抬举，左下肢抬举活动度20°。

治疗：在右委中、委阳、太冲、三阴交、阴陵泉、阳陵泉、足三里、内膝眼、犊鼻、鹤顶、阿是穴等处植入中药制剂。

2002年4月9日访：双膝均有明显好转。

2002年11月7日访：右膝疼痛基本缓解，左膝亦大为好转，肿退痛消，上下楼梯自如。治疗：左鹤顶、梁丘、血海、内膝眼、犊鼻、委中、委阳、阴谷、膝阳关、阴陵泉、阳陵泉、足三里、三阴交、阿是穴等处植入中药制剂。

2002年12月10日访：已愈。

病案九

郑某，女，57岁，1998年8月21日就诊。患者去年8月起左膝关节肿痛，某医院诊断为“滑囊炎”，采用手术治疗，病情反而加重。患者卧床1年，左膝常胀痛，并向下肢放射痛，左下肢不能活动，动则疼痛加剧，仰卧要在左膝下面垫枕头，夜间无法入睡，生活不能自理。查体：卧床不起，左膝见“S”形瘢痕，长约18cm，肿胀3度，皮肤发亮，弥漫性压痛（+++），不能动弹。

治疗：在左委中、内膝眼、犊鼻、鹤顶等腧穴及髌骨附近植入中药制剂。

1998年9月2日访：前次治疗后疼痛减轻，下半夜能入睡。第二天下午左膝肿胀消退约1/3。膝痛减轻2/3，目前疼痛主要集中于髌骨内下缘。治疗：在左膝阿是穴植入中药制剂。

1998年9月6日访：上次治疗后，次日膝下肿痛退尽。

1998年9月12日访：上次治疗后3天内疗效显著，过后又有反复。患者已能拄拐站立、行走。治疗：在左膝后内侧阿是穴植入中药制剂。

1998年9月16日访：能拄杖在屋外行走，疼痛大为缓解，但屈膝时会发作。治疗：在左膝阿是穴植入中药制剂。

1998年9月22日访：在左膝阿是穴植入中药制剂。

1998年10月25日访：已愈。

2005年8月20日访：无复发。

病案十

张某，女，68岁，2005年9月3日16时就诊。患者20年前右膝有跌伤史，疼痛曾愈。1个多月前右膝无故肿痛，不能行走。近10天来加重，夜痛不能入睡，按摩不解。9月2日晚服吡罗昔康1片，今晨服2片，仍剧痛不能入睡。目前无法下蹲、行走，右大腿外侧、前侧及小腿后侧均疼痛。后由他人背来就诊。查体：血压170/85mmHg，面色萎黄，唇紫，舌质淡白、苔干燥，心律齐，右膝肿胀3度，膝屈伸120°～150°，右下肢无法抬举，弥漫性压痛（+++），第4腰椎至第2骶椎压痛（++）。植入治疗前服尼群地平1片降压。

治疗：在右鹤顶、内膝眼、犊鼻、膝阳关、委中、委阳、膝关节内侧副韧带、外侧副韧带处植入中药制剂。

2005年9月3日20时访：右下肢抬举功能尚可。

2005年9月4日访：患者已能行走，并可上下楼梯。查体：右膝关节肿胀消退约1/2。膝关节屈伸75°～170°，附近多处压痛（+++）。治疗：

在膝关节阿是穴处植入中药制剂。

2005年9月5日访：治疗：在多处阿是穴处植入中药制剂。

2005年9月7日访：已愈。

病案十一

丁某，女，38岁，1999年9月19日就诊。患者于1989年曾发生右肩外伤脱臼，1993年起右腕开始肿痛，先后累及四肢大小关节，3个月来卧床不起，生活不能自理，如厕时需由其丈夫抱扶。患者颈、肩、肘、腕、指、腰、髋、膝、踝、足背常肿痛，膝关节尤甚，夜间不能入睡，不能翻转身体，臀痛不能触及。每天服雷公藤6片。现由丈夫背来就诊。查体：不能行走，上肢上举、平举、后伸功能剩余1/3，左膝肿胀3度，左膝关节屈伸80°～150°，蹬腿力量不足，左下肢无法抬举，右下肢抬举时足跟离床7～10cm，下肢肌肉严重萎缩，膝关节呈纺锤形。第4腰椎至第3骶椎，左臀压痛（+）。

治疗：在左鹤顶、内膝眼、犊鼻、委中、三阴交、阴陵泉、阿是穴等腧穴处植入中药制剂。

1999年9月20日访：治疗后好转，左下肢抬举时足跟离床10cm，右下肢足跟离床40cm。

1999年9月21日访：20日夜间腰酸不能入睡，当日能独自坐床沿。在左大肠俞、关元俞、膀胱俞、左胞肓、秩边、阿是穴及第4腰椎至第3骶椎等处植入中药制剂。

1999年9月23日访：在右鹤顶、内膝眼、犊鼻、委中、委阳、三阴交、阿是穴等腧穴及髌骨两侧处植入中药制剂。

1999年10月2日访：在左膝阿是穴植入中药制剂。

2000年1月6日访：治疗后左膝等均已好转，能独自行走3～5m。

2000年1月7日访：右下肢举腿正常，左下肢举腿40cm，大小腿肌肉萎缩状况明显好转，已能行走6～7m，左膝浮髌试验（－），蹬踹力量尚可。治疗：在左膝关节阿是穴植入中药制剂。

2000年5月30日访：治疗后明显好转，能行走百米，可以上5层高楼，体重增加7.5kg，但上楼时左膝疼痛，左下肢只能后随，不能先行。治疗：在左膝阿是穴植入中药制剂。

2000年7月2日访：已痊愈。

2005年6月10日访：无发作。

第十五节　肋软骨炎

肋软骨炎是指发生在肋软骨部位的慢性炎症，分为非特异性肋软骨炎和感染性肋软骨炎。非特异性肋软骨炎最为常见，占门诊量的95%以上，为肋软骨与胸骨交界处不明原因的非化脓性炎症，表现为局限性疼痛伴肿胀，是一种自限性疾病。感染性肋软骨炎又称化脓性肋软骨炎，由细菌感染引起，较少见，多因血源性感染、外伤或手术因素导致。该病好发于25～35岁成年人，女性居多，男女之比约为1:9，好发于第2～5肋软骨交界处，一般为多发性。

一、病因病机

1. 外邪侵袭

营卫不和，腠理疏松，风寒湿等外邪乘虚侵袭，痹阻经络，凝滞气血，留连于筋骨间。或素体阳盛，风寒湿邪入里化热，或感受温热之邪，以致湿热交蒸，蕴结于筋骨间。

2. 痰瘀凝聚

长期饮食失调，脾失健运，痰湿内生，输布于脉络，与气血相搏，导致痰湿互结，阻痹经络，结聚于骨膜，流注于骨骱。或因素体痰湿偏盛，加之负重气逆，或跌扑劳损，或因气郁血滞，瘀血与痰湿互结，凝聚于骨骱。

3. 正虚邪恋

久病不愈，正气受损，导致正虚不胜邪，邪气深入，留恋于骨骱。或因嗜欲无度，内伤肾脏，则骨骱不固，邪气内舍深入其中，而成骨痹顽疾。

二、诊断要点

1. 非特异性肋软骨炎

患者感到胸痛，受累肋软骨部位逐渐出现肿胀隆起、钝痛或锐痛的肿块，压痛有时明显，疼痛可以向周围组织，如腋窝、肩部、乳腺等放射。

2. 感染性肋软骨炎

在疼痛的同时伴有局部皮肤的红、肿、热、痛，甚至脓液会穿破皮肤流出，往往伴有身体其他部位的感染症状。实验室检查多见白细胞、C反应蛋白以及血沉升高。感染性的肋软骨炎可出现胸肋骨关节间隙增宽，骨质也会受到破坏。

三、辨证论治

肋软骨炎的治疗方法主要包括药物治疗、物理治疗、手术治疗及一般生活调整等。采用中草药制剂穴位植入疗法，疗效较为显著。

主症：胸痛，肋软骨部位出现肿块，或伴局部感染的红、肿、热、痛表现。

治法：疏通经络，调和气血。

主穴：以病变部位附近的腧穴为主。

方义：病变部位附近的腧穴直接作用于病灶，可直接缓解病情。

四、临床验案

病案一

包某，女，64岁，1996年4月3日就诊。患者1975年左胸第2～3肋骨疼痛数月，当时抗O试验超过700U，血沉25mm/h。1995年9月9日急性发作，前胸各肋处常呈游走性疼痛，活动、咳嗽、劳累后加重，并有时发热，心率100次/分钟，青霉素、芬必得、布洛芬、吡罗昔康、独活寄生汤等药物治疗有效，但只能暂时缓解症状，故此常年服药。现患者白细胞、淋巴细胞升高，自觉右胸第3肋骨处常隐痛，左上肢活动、咳嗽和翻转身体时疼痛加重，有碍睡眠。查体：第7~8胸椎压痛（+++），膻中压痛（+++），紫宫右旁开2寸处压痛（+++），右胸第3肋软骨处肿大，压痛（+++）。

治疗：在大椎、至阳、膻中、膈俞等腧穴及紫宫右侧1.5cm处植入中药制剂。

1996年4月18日访：治疗后即刻症状消失。

1996年5月1日访：右锁骨中线外侧第7、第8肋骨处间断性疼痛，持续时间为数分钟或数秒钟不等，但疼痛的严重程度比治疗前大有好转。治疗：在右期门、章门等腧穴处植入中药制剂。

1996年5月8日访：已愈。

2004年访：无复发。

病案二

聂某，女，53岁，2000年10月7日就诊。患者右胸疼痛3年，近2个月来加重，目前右胸常闷痛，不能朝右侧睡，烦躁时加重，咳嗽、劳累疼痛也加重。有时夜痛不能入睡。查体：第3~4胸椎压痛（+++），左侧第4肋近胸前处明显肿起，压痛（+++）。

治疗：在第3~5胸椎、右胸阿是穴植入中药制剂。

2000年10月9日访：已愈。

2004年访：无复发。

病案三

何某，男，29岁，2001年12月27日就诊。患者左侧第12肋骨端时常疼痛，可持续1个月，呼气加重，不敢咳嗽，翻身困难，止痛剂无明显效果。查体：左侧第12肋骨端明显肿起，压痛（++）。

治疗：在左侧第12肋骨端阿是穴植入中药制剂。

2001年12月30日访：已治愈。

2004年访：治愈后无复发。

病案四

钟某，男，53岁，2004年2月3日就诊。患者左侧第12肋骨端处劳动后疼痛4个月。不能向右侧睡，劳累和咳嗽时加重。查体：第10胸椎至第4腰椎左侧旁开1.5寸处压痛（+++），叩击痛（+++），并向左侧第12肋骨端放射，第12肋骨端稍肿。

治疗：在第10腰椎至第4骶椎及左侧旁开1.5寸处阿是穴，左侧第12肋端等处植入中药制剂。

2004年2月7日访：已愈。

2005年7月访：治愈后无复发。

第十六节　肋间神经痛

肋间神经痛是指肋间神经支配区域出现疼痛的综合征，表现为沿一个或多个肋间神经分布的刺痛、灼痛或电击样疼痛，疼痛可放射至背部或肩部。常见病因包括胸椎退变、胸椎结核、肿瘤、带状疱疹、胸椎或肋骨外伤等，部分患者病因不明。疼痛特点为咳嗽、深呼吸、打喷嚏时加重，查体可见压痛或感觉异常。中医将肋间神经痛归为“胁痛”或“胸胁痛”。

一、病因病机

1. 气血瘀滞

外伤或久病致气血运行不畅，局部经络阻塞，不通则痛。

2. 肝气郁结

情志不畅致肝气失于疏泄，气机阻滞，引发胸胁疼痛。

3. 痰湿内阻

痰湿内生，阻塞经络，气血运行受阻，导致疼痛。

4. 肝阴不足

肝血亏虚，筋脉失养，出现隐痛或刺痛。

二、诊断要点

以肋间神经区域疼痛为主要特征，呈刺痛、灼痛或电击样，可放射至背部或肩部。咳嗽、深呼吸、打喷嚏时疼痛加重，部分患者伴皮肤麻木或肌肉颤动。MRI可评估软组织及神经受压情况。

三、辨证论治

主症：肋间神经区域疼痛，疼痛性质可为刺痛、灼痛，触之加剧。

治法：疏通经络，调和气血，祛瘀止痛。

主穴：阿是穴为主。可于胸椎节段间压痛点上下方取穴，每穴间距1～1.5cm；亦可于节段压痛点旁开1.5寸处取穴，每穴间距2～2.5cm。

配穴：疼痛明显者，配内关、支沟、阳陵泉；肝气郁结者，配太冲、内关；瘀血凝滞者，配膈俞、肝俞；痰饮内盛者，配丰隆、阴陵泉。

方义：阿是穴直接作用于病灶，可直接缓解病情。

四、临证验案

病案一

吴某，女，71岁，1997年3月20日上午就诊。患者左肋疼痛5个月，多处医治无效。左肋部40年前曾有跌伤史，目前左肩胛、左背、左肋常有阵发性刀割样剧痛，呻吟不停，夜痛不能入睡，服止痛剂症状不易缓解。近2~3天背部发酸。查体：第4~12胸椎叩击时症状缓解，第5～7胸椎压痛（+++），左第12肋部有10cm×8cm肿起，压痛（+++），按压左腋下时发酸。治疗：在左心俞、肾俞、膈俞及第3～4胸椎、第6 ～ 7胸椎和左第12肋端阿是穴处植入中药制剂。下午症状消失。

1997年4月2日访：所治处已不痛，夜间左肋弓未治疗处仍有疼痛。治疗：在左日月、肋弓阿是穴等处植入中药制剂，即刻症状消失。

1997年4月3日访：患处已愈。治疗：在他处阿是穴植入中药制剂。

2000年访：自治愈后无复发。

病案二

刘某，男，44岁，1998年2月20日上午就诊。患者无故肋部时常疼痛，昼夜不停，咳嗽、翻转身体时加重，最近五日夜痛不能入睡。查体：右背至章门穴30cm×8cm范围轻压即痛，手不可近。第6~8胸椎按压后症状减轻。

治疗：在第6~8胸椎椎间处及第8胸椎右侧旁开7cm处植入中药制剂。治疗后，即刻疼痛减半。下午4时，疼痛大为减轻，后感胸部不适。

1998年2月22日访：症状减半。治疗：在第8～9胸椎及阿是穴植入中药制剂。

1998年2月23日访：已愈。

2005年访：无复发。

病案三

吴某，男，48岁，2000年5月5日就诊。患者1998年曾有背痛，1999年以来加重，胸背剧痛，多处医治无效，采用小针刀法住院治疗20多天后有好转。2000年4月20日疼痛又发作，屡治无效。5月3日下午3时剧痛，有针刺样疼痛，无法忍受，服止痛剂也不能缓解。目前持续性疼痛，阵发性加重，每天下午3时加重。查体：第2~10胸椎左旁开1.5寸处均压痛（+++），叩击痛（+++）。

治疗：第2~10胸椎椎间每间隔2cm取一穴，向左旁开1.5寸处每隔3~4cm取一穴，各穴植入中药制剂。

2000年5月6日访：上次治疗后好转，下午无加重性发作。治疗：在胸椎阿是穴、右内关、左阳陵泉等处植入中药制剂。

2000年11月2日访：自上次治疗后症状消失，无发作。

2005年6月访：无复发。

病案四

汪某，男，69岁，2000年5月28日就诊。患者两肋间疼痛5个月，不敢深呼吸和咳嗽，否则疼痛加重难忍，夜痛不能入睡。查体：第2~6胸椎及两侧竖脊肌压痛（+++）。

治疗：在第2~6胸椎及肺俞、厥阴俞、心俞、阿是穴等腧穴处植入中药制剂。植入后即刻两肋间疼痛消失。

2000年6月13日访：治后即愈，也无发作。

病案五

陈某，男，76岁，2000年8月29日就诊。患者左肋间疼痛5个月，多处医治无效，近10天来加重，日夜常痛，咳嗽加重，只能仰卧，不能侧卧，弯腰俯身行走，左肋间痛重时，右腹股沟也同步疼痛，拄拐。查体：弯背、俯身、拄拐行走。

治疗：在第9~11胸椎及在旁开1.5寸、阿是穴植入中药制剂。

2000年8月30日访：疼痛已减轻大半，右腹股沟痛也减轻，已能仰卧，不拄拐可以行走。

2000年9月3日访：已愈。

2002年访：治愈后尢复发。

病案六

陈某，女，67岁，2002年10月21日就诊。患者背伤3年，腰部扭伤1年，胸背部时常疼痛1年。就诊前一天急性加重。目前，胸部、背部下方及肋部疼痛，咳嗽、喘气时加重，不能翻转身体。呻吟不停，夜痛不能入睡，服止痛剂无效，生活不能自理。查体：第5~10胸椎及两侧旁开1.5寸处压痛（+++），并向肋部放射。

治疗：在第7~10胸椎及两侧竖脊肌阿是穴等处植入中药制剂。

2002年10月27日访：所治之处已不痛。

2002年11月3日访：无复发。

病案七

王某，女，2003年8月21日就诊。患者右肋间神经疼痛3年，多处医治无效，常年服止痛剂度日。目前左乳房内侧下缘及背部、肋部常胀痛。

呼吸、咳嗽及翻转身体时加重，夜间不能入睡，口干。查体：第3~10胸椎及右旁开1.5寸处压痛（+++），右乳房内侧下缘压痛（+++）。

治疗：在第3~10胸椎及右侧竖脊肌处阿是穴、右内关等处植入中药制剂。

2003年8月26日访：已愈。

病案八

邵某，女，57岁，2003年9月23日就诊。患者右肋间神经疼痛3个多月，多处医治无效。目前，右肋部常疼痛，躺下稍好，咳嗽、翻转身体时加重。查体：第8~12胸椎及左侧旁开1.5寸处压痛（+++）。

治疗：在第8~12胸椎及左侧竖脊肌阿是穴等处植入中药制剂。

2003年9月25日访：左肋下痛减轻。

2003年9月28日访：已愈。

2004年访：无复发。

病案九

刘某，男，83岁，2003年3月31日就诊。患者左肋弓一带阵发性隐痛2个月，夜间不能入睡，多处治疗无效。经某医院诊断为肿瘤，建议住院手术治疗，而后慕名前来求医。查体：右肋弓处无阳性体征，第7~9胸椎及向左旁开1.5寸处压痛（+++）。

治疗：在第7~9胸椎间及胃脘下俞、肝俞等腧穴处植入中药制剂。

2003年4月1日访：昨天药物植入后有灼痛感，并向左肋放射。今天症状消失。

2005年访：治愈后无复发。

病案十

叶某，女，62岁，2004年1月15日就诊。患者患糖尿病十余年，有高血压病史。1个月前右肋下方疼痛，近20天来加重。目前背部右下方及肋下剧痛，夜间不能入睡，更不能朝右侧睡，躺下加重，坐床边过夜。胃纳差，口干，医院建议住院治疗，慕名前来求治。查体：俯身行走，呻吟不停，翻转身体困难。第7~12胸椎及右侧旁开1.5寸竖脊肌压痛（+++）。

治疗：在第7~12胸椎及右侧旁开1.5寸等处植入中药制剂。

2004年1月16日访：背部和右肋已不疼痛，剑突下肌胀紧，有时有阵发性疼痛。治疗：在鸠尾等处植入中药制剂。

2004年1月20日访：已愈。

2005年访：无复发。

病案十一

许某，女，68岁，2004年3月13日就诊。患者右腋下疼痛1个月，近4天来加重。目前，左腋下常痛，夜间不能入睡，翻转身体或咳嗽时疼痛加重，头部左侧痛。查体：第7~11胸椎及右腋下压痛（+++）。

治疗：在第7~11胸椎及腋下处植入中药制剂。

2004年3月15日访：愈。

病案十二

唐某，女，43岁，2005年6月3日就诊。患者3年前左肋被自行车顶伤，左肋骨裂，而后左肋时常疼痛至今，多处医治无效。目前，左肋常痛，不能朝左侧睡，咳嗽、活动时疼痛加重，有时夜痛不能入睡，左手提重物困难。

治疗：在第3~9胸椎及左胸肋处植入中药制剂。

2005年6月18日访：治处已不痛。在第8~9胸椎相对应肋弓处植入中药制剂。

2005年6月25日访：已愈。

第十七节　退行性关节病变

退行性关节病变又称骨关节炎，是一种以关节软骨退化、关节边缘和软骨下骨反应性增生为特征的慢性关节疾病。本病以中老年人群高发，女性多于男性，农村地区发病率高于城市。发病因素包括年龄增长、肥胖、创伤、遗传、机械应力失衡等。

一、病因病机

1. 肝肾亏虚

肝血肾精不足，气血无以主骨养筋，导致筋骨失养。

2. 外邪侵袭

风寒湿邪侵袭经络、筋骨，致关节痹阻不通。

3. 劳损过度

长期负重、过度使用关节，致气血不和、经脉受阻。

二、诊断要点

本病好发于膝关节、髋关节、脊柱（颈椎、腰椎）、手指关节等，以关节疼痛、僵硬、活动受限为主要特征。疼痛多隐匿发作，持续钝痛，活动后加重，休息后缓解。晨起或长时间休息后关节僵硬，活动后改善。关节屈伸范围减少，步行能力下降。骨赘形成或滑膜炎症积液导致。关节破坏严重时可出现畸形，如膝内翻。X线、MRI、CT检查可协助诊断。

三、鉴别诊断

1. 类风湿关节炎

好发于腕、掌指关节，血沉增快，类风湿因子阳性。

2. 强直性脊柱炎

多见于青年男性，骶髂关节硬化融合，HLA-B27阳性。

3. 痛风性关节炎

急性发作，红肿热痛，血尿酸升高。

四、辨证论治

主症：关节疼痛隐匿发作，活动后加重，休息可缓解，寒冷潮湿环境可加重。晨起或久坐后关节僵硬，滑膜受刺激引发炎症，导致关节周围组织肿胀。活动受限。随着病情进展，可出现关节肿大、挛曲、不稳定等畸形表现。

治法：通经活络，破瘀止痛。

主穴：犊鼻、内膝眼、鹤顶、委中、委阳、阳陵泉、足三里、阴陵泉、阿是穴。

方义：犊鼻、内膝眼、鹤顶为治疗膝关节要穴；委中、委阳侧重于恢复腰背、下肢功能；阳陵泉主治筋骨病症；足三里、阴陵泉位于下肢，有健脾作用，均可促进关节功能恢复。

操作：一般取20个穴左右，重者取40～50个穴，分两次植药治疗。

五、临证验案

病案一

雷某，男，56岁，1982年1月11日就诊。患者左膝肿痛加重8个月，服药酒无效。目前，左膝常痛，行走困难，下坡时力量不足，时常发软。上下楼梯要扶栏杆，右足先行，左足随之，亦步亦趋。夜睡时调整体位亦感不适，不时变动位置，疼痛与天气变化无关。查体：左膝肿胀2度，屈伸50°～150°，左膝咿轧音（+），跛行弥漫性压痛（+）。

治疗：在左委中、内膝眼、犊鼻、梁丘等处植入中药制剂。

1982年1月21日访：已愈。

2006年访：无复发。

病案二

朱某，男，75岁，1997年2月10日就诊。患者右膝疼痛18年，多处医治无效，近年来加重，拄拐行走。目前，右膝常酸痛，劳动后加重，久坐起立后加重，不能马上迈步走，右膝要摇动十几下后才能迈步跛行。上楼左膝不能先行，有时会有腿部力量不足。查体：左膝肿胀2度，咿轧音（+），屈伸75°~150°，膝内外侧副韧带、内膝眼压痛（+）。

治疗：在右膝内侧副韧带处、外侧副韧带处及内膝眼等处植入中药制剂。

1997年3月13日访：治疗后好转。在右委中及外侧副韧带处植入中药制剂。

1997年5月9日访：已愈。

2006年6月访：治疗后渐愈，至今无复发。

病案三

杨某，男，64岁，1997年3月6日就诊。患者左膝关节酸痛13年，多处医治无效，近3年来加重。目前，左膝常酸痛，力量不足，功能严重受限，上下坡时左脚跟随拖行，夜间酸痛，改变体位亦感不适。查体：左膝关节肿胀2度，咿轧音（+），屈伸活动度90°，各穴压痛（+），D形腿。

治疗：在鹤顶、内膝眼、犊鼻等腧穴处植入中药制剂。

2006年访：治愈后至今无复发。

病案四

麻某，男，73岁，1997年8月10日就诊。患者双膝疼痛10年，多处医治无效，近2年来加重。目前，双膝常有酸痛，力量不足，天气变化和劳动后加重，有时会腿部发软，右膝较重。查体：双膝稍肿，O形腿，屈膝110°~160°，咿轧音（+），内侧副韧带处和内膝眼处压痛（+）。

治疗：在右委中、内膝眼、犊鼻及膝内外侧副韧带投影处植入中药制剂。

1997年10月13日访：左膝痊愈，右膝渐愈。

2000年2月访：无复发。

病案五

陈某，女，64岁，1997年8月5日就诊。患者双膝酸痛、力量不足3年，行走片刻即感困难，有时腿部发软。有时坐几分钟后就不能起立，上下楼梯加重，右膝重，上楼梯右足后随，下楼梯右足先行，有时行走2～3步膝关节有卡顿感。走路时膝关节会响，疑有骨碎片。症状与天气变化无关。查体：双膝稍肿，O形腿，膝关节屈伸70°～160°，咿轧音（+），右膝重。

治疗：在右委中、内膝眼、犊鼻、内外侧副韧带等处植入中药制剂。

1997年10月15日访：已愈。

病案六

黄某，女，60岁，1999年10月11日就诊。患者右膝关节时常酸痛5年，多处医治无效。近1年来加重，慕名求医。目前，右膝关节常酸痛，腿部力量不足，不能抬举。上床需双手帮忙，坐下时需双手扶物辅助，家中行走需扶物或他人扶架，不能下蹲和上楼梯，生活难以自理。夜间酸痛，有时不能入睡，二便困难。每天服芬必得2片，止痛效果不佳。查体：扶架跛行，痛苦病容。右膝肿胀2度，无法抬举，右膝屈伸95°～150°，弥漫性压痛，咿轧音（+），D形腿，股四头肌严重萎缩。

治疗：在右鹤顶、内膝眼、犊鼻、委中、足三里、阳陵泉、膝内外侧阿是穴等处植入中药制剂。

2000年1月访：刚治疗后效果不明显，而后渐愈。

2006年8月访：治愈后至今无复发。

病案七

黄某，女，51岁，2000年7月30日就诊。患者双膝关节肿痛3年，屡治无效，近2个月来加重，经常服止痛剂度日。目前，双膝常酸痛，右膝重，上楼梯时右足后随，下楼梯时右足先行，不能下蹲，久坐后起立加重，不能马上迈步，右膝要轻轻屈伸活动后才可，跛行。查体：肥胖，右膝肿胀2度，屈伸80°～150°，各穴压痛（+），咿轧音（+）。

治疗：在右委中、委阳、内膝眼、犊鼻、鹤顶、足三里、阳陵泉、膝内外侧阿是穴等处植入中药制剂。

2000年11月4日访：右膝关节所治处已不痛，能下蹲，上下楼梯自如，未治疗的左膝也有好转。治疗：以外右膝内侧阿是穴为主，连同左膝部分阿是穴植入中药制剂。

2001年2月访：已愈。

2006年8月访：治愈后无发作。

病案八

任某，男，72岁，2001年3月7日就诊。患者双膝多年前曾有酸痛，持续1个多月，近1年来常有胀痛。目前，双膝常胀痛，上午重，晚上轻，下蹲困难，即使勉强蹲下，起立也很困难，要用双手按压足背才能起立。坐半小时后难以起立，需用手扶物才能慢慢站起，稍加活动膝关节1分钟许方可迈步。平路行走20分钟后，双膝胀痛加重，要坐下休息片刻才能继续行走，天气变化和劳累后加重，快步行走则腿部力量不足，有时跌倒，需拄拐。查体：O形腿，咿轧音（+），左下肢屈膝时足跟距臀18cm，膝关节各穴压痛（+），股四头肌明显萎缩，左膝前侧僵硬。

治疗：在左委中、委阳、阴谷、内膝眼、犊鼻、足三里、阳陵泉、膝内外侧阿是穴等处植入中药制剂。

2001年3月8日访：左膝前侧僵硬缓解，胀痛明显减轻，未治的右膝也有好转。治疗：在右委中、内膝眼、犊鼻、鹤顶、三阴交、左膝阿是穴、膝内外侧阿是穴等多处植入中药制剂。

2001年3月9日访：下蹲自如，不用拄拐，可以行走。

2001年5月4日访：已愈。

病案九

某女，68岁，1996年10月3日就诊。患者左膝疼痛3年，屡治无效，近2个月来加重。目前，左膝关节常酸痛，活动受限，上楼梯左足后随，下楼梯左足先行。起身后不能立刻行走，要用手按摩后方能迈步。行走困难等在劳动后症状加重。查体：跛行，左膝咿轧音（+），膝关节屈伸75°～160°，各穴压痛（+），肿胀2度。

治疗：在左委中、内膝眼、犊鼻、鹤顶、足三里、阴陵泉及膝内外侧阿是穴等处植入中药制剂。

1996年10月5日访：左膝疼痛好转。

1996年12月17日访：已愈。

2005年9月访：患者偶然路过本诊所，告知左膝自治愈后一直未痛，行走等均正常。

病案十

某男，72岁，1997年8月9日就诊。患者双膝关节酸痛十余年，多处医治无效，近1年来加重。目前，双膝关节常胀痛，服止痛片效果不佳，行走约100米后加重，要坐下来歇息片刻，起立时必须以手扶物，之后需活动膝关节才能行走。不能下蹲，上下楼梯需扶栏杆。跛行。查体：O形腿，咿轧音（+），膝关节屈伸75°～150°，肿胀2度，各穴压痛（+）。

治疗：在左委中、鹤顶、内膝眼、犊鼻、足三里、阴陵泉、委阳、阴谷、膝内外侧阿是穴等腧穴处植入中药制剂。

1997年8月13日访：明显好转。

1997年10月21日访：已治的左膝痊愈，未治的右膝也有好转。

1998年10月3日访：右膝仍略痛。治疗：在右膝处植入中药制剂。

2006年8月访：治愈后一直无复发。

病案十一

顾某，女，62岁，2002年3月30日就诊。患者2000年3月以来左膝肿痛，多处医治无好转，近5个月来加重。目前，左膝常痛，不能下蹲。上楼扶栏杆，右足迈步，左足后随，亦步亦趋，下楼时侧身，左足先行，行动不便。夜间左膝屈伸受限，起坐困难。查体：左膝肿胀2度，屈伸60°～160°，O形腿，左膝各穴压痛（+）。

治疗：在左委中、阴谷、鹤顶、内膝眼、犊鼻、阴陵泉、阳陵泉、足三里、膝内侧阿是穴等腧穴处植入中药制剂。

2002年5月12日访：疼痛好转，肿胀基本消退，能缓慢上下楼梯，夜间屈伸不痛，仅在上坡时膝关节内侧略疼痛。治疗：在左膝内侧阿是穴植入中药制剂。

2002年6月3日访：已愈。

2006年8月访：治愈后无复发。

第十八节　半月板损伤

半月板是位于膝关节内的两片新月形纤维软骨，主要功能为缓冲关节压力、稳定关节及协助润滑。半月板损伤是指其完整性或连续性遭到破坏，常见于运动损伤或长期劳损。中医将半月板损伤归为“筋伤”“痹证”范畴。

一、病因病机

1. 外伤

剧烈运动或外力撞击导致气血瘀滞，经络阻塞。

2. 劳损

长期过度使用膝关节，筋骨失养，气血运行不畅。

3. 肝肾亏虚

肝主筋，肾主骨，肝肾不足则筋骨不坚，加速半月板退变。

4. 气血不足

气血不能濡养膝关节，影响半月板功能。

5. 寒湿凝滞

寒湿侵袭，经络阻滞，气血运行不畅。

二、诊断要点

以膝关节活动时疼痛加重为主要特征，尤其在下蹲、起立、上下楼梯或跑步时。关节腔积液导致膝关节肿胀，可能伴有皮下瘀血。膝关节伸直或弯曲受限，活动时关节发出异常声音或卡住。麦氏征阳性。MRI、关节镜检查有助于诊断。

三、辨证论治

本病以保守治疗为主，包括休息与制动、冷敷与加压包扎、药物治疗、功能训练和理疗。严重损伤或保守治疗无效者，可选用关节镜手术和半月板移植术。中草药制剂穴位植入治疗效果较好，可以有效缓解半月板损伤后所致的关节不稳和疼痛。

主症：膝关节疼痛，活动后加重，伴肿胀、皮下瘀血

主穴：鹤顶、犊鼻、内膝眼、委中。

配穴：内、外侧副韧带局部取穴。

方义：鹤顶、犊鼻、内膝眼位于膝关节附近，可止痛、疏通经络、通利关节，适用于膝关节疼痛；委中可调节下肢气血。

四、临证验案

病案一

章某，女，48岁，1995年8月1日就诊。患者4个月前从拖拉机跳下时扭伤左膝，疼痛至今。目前，不能正常完成蹲起动作，膝关节似被锁死，时而剧痛不能行走。内膝眼处最痛，痛至流泪，呻吟不停。以小角度缓慢屈伸膝关节数分钟至30分钟后，听到咔嚓响后方可行走自如。上下坡行走时心存畏惧。查体：左膝屈伸尚可，亦无肿痛体征。

治疗：左下肢内膝眼、犊鼻处植入中药制剂。

1995年8月20日访：已好转，交锁恢复时间缩短一半。治疗：在各阿是穴植入中药制剂。

1995年9月26日访：已愈。

2006年4月访：自治愈后无复发。

病案二

钟某，女，41岁，1997年2月20日就诊。患者3年前左膝下蹲后起立时扭伤，疼痛逐渐加重。目前，左膝常痛，不能伸直，屈膝时略好转，上下坡行走时症状加重，有时出现交锁现象，跛行。查体：左股四头肌萎缩，屈伸膝30° ～140°，半月板研磨试验（+），半月板弹响试验（+），左膝外侧副韧带处和犊鼻压痛（+）。

治疗：左委中、内膝眼、犊鼻等腧穴及外侧副韧带处植入中药制剂。

1997年3月8日访：疼痛好转，半月板研磨试验（-）。

1997年5月12日访：已愈。

2006年5月访：无复发。

病案三

华某，女，53岁，2004年9月14日就诊。患者去年9月跳绳扭伤右膝后疼痛，CT显示右膝内、外侧半月板后角挫伤、积液，并有退行性病变。目前，双膝大多数时间酸痛，行走100米后酸痛加重，不能下蹲，下楼加重，右膝较重，有时出现交锁现象。查体：右膝肿胀2度，各穴压痛（+），研磨试验（+）。

治疗：在右委中、委阳、内膝眼、犊鼻、鹤顶、阴陵泉、足三里、阿是穴等腧穴及内侧副韧带、外侧副韧带处植入中药制剂。

2004年12月1日访：已愈。

2006年5月访：无复发。

病案四

张某，女，46岁，2011年8月16日就诊。患者2003年10月9日右膝肿痛，后治愈。两个月前右膝内翻扭伤，肿痛，行走困难，医院诊断为半月板破裂，多处医治无明显效果。目前服痹痛胶囊、搽药水等。右膝肿痛，若弹响后不能行走。屈伸活动后好转。不能穿高跟鞋，夜间屈伸不适。不能下蹲，上楼梯扶栏杆亦步亦趋，左膝亦感不适。查体：右膝肿胀2度，屈伸85° ～170°，弥漫性压痛（+），跛行，浮髌试验（+），半月板弹响试验（+）。

治疗：在右委中、委阳、阴谷、鹤顶、内膝眼、犊鼻、阿是穴等处植入中药制剂。

2011年8月23日访：好转。

2011年9月14日访：稍有好转。

2011年11月16日访：已愈。

病案五

连某，女，58岁，2020年8月14日就诊。患者左膝痛15天。核磁共振检查示：左膝退行性改变，内侧半月板后角撕裂，关节囊有少量积液。目前，左下肢外侧疼痛，左膝行走则痛，上下楼梯加重。查体：左髋4字试验（+）、外旋（+），屈膝受限，膝内外侧压痛（+），咿轧音（+）。

治疗：在左膝多处阿是穴植入中药制剂。

2020年8月21日访：好转。

2020年9月7日访：已愈。

病案六

李某，女，72岁，2019年10月22日就诊。患者目前左膝疼痛，有积液，医院诊断为“左膝内侧半月板前角撕裂”，左膝内侧夜间疼痛，白天不痛。右小腿内侧夜间疼痛，白天触摸有疼痛感，畏寒。查体：左膝各穴压痛（+）。

治疗：在左膝鹤顶、内膝眼、委中等穴植入中药制剂。

2019年12月24日访：已愈。

病案七

胡某，女，48岁，2019年8月8日就诊。患者行走受伤，左膝肿痛2个月，X线片诊断为半月板磨损、滑膜炎。多处治疗无效，慕名求治。目前，左膝常肿痛，上楼扶栏杆亦步亦趋，膝不能弯。查体：左膝肿胀3度，弥漫性压痛（+），屈膝90°。

治疗：在左鹤顶、委中、委阳、阴谷、犊鼻、阴陵泉、足三里及膝外侧等处植入中药制剂。

2019年8月9日访：在左膝阳陵泉、膝内外侧等处植入中药制剂。

2019年8月17日访：已愈。

病案八

吴某，女，46岁，2010年10月20日就诊。患者三年前右膝被丈夫踩伤，当时7天不能下地。而后时常疼痛，甚至寸步难行，要卧床1~24小时方好转。目前，腰背疼痛，右膝常痛，上楼梯扶栏杆亦步亦趋，膝关节难以伸直，夜间屈伸疼痛，行走时疼痛加重。蹲下后再起立困难，二便不便。查体：右膝难以伸直，屈膝尚可，膝内、外侧压痛（+）。

治疗：在右鹤顶、内膝眼、犊鼻、阴陵泉、阳陵泉、足三里、膝内外侧阿是穴等处植入中药制剂。

2010年10月24日访：疼痛好转。

2010年11月4日访：已愈。

第十九节　创伤性关节炎

创伤性关节炎是一种由关节创伤（如骨折、脱位、韧带损伤）或长期关节过度使用引发的关节疾病。其核心病理机制为关节软骨退化、磨损及继发性骨赘形成，导致关节疼痛、僵硬、肿胀及活动受限。该病多见于青壮年，常见于膝关节、髋关节、踝关节等承重关节，病程迁延，晚期可致关节畸形及功能障碍。中医将创伤性关节炎归为“骨痹”“骨痿”范畴。

一、病因病机

1.外力损伤

跌仆闪挫致筋骨受损，气血瘀滞，不通则痛。

2.肝肾亏虚

肝肾不足，筋骨失养，复感外邪（风寒湿），气血运行不畅，加重关节退变。

3.痰瘀互结

损伤后气血瘀滞，痰湿内生，阻滞经络，形成痰瘀互结，导致关节肿胀、疼痛。

二、临床表现

以关节疼痛、肿胀、活动受限为特征。晨僵时间短（一般<30分钟）。关节屈伸、旋转受限，严重者出现关节交锁。晚期可出现关节内翻、外翻或屈曲畸形。关节间隙或骨赘部位压痛明显，活动时可闻及骨擦感或粗糙摩擦音。关节周围肌肉可有废用性萎缩。X线片见关节间隙狭窄、软骨下骨硬化、骨赘形成、关节面不平整。

三、辨证论治

主症：关节疼痛、肿胀、活动受限，晨僵时间少于30分钟。

治法：疏通经络，调和气血，行气止痛。

主穴：以阿是穴为主。

配穴：腕关节疼痛者，配阳谷、阳池、阳溪、神门、大陵、内关；肘关节疼痛者，配曲池、天井、小海、少海、尺泽、曲泽；肩关节疼痛者，配肩井、肩髃、臑俞、肩后、肩贞、天宗；髋关节疼痛者，配居髎、环跳、髀关、府合、冲门；膝关节疼痛者，配鹤顶、犊鼻、内膝眼、委中、委阳、阴谷；关节疼痛者，配照海、昆仑、太冲、丘墟、解溪、商丘、中封。

方义：阿是穴即疼痛部位，直接刺激痛点，缓解局部症状。

四、临证验案

病案一

武某，女，38岁，1997年8月4日就诊。患者左膝外侧扭伤疼痛，近2年来加重，曾有一段时间整膝肿痛，行走困难，多处医治无效。目前，左膝外侧常酸痛，日轻夜重，夜里辗转不安，上楼后亦步亦趋，久坐后起立加重，天气变化时加重，有时会下肢力量不足。查体：左膝外侧肿胀2度，内膝眼、犊鼻压痛（+），屈伸功能受限。

治疗：在左委中、内膝眼、犊鼻等腧穴及内侧副韧带、外侧副韧带处植入中药制剂。

1997年10月9日访：自治疗后已渐愈。

2007年12月访：自治愈后无复发。

病案二

卢某，男，40岁，1997年1月2日就诊。患者右股骨于1985年因交通事故骨折，钢板固定，至今未拆。右膝疼痛多年，屡治无效，只能勉强参加劳动，不能挑担。目前，右膝常隐痛不适，行走时右膝内侧痛重，下坡加重，上坡稍好，跛行，有时行走时膝部向里靠稍缓解，行走后膝前和膝上酸而难忍。查体：跛行，K形腿。右膝肿胀2度，咿轧音（+），右膝内侧副韧带处叩击痛（+），压痛（+），膝外侧有10cm×1cm瘢痕。右膝屈伸受限。

治疗：右委中、内膝眼、犊鼻、阿是穴及内侧副韧带等处植入中药制剂。

1997年1月9日访：右膝咿轧音等消失，功能恢复，已愈。

2007年12月3日访：自从治愈后无复发。

病案三

王某，女，76岁，1997年3月20日就诊。患者1994年因右膝疼痛，被诊断为“骨髓炎”，予以手术治疗，无效。1995年被诊断为“右肘结核”，再次手术治疗，效果不佳。后又行手术治疗。目前，右肘120°强直，时常灼痛，功能差，吃饭时右手不能送饭入口，离口还有30cm许，只能用左手，不能梳头。颈部和后脑部常感不适。查体：C$\overset{+}{\underset{+}{+\times+}}$，活动受限，右上肢功能差。

治疗：在哑门、风池、大椎、曲池、臂臑、曲泽等腧穴处植入中药制剂。植入后，即刻右膝灼痛感消失。

1997年3月23日访：症状消失，梳头、吃饭等功能自如，已愈。

2000年访：治愈后无发作。

病案四

李某，男，48岁，1999年7月25日就诊。患者2月时左肩被榔头打伤，而后左肩常疼痛、麻木，3个月后左上肢功能受限。目前，左肩常酸痛并放射至上臂中段，日轻夜重，上举、后伸受限。天气变化时，颈部力量不足，睡眠时选用高枕、软枕。查体：左上肢上举功能剩余4/5，后伸功能剩余1/3，左肩髃下3cm处压痛（+++）。

治疗：在左肩髃、肩前、肩后、肩井、臂臑等腧穴处植入中药制剂。

1999年9月6日访：已愈。

2007年12月：无复发。

病案五

尤某，男，45岁，1997年3月29日就诊。患者1995年背负重物时不慎跌倒，左膝过度后伸而受伤，多处医治无效。目前，左膝常酸痛，坐30分钟就酸痛难忍，伸展后稍缓解。左下肢上楼后随，下楼先行。腿部力量时常不足，甚至会跌倒。近10天来日轻夜重，左膝刺痛，夜间时常痛醒，需坐起按摩之后再睡，已拄拐4个月，行走时左膝稍有不便，无法下蹲。查体：左膝股四头肌明显萎缩，左髌韧带有明显前凸畸形、压痛，左膝屈伸功能剩余1/2，膝内、外侧压痛（+）。

治疗：在左委中、内膝眼、犊鼻、阿是穴等腧穴处植入中药制剂。

1997年5月10日访：症状消失，功能恢复而愈。

2007年12月访：治愈后无复发。

病案六

陆某，男，59岁，2006年12月26日就诊。患者11年前膝关节常痛，功能严重受限，经某医院手术治疗，采用钢板、钢钉固定。治疗后7年间不痛，但膝关节屈伸功能剩余1/2。上下楼梯、起坐下蹲、穿脱衣裤等不便。近3年来疼痛时常发作，并持续加重。目前，双膝常酸痛，右膝较重，上楼后随，下楼先行。起坐时加重，不能马上迈步，功能严重受限。查体：C※，L※，腰侧弯时双膝疼痛，右膝畸形，肿胀2度，屈伸85°~175°，各穴压痛（+）；左膝屈伸50°~175°，同时指压右犊鼻和右鹤顶穴时，右膝屈曲角度50°~175°，活动度明显好转。

治疗：在右鹤顶、内膝眼、犊鼻、阳陵泉、足三里及膝内外阿是穴等腧穴处植入中药制剂。植入后右膝屈伸情况好转。

2007年1月13日访：双膝均不酸痛，起坐自如，但于上楼时左膝内侧略痛。治疗：在右膝内侧阿是穴植入中药制剂。

2007年12月访：治愈后无复发。

病案七

郑某，女，66岁，1998年4月11日就诊。患者右肘于1997年11月因跌伤而骨折，行手术治疗。治疗后骨折虽愈，但仍留有后遗症。目前，右肘常有酸痛，并发痉挛，日轻夜重，夜间不能入睡。吃饭时拿筷子和梳头都很勉强。查体：右肘屈伸90°~130°，肘关节弥漫性压痛（+）。

治疗：在右天井、曲池、曲泽、少海、手三里、阿是穴植入中药制剂。

1998年6月24日访：已愈。

2008年1月10日访：治愈后无复发。

病案八

翁某，女，51岁，1998年1月18日就诊。患者2个月前驾驶摩托车时跌倒，左上肢向左后方搽地受伤，造成左肱骨外科颈骨折，经石膏固定治愈。拆除石膏后，患者头常昏痛，左肩常酸痛，上肢常胀麻，日轻夜重，有时夜不能入睡，即使入睡也常被痛醒，要起来活动左上肢4~5次再睡，左上肢上举、后伸、平举功能受限。查体：左上肢平举功能剩余2/3，上举功能剩余4/5，后伸功能剩余1/5，抬肩时症状加重，第4~5颈椎压痛（+），左新设、肩髃、肩前、肩后、臑俞、肩峰均压痛（+）。

治疗：在左新设、肩井、肩前、肩髃、肩后、臂臑、臑俞等腧穴及第

4～5颈椎处植入中药制剂。

1999年1月19日访：头已不昏，肩痛减轻，但左肘酸痛难忍。治疗：在左肩阿是穴、左曲泽、曲池、尺泽、手三里等处植入中药制剂。

1999年2月8日访：治疗后左肩、肘部酸痛减轻，功能有改善。

1999年4月25日访：症状消失，功能恢复。

2008年1月访：治愈后无复发。

病案九

陈某，男，53岁，2002年6月21日就诊。患者30年前左踝扭伤而肿痛，而后时常酸痛，天气变化时和劳动后加重，近10年来更为明显。目前，左踝外侧常酸痛，足跟常痛，行走与天气变化时加重，多处医治无效。查体：跛行，左踝外侧压痛（+），功能受限。

治疗：在左丘墟、申脉、解溪等处植入中药制剂。

2002年6月24日访：疼痛减轻1/3。

2002年7月7日访：已愈。

2008年1月访：治愈后无复发。

病案十

李某，男，61岁，1975年8月就诊。患者30年前行走时因地面不平，左踝扭伤，而后时常疼痛。近5年来加重，双踝常痛，日轻夜重，夜间不能入睡，双手按摩双踝不停。查体：双踝稍肿，压痛（+）。

治疗：在双踝多处植入制剂。

1975年10月访：已愈。

1985年访：无复发。

第二十节　膝关节韧带损伤

膝关节韧带损伤是指膝关节周围韧带（如前交叉韧带、后交叉韧带、内侧副韧带、外侧副韧带）因外力作用导致纤维束部分或完全断裂的病理状态。该损伤常见于运动损伤（如足球、篮球）或交通事故，主要表现为膝关节疼痛、肿胀、活动受限及关节不稳定。根据损伤程度可分为Ⅰ度（纤维拉伤）、Ⅱ度（部分撕裂）和Ⅲ度（完全断裂）。中医认为膝关节韧带损伤属“筋伤”范畴。

一、病因病机

1. 外力损伤

直接暴力（如撞击、扭伤）导致筋脉受损，气血瘀滞，经络不通，表现为局部疼痛、肿胀、青紫。

2. 慢性劳损

长期过度使用关节（如久站、跑步）致筋脉疲劳，气血运行不畅，筋骨失养，逐渐形成慢性损伤。

3. 肝肾亏虚

肾主骨生髓，肝主筋藏血，肝肾不足则筋骨失养，抗损伤能力下降，易受外力损伤。

4. 气血虚弱

素体虚弱或慢性疾病导致气血不足，筋脉失于濡养，影响损伤修复。

二、诊断要点

以关节疼痛、肿胀为主要特征。疼痛在损伤后即刻出现，活动时加重，休息后缓解。患者感觉膝关节“打软腿”或无法支撑身体，尤其在活动时明显。韧带附着点或损伤部位有明显压痛。关节屈伸、旋转活动受限，严重时可出现关节绞锁。前抽屉试验用于诊断前交叉韧带损伤，后抽屉试验用于诊断后交叉韧带损伤，侧方应力试验用于诊断侧副韧带损伤，Lachman试验是前交叉韧带损伤的敏感检查。

MRI为诊断韧带损伤的金标准，可清晰显示韧带撕裂、水肿及周围组织损伤情况。关节镜检查可直接观察韧带损伤情况，并可进行修复或重建手术。

三、辨证论治

主症：关节疼痛、肿胀，活动不利，关节不稳定。

治法：活血祛瘀，行气止痛。

主穴：取内外侧副韧带的阿是穴为主。

配穴：在阿是穴邻近位置取穴，腧穴之间相隔0.5～1cm。

方义：阿是穴即疼痛部位，直接刺激痛点，缓解局部症状。

四、临证验案

病案一

傅某，男，59岁，2000年10月12日就诊。患者1970年前后常挑重担行走，以致右膝内侧扭伤。1985年冬冻伤膝部，而后每逢冬天膝部发生1～2次疼痛，一般疼痛几小时或十几小时后不治自愈。2000年无意中发现右膝下蹲时因疼痛不能到位，更不能单腿屈膝独立，但行走、跑步、上下楼梯自如。近4天来症状加重，右膝内侧常痛，坐5～10分钟后起立不能马上迈步，或疼痛加重，站立5～10分钟后也如此。有时觉得右膝关节里有异物卡住，小角度屈伸摇动膝关节6～10下后方可迈步。查体：左膝内侧以内侧副韧带为中心，有7cm×7cm范围稍肿，弥漫性压痛（+++），膝关节屈伸30°～170°，屈膝下蹲不到位，足跟离臀15～20cm许，不能屈膝单腿独立，下楼梯无碍。

治疗：在右膝内侧阿是穴植入中药制剂，植入后即刻起坐自如，无卡顿感。仅药物植入切口处略有灼热。

2000年11月访：症状好转大半，但下蹲仍不能到位。治疗：在阿是穴植入中药制剂。

2000年12月访：下蹲基本到位，下肢力量不足。治疗：在阿是穴植入中药制剂。

2001年2月访：痊愈，无复发。

病案二

林某，男，60岁，1980年10月6日就诊。患者左膝内侧疼痛三十余年，时轻时重，天冷加重，右膝疼痛较轻，近5年来加重，每天疼痛，行走受限，上楼左下肢只能后随，下楼要以右下肢跳跃行走，夜睡时两膝内侧不能相压，跛行，多处医治无效。查体：O形腿，左膝内侧有7cm×8cm肿胀，压痛（+++），严重跛行。膝关节屈伸85°～150°。

治疗：在左膝内侧阿是穴植入中药制剂。

1980年11月访：治疗后30天内痊愈。

2001年访：愈后无复发。

病案三

许某，男，44岁，1978年2月9日就诊。患者1976年撬石头扭伤左膝，后治愈。近半年来，左膝内侧常痛，下蹲起立、起坐时加重，不能马上迈步，上楼梯患肢不能先行，只能后随，亦步亦趋，夜间侧卧时两膝不能相压，跛行。查体：左膝屈伸45°～160°，左膝内侧压痛（+++），稍肿。

治疗：在左膝内侧阿是穴植入治疗。

1978年2月21日访：治疗后第3天上下楼梯自如，症状基本消失，仅有植入切口处略痛。

1978年3月7日访：已愈。

2006年5月访：自治愈后无复发。

病案四

谢某，男，62岁，1982年7月13日就诊。患者左膝内侧疼痛十余年，近5年来加重。目前，左膝内侧常痛，跛行，天气变化时和体力劳动后加重，夜间疼痛明显，前半夜较重，后半夜较轻，早起自如，曾服保泰松等药物，现药效不显。查体：跛行，O形腿，左膝内侧7cm×5cm×0.8cm肿痛，压痛（+++），下蹲功能剩余1/2。

治疗：在左膝内侧阿是穴植入中药制剂。

1982年7月14日访：治疗后切口处灼痛，反应较重，但行走自如。

1982年7月23日访：7月17日挑担行走几千米，行动自如；之后左膝内侧至三阴交处红肿，至7月21日肿退，症状消失。

1982年8月12日访：已愈。

1997年访：无复发。

病案五

周某，男，63岁，1988年4月14日就诊。患者有扭伤史，在膝内侧局部常有肿痛，并向大腿和小腿内侧放射，上楼梯左膝不能先行，走平路跛行，有时拄拐杖，已4个月不能干活，近10天来加重，坐立不便，局部封闭治疗2次，无明显效果。查体：跛行，拄单拐，左膝内侧肿胀2度，压痛（+++），左膝屈伸85°～160°，不能下蹲。

治疗：在左膝内侧副韧带投影处（即阿是穴）植入中药制剂。

1988年5月20日访：已愈。

2006年5月访：自治愈后无复发。

病案六

麻某，男，67岁，1990年7月1日就诊。患者左膝内侧疼痛10年，近5年来加重。目前，左膝内侧常痛，上坡不能先行，久坐起立后疼痛加重，腿部力量不足，不能下蹲。查体：跛行，D形腿，左膝咿轧音（+），左膝内侧7cm×8cm范围肿胀2度，压痛（+++），左膝屈伸80°～160°。

治疗：在左膝内侧副韧带投影处（即阿是穴）植入中药制剂。

1990年7月26日访：已愈。

2006年5月访：自治愈后无复发。

病案七

胡某，女，54岁，2003年10月19日就诊。患者30年前曾跌伤，近四五年来右膝内侧疼痛加重，上下坡行走时更为明显，久坐起立后不能马上迈步，多处医治无效。查体：右膝内侧压痛（+++），右膝屈伸85°～160°。

治疗：在右膝内侧阿是穴植入中药制剂。

2003年11月10日访：已愈。

2006年6月访：自治愈后无复发。

病案八

兰某，男，59岁，1992年1月17日就诊。患者双膝内、外侧疼痛20年，近5年来加重。双膝内侧常痛，左膝重、右膝轻，上下坡行走困难，有时拄拐。夜间侧睡，双膝不能相压。多处医治无效。查体：双膝内外侧稍肿，压痛（+++），膝关节屈伸85°～160°。

治疗：在左膝内外侧阿是穴植入中药制剂。

1992年1月28日访：左膝已愈。治疗：在右膝内、外侧阿是穴植入中药制剂。

1992年2月10日访：已愈。

2006年5月访：自治愈后无复发。

病案九

赵某，男，60岁，1994年1月11日就诊。患者十余年前左膝内侧曾疼痛，持续1年后好转，不能劳动及挑担，现痛发3个月，日夜常痛，平路行走困难，不能上下楼梯，天气变化时加重，每天服泼尼松6片、布洛芬6片，仍不能止痛。多处医治无效，失去治愈信心。查体：D形腿，左膝内侧有8cm×8cm隆起，肿胀1度；以内侧副韧带为中心，有6cm×6cm范围压痛（+++），左膝屈伸100°～150°。

治疗：在左膝内侧副韧带体表投影处（即阿是穴），以及左内膝眼处植入中药制剂。

1994年1月20日访：已愈。

2006年5月访：治愈后无复发。

病案十

沈某，男，62岁，2004年1月19日就诊。患者左膝内侧疼痛20年，近四五年来加重。目前，左膝内侧常痛，从座位上站起时加重，要站2分钟后才能迈步行走，行走10分钟后又加重。缓慢跛行，扶栏杆方能缓慢上下楼梯。查体：D形腿，左膝内侧有8cm×8cm范围压痛（+++），严重跛行。

治疗：在左膝内侧等处植入中药制剂。

2004年1月27日访：已愈。

2006年5月访：无复发。

第二十一节　软组织闭合性损伤

软组织闭合性损伤指皮肤及皮下组织完整无破口，但内部结构因外力作用发生损伤的病理状态，是骨科及运动医学中常见的病症，属中医筋伤学的范畴。软组织闭合性损伤可分为急性和慢性两种。急性闭合性软组织损伤，指的是皮肤或黏膜完整无裂口，因外力挤压、牵拉、撞击等导致肌肉、韧带、关节囊等软组织急性损伤，常表现为局部剧烈疼痛、肿胀、淤血、功能障碍，炎症反应明显，需及时干预以控制症状。慢性闭合性软组织损伤，指的是由急性损伤治疗不当或长期过度使用关节引起，表现为局部反复酸痛、无力、活动受限，无皮肤伤口，病程迁延，需通过改善代谢、功能锻炼等综合治疗促进恢复。

一、病因病机

（一）急性闭合性软组织损伤

1. 外力致瘀

跌仆、扭挫等外力直接损伤筋脉，气血运行受阻，血溢脉外形成瘀血，阻滞经络，不通则痛。

2. 气滞血瘀

损伤后局部气机阻滞，血行不畅，瘀血积聚，导致肿胀、疼痛加剧。

3. 风寒湿邪侵袭

损伤后气血亏虚，腠理不固，风寒湿邪乘虚而入，加重经络阻滞，症状迁延难愈。

（二）慢性闭合性软组织损伤

1. 劳损致虚

长期反复劳作或过度使用关节，耗伤气血，肝肾亏虚，筋骨失养，抗损伤能力下降。

2. 痰瘀互结

急性损伤未愈，气血瘀滞日久，津液运行不畅，聚湿成痰，痰瘀互结，阻滞经络，形成顽固性疼痛。

3. 肝肾不足

肾主骨生髓，肝主筋藏血，肝肾亏虚则筋骨失养，关节退变加速，易致慢性劳损。

二、诊断要点

急性闭合性软组织损伤的损伤即刻出现，活动时加剧，休息后缓解。损伤部位迅速肿胀，皮肤青紫或发红，触之灼热。关节活动受限，局部压痛明显。皮下出血形成淤斑，触之有波动感（血肿）。严重损伤可导致关节错位或局部隆起。MRI可明确韧带、肌肉等软组织损伤程度。

慢性闭合性软组织损伤为长期反复劳损或急性损伤后未彻底治愈所致。呈隐痛或钝痛，劳累后加重，休息后缓解。局部有酸胀感，活动时无力，关节僵硬。关节活动范围减小，晨起或久坐后加重。损伤部位固定压痛点，深压痛明显。长期废用导致损伤部位肌肉萎缩。X线检查可见关节退变，MRI显示软组织水肿、粘连或钙化。

三、辨证论治

主症：局部疼痛，性质或剧痛、或隐痛，可有肿胀、淤血、功能障碍等。

治疗：活血化瘀，消肿止痛。

主穴：以阿是穴或原发病灶点取穴。

方义：阿是穴即以痛为腧，疼痛所在区域即病灶区域，取穴可直达病所；原发病灶点需沿神经根方向寻找，如根性坐骨神经痛，疼痛位置在下肢后侧、外侧，而治疗应在第4腰椎至第3骶椎附近处。

四、临证验案

病案一

胡某，男，80岁，1993年2月18日就诊。患者三十余年前骑自行车跌伤背部，而后时常背痛，近两年来加重。现背部两侧常痛，晨起轻，日间重，上半夜重，下半夜轻，久坐和劳动、天气变化后加重。背部有重压感，不能直腰行走，只能整天俯身行走。查体：第7～12胸椎旁开1.5寸处压痛（+），尤以第8～11胸椎右侧旁开1.5寸处有3个强阳性压痛点，第9胸椎左旁开1.5寸处有1个强阳性压痛点。

治疗：在背部右侧阿是穴植入中药制剂，即刻左右背痛症状同时消失。

1993年2月28日访：背部疼痛已愈。

2008年9月25日访：15年来无复发。

病案二

王某，男，56岁，2003年6月4日就诊。患者20岁时抬重物扭伤腰部，而后腰痛，近10年来加重。最近每隔1～2天就去推拿治疗1次，经按摩师介绍前来我处治疗。目前，腰部常酸胀，天气变化时加重，起床活动后好转。左臀、左大腿外侧常酸胀，夜间翻转身体时亦酸胀，行走半小时后加重。查体：L$\begin{smallmatrix} & - & \\ + & \times & - \\ & - & \end{smallmatrix}$，左髋4字试验（+）、内旋（+），第1～3腰椎及旁开1.5寸处压痛（+），第4腰椎至第3骶椎及左大肠俞、关元俞、小肠俞、膀胱俞压痛（+），左臀压痛（+）。

治疗：在第1～3腰椎及两侧肌肉处植入中药制剂，植入治疗后，即刻左腰、臀部酸胀症状消失。

2003年10月29日访：早已痊愈。

2006年10月访：无复发。

病案三

雷某，男，24岁，1997年1月20日就诊。患者1992年右颧骨被人挥拳打伤，当时头昏眼花，而后每1～3个月发作1次，太阳穴处灼痛，持续4～6小时后缓解。症状大多在下半夜发作，不能入睡，至今4年多。查体：C$\overset{-}{\underset{-}{-\times-}}$，头颈前屈时右太阳穴处疼痛，右百劳、风池压痛（+），并向太阳穴方向放射，右太阳穴后上1cm处压痛（+）。

治疗：在大椎、右百劳、风池、曲鬓等腧穴处植入中药制剂，即刻张口自如，太阳穴处不痛。

1997年1月26日访：已愈。

2007年10月访：治愈后无复发。

病案四

何某，男，40岁，1996年10月19日就诊。患者十余年前背负重物时扭伤胸椎，而后疼痛。医院检查示第2～5胸椎软组织挫伤，行贴止痛膏等治疗后症状消失。近两三个月来疼痛加重，再贴止痛膏无效。在某中医院治疗一个月，效果不明显。目前背部常痛，胸闷，劳动后加重，上肢麻木。查体：第2~5胸椎压痛（+），并向胸部放射。

治疗：在第2～5胸椎阿是穴植入中药制剂。

1996年10月25日访：已愈。

2007年2月1日访：治愈后无复发。

病案五

叶某，男，60岁，1997年2月25日就诊。患者1966年头颈右侧被树砸伤，昏迷半天，而后头颈右侧、右肩、上臂、前臂常痛，伴阵发性加剧，活动功能受限，有时夜间疼痛不能入睡。常年服止痛片。查体：头颈左倾畸形。右肩关节和上肢肌肉严重萎缩，猿手，右上肢功能严重受限，按压右风池穴后，右上肢疼痛减轻。第4～5颈椎压痛（+），并向拇指放射。

治疗：在右风池、百劳、大椎、肩井、第4～5颈椎等处植入中药制剂，即刻右上肢症状消失。

1997年2月26日访：停服止痛片后，右上肢桡侧疼痛减轻2/3，但仍有间断性疼痛。按压第6～7颈椎后，疼痛向食指放射；按压右天井、曲池、尺泽后症状消失。治疗：在第6～7颈椎处及右天井、曲池、尺泽植入中药制剂。

1997年3月12日访：治疗后6天内疼痛消失，停服止痛片，6天后疼痛又发作。查体：右肩胛中角下压痛，向前臂放射。按压四渎、阳谷、阳溪后疼痛减轻。治疗：在四渎、阳谷、阳溪等腧穴处植入中药制剂。

1997年6月15日访：上次治疗后疼痛暂时消失，近15天略痛，但比治前大有好转。治疗：在右小海、阳谷、外关、阿是穴等处植入中药制剂。

1997年10月14日访：已愈，无发作。

病案六

袁某，男，26岁，1982年7月7日就诊。患者腰部右侧酸痛3年，前天提拿重物时不慎扭伤。目前自第10胸椎至第5腰椎右侧旁开20cm×6cm范围疼痛，不能弯腰，咳嗽加重。

治疗：在第1～5腰椎右侧旁开3寸处阿是穴植入中药制剂，植入后即刻弯腰自如。

2004年访：二十余年未复发。

病案七

王某，男，34岁，2003年3月17日就诊。患者2002年1月30日骑摩托车跌伤致颈椎错位，昏迷20多分钟，醒后瘫痪，住院治疗2个月，半年后好转。目前，颈部常痛，上肢及背、腰、下肢常麻，全身关节僵硬，天冷时加重。步态蹒跚，左侧较重。有时尿急而痛，便秘。查体：C $^{+}\overset{-}{\underset{+}{\times}}{}^{+}$，颈部左右旋转功能剩余1/2，右风池压痛（+）。上肢上举功能剩余2/3，后伸功能剩余1/4。

治疗：在风府、风池、天柱、大椎、百劳、肩井、肩外俞及第3～6颈椎处植入中药制剂。

2003年3月18日访：颈部疼痛好转。治疗：在百会、四神聪、右天宗、臑俞、肩外俞、云门、中府、曲池等腧穴处植入中药制剂。

2003年4月27日访：已愈。

病案八

张某，男，40岁，2003年4月10日就诊。1999年2月12日，患者头部受伤，鲜血流淌，昏迷不醒，经医院手术抢救，12天后苏醒，50多天无法言语，去大医院治疗也无明显效果。目前，言语不顺，口齿不清，右手指笨拙不能拿筷。查体：C$\overset{+}{\underset{+}{+\times+}}$，右上肢功能尚可，但手指感觉迟钝，肢体末端发冷，拾不起桌上钢笔，右肩不能上抬，头顶有20cm长瘢痕。

治疗：在百会、四神聪、风府、风池、哑门、天柱、大椎、百劳、肩井等腧穴及第3～6颈椎处植入中药制剂。

2003年10月11日访：上次治疗后，言语、手指功能恢复正常，已能抬肩，但背部疼痛，右前臂天气变化时不适。治疗：在第3～10胸椎及右旁开1.5寸处，及右曲池、外关、合谷等处植入中药制剂。

2004年3月7日访：已愈。

病案九

黄某，男，30岁，2003年8月25日就诊。患者1995年跌伤腰部右肾区，曾住院治疗2个多月。近两年来仍时有腰酸。目前尿频、尿急、尿痛，腰常酸，血尿（+++），尿蛋白（+++）。查体：双侧腰肌叩击痛（+）。

治疗：在右肾体表投影区，血愁穴[1]及上下0.5寸，左肾体表投影区、命门、右膀胱俞、中膂俞、右三阴交、阴陵泉、关元、中极、大赫等腧穴处植入中药制剂。

2003年8月26日访：治疗后尿急消失，小便次数减少，尿痛减轻，腰酸好转。

2003年9月4日访：治疗后好转。治疗：在腰肌两侧植入中药制剂。

---

① 血愁：经外奇穴，第2腰椎棘突上方凹陷中。

2003年10月23日访：症状消失。

病案十

林某，男，60岁，2005年7月15日就诊。患者于1977年右小腿被拖拉机前轮压伤，腓骨骨折。近两个月来小腿常酸痛，力量不足，每行走10米左右就要坐下来休息片刻。查体：右足三里及上下各2寸处压痛（+++）。

治疗：在右足三里附近阿是穴植入中药制剂。

2005年8月28日访：已愈。

2009年10月访：无复发。

第二十二节　腘肌损伤

腘肌是位于膝关节后侧的深层肌肉，主要功能是屈曲膝关节并使小腿内旋，同时辅助稳定膝关节。腘肌损伤是因外力撞击、运动过度或慢性劳损导致腘肌纤维撕裂、肌腱炎或无菌性炎症，表现为膝关节后侧疼痛、活动受限，常见于运动员、长期久站者及中老年人。

一、病因病机

1. 外力损伤

跌仆、扭挫等外力直接作用于膝关节后侧，导致腘肌纤维撕裂或气血瘀滞，表现为局部肿胀、疼痛、活动受限。

2. 劳损积聚

长期过度使用膝关节（如跑步、登山），使腘肌反复牵拉，气血运行不畅，形成慢性劳损，筋脉失养，导致疼痛反复发作。

3. 风寒湿邪侵袭

损伤后气血亏虚，腠理不固，风寒湿邪乘虚而入，阻滞经络，加重疼痛和僵硬感。

4.肝肾亏虚

肝肾不足，筋骨失养，抗损伤能力下降，易导致腘肌慢性损伤或修复缓慢。

二、诊断要点

以膝关节后侧（腘窝）疼痛为主要表现，活动时加剧，休息后缓解，尤其在屈膝、下蹲或上下楼梯时疼痛明显。损伤后局部肿胀，可伴有淤血或皮下瘀斑。膝关节屈伸受限，尤其是屈膝时疼痛明显，严重时可出现跛行。腘窝区域触诊时有明显压痛，可能伴有肌肉紧张或硬结。

腘肌紧张试验阳性可供参考。MRI是诊断腘肌损伤的首选方法。

三、辨证论治

主症：膝关节后侧（腘窝）疼痛、肿胀，或有瘀血，活动受限。

治法：活血化瘀，消肿止痛。

主穴：委中、合阳、委阳、犊鼻、内膝眼、阿是穴。

方义：委中舒筋活络，缓解腰部及下肢疼痛；合阳、委阳强壮腰膝，治疗膝关节疾病；犊鼻、内膝眼消肿止痛。

四、临证验案

刘某，女，22岁，1981年8月23日就诊。患者左膝后至承山、三阴交范围常有酸胀，天气变化和劳动后加重，上坡时膝盖疼痛，日轻夜重，妨碍睡眠，症状已持续4年。查体：委中、委阳压痛（+），下蹲起立症状加重。

治疗：在左委中、委阳及承山内上5寸等处植入中药制剂。

1981年8月24日访：植入后，切口处灼痛反应较重，夜间不能入睡，达7小时之久。左小腿后侧已不酸胀，略麻。

1981年9月5日访：症状消失，已愈。

2006年6月访：治愈后无复发。

第二十三节 踝关节损伤

踝关节损伤是临床常见的运动损伤之一，多因踝关节突然受到过度内翻或外翻暴力，导致韧带、肌腱等软组织损伤，严重时可合并骨折或关节脱位。常见于运动（如篮球、足球）、意外摔倒或交通事故。损伤类型包括韧带撕裂、肌腱炎、骨折等，临床表现为局部疼痛、肿胀、淤血、活动受限，严重者可能出现关节不稳定或畸形。中医认为踝关节损伤属“筋伤”范畴。

一、病因病机

1. 外力损伤

直接暴力（如跌仆、扭挫）导致筋脉受损，气血瘀滞，经络不通，表现为局部疼痛、肿胀、青紫。

2. 慢性劳损

长期过度使用踝关节（如久站、跑步）致筋脉疲劳，气血运行不畅，筋骨失养，逐渐形成慢性损伤。

3. 肝肾亏虚

肾主骨生髓，肝主筋藏血，肝肾不足则筋骨失养，抗损伤能力下降，易受外力损伤。

4. 气血虚弱

素体虚弱或慢性疾病导致气血不足，筋脉失于濡养，影响损伤修复。

二、诊断要点

以踝关节疼痛、肿胀为主要表现。患者感觉踝关节“打软腿”或无法支撑身体，尤其在活动时明显。韧带附着点或损伤部位有明显压痛。关节屈伸、旋转活动受限，严重时可出现关节绞锁。

三、辨证论治

主症：关节损伤后即刻出现疼痛，活动时加剧，休息后缓解。关节内出血或渗出导致肿胀，可伴皮下瘀斑。

治法：疏通经络，调和气血，破瘀止痛。

主穴：阿是穴。

配穴：踝外侧扭伤者，取昆仑、申脉、丘墟、解溪；内侧损伤者，取太溪、照海、中封、商丘、足三里。

操作：对受伤24小时以内、急性肿痛尚未达高峰期者，应先行冷敷，或外敷油脂性药膏，可使局部血管收缩，减轻肿胀。

方义：阿是穴直接作用于病灶，可直接缓解病情。

四、临证验案

病案一

李某，男，52岁，1970年10月4日就诊。患者三十余年前行走时不慎扭伤右踝关节，而后在天气变化和劳动后时常疼痛。近5年来加重，左踝亦痛，日轻夜重，行走困难，十分痛苦。夜间不能入睡，需不停按摩左右踝关节。查体：右踝肿胀2度，压痛（++），活动功能受限。

治疗：在昆仑、申脉、丘墟、解溪、中封、商丘、照海、太溪、阿是穴等腧穴处植入制剂。

1970年10月9日访：自治疗后，当夜入睡正常，无须用手按摩。

1970年11月6日访：症状已消失，功能正常。

1980年访：无复发。

病案二

章某，男，55岁，1977年4月19日就诊。患者4年前上山割草时跌伤左足跟，而后左外踝下缘半寸处常疼痛，下坡和天气变化时加重，上坡无碍。屡治无效，慕名前来就诊。查体：左申脉处压痛（+++），稍肿。

治疗：在左外踝下阿是穴植入中药制剂。

1977年5月29日访：植入中药制剂后，局部疼痛严重，不能入睡，致使夜间来回走动，而进食后疼痛稍减。第2天症状消失。

1978年访：症状消失，已愈，无复发。

病案三

李某，男，25岁，1977年3月23日就诊。患者左外踝下方及解溪穴时常酸痛，劳动后更为明显，休息2～3天后不治自愈，与天气变化无关，多处医治无效。查体：左踝外侧肿胀1度，丘墟、解溪等处压痛(+++)。

治疗：在左解溪、丘墟植入中药制剂。治疗处疼痛反应较重，难以忍耐，局部用雷夫奴尔溶液后疼痛稍减；而再用75%酒精溶液湿敷，疼痛明显好转。

1977年4月26日访：上次治疗后10天左右痊愈。

2006年6月19日访：治愈后无复发。

病案四

徐某，男，63岁，1985年7月21日就诊。患者1983年4月左踝关节内翻扭伤后肿痛，敷药后好转，能参加轻体力劳动。6月初，左踝内外侧夜间痉挛疼痛，无法入睡，而后肿起，2年来肿胀未消退。期间患者尚能勉强挑约35kg重的轻担，但须慢行。1985年6月中旬时加重，左踝日夜肿痛，不能下地，用力时左大趾、二趾及足背剧痛，踝关节不能背屈，生活不能自理。夜间足背两侧刺痛，夜间不能入睡。查体：左悬钟穴下除足趾外均肿胀2度，足背和踝部弥漫性压痛，解溪前方内侧最痛，功能严重受限。当同时按压左侧阳陵泉、丰隆、承山三穴时，踝痛减轻一半，加压悬钟穴时疼痛情况好转2/3许。

治疗：在左悬钟、承山、丰隆、太冲、丘墟等处植入中药制剂。

1985年8月1日访：左踝已不痛，唯独足背略痛。

1985年9月7日访：已愈。

病案五

李某，女，54岁，1985年10月16日就诊。患者5年前右踝关节被牛踏伤，而后肿痛跛行，多处医治无效，常年服止痛药。近3个月来疼痛加重，服止痛药也难缓解。目前，右踝、左大趾常痛，天气变化和行走时加重，跛行。查体：左踝肿胀3度，各穴压痛（+），功能严重受限。

治疗：在左悬钟、承山下三寸、右丘墟等处植入中药制剂。

1985年11月24日访：患者好转大半。治疗：在右外踝阿是穴植入中药制剂。

1985年12月6日访：已愈。

2006年访：无复发。

病案六

沈某，女，65岁，1993年3月2日就诊。患者1992年3月26日站在方凳上，因凳子翻倒而扭伤左踝，X线片显示跟骨骨折，近1年来踝关节肿痛，不能下楼活动。目前，左外踝时常疼痛，行走时加重，跛行。查体：左外踝前下方肿胀3度，左外踝下前8cm×6cm范围压痛（++）。

治疗：在左丘墟及前上4cm处阿是穴植入中药制剂。

1993年3月5日访：疼痛好转大半，肿痛基本消退。

1993年3月20日访：3月18日已能下楼梯，已愈。

2001年1月29日访：患者前来医治腰腿痛时，告知左踝关节自治愈后无复发。

病案七

李某，男，60岁，1990年9月18日就诊。患者20年前左踝关节外翻扭伤，近6年来左踝外侧时常酸痛，行走加重，不能挑担，尤以商丘穴处最痛。查体：左踝肿胀2度，踝背屈功能剩余1/10，商丘穴压痛（+++），解溪处肿2度，咿轧音（+）。

治疗：在左解溪、商丘处植入中药制剂。

1990年10月14日访：已愈。

2001年12月1日访：无复发。

病案八

程某，女，58岁，2004年7月22日就诊。患者左踝扭伤40年，近半个月来时常肿痛，晨起较重。近3天来右踝也痛，行走困难。查体：左踝肿胀3度，弥漫性压痛（+），功能严重受限。

治疗：在左太溪、照海、商丘、阿是穴等腧穴处植入中药制剂。

2004年8月10日访：已愈。

病案九

雷某，女，61岁，2005年1月19日就诊。患者右踝扭伤肿痛2个月，多处医治效果不明显。目前，右踝常肿痛，日重夜轻，晨起重，上下坡时加重，跛行。查体：右踝肿胀2度，局部压痛（+++），功能受限，跛行。

治疗：在右太溪、照海、中封、商丘、丘墟、申脉、昆仑、阿是穴等处植入中药制剂。

2005年2月24日访：已愈。

病案十

孙某，男，65岁，2005年1月27日就诊。患者1980年右踝扭伤，后好转；1982年疼痛复发，后好转。目前疼痛加重，右踝外侧常痛，功能受限，上下坡时症状加重，跛行。疼痛严重时，连及右小腿外侧、右臀。查体：右踝肿胀1度，踝外侧压痛（+++），功能受限。

治疗：在右昆仑、申脉、丘墟、阿是穴等腧穴处植入中药制剂。

2006年6月1日访：上次治疗后10天痊愈，至今无复发。

病案十一

华某，女，58岁，2005年8月23日就诊。患者20年前患颈椎病，采用中草药制剂穴位植入疗法治愈，至今未复发。2004年10月1日左踝内翻扭伤，一直疼痛，医治无效。目前，左踝外侧常酸痛，行走力量不足，跛行；

有高血压病史，常年服药。查体：左踝内侧肿胀1度，各穴压痛（+++）。

治疗：在左昆仑、解溪、申脉、丘墟、阿是穴等腧穴处植入中药制剂。

2005年12月10日访：上次治疗后20天左右痊愈。

第二十四节　跟腱炎

跟腱炎是跟腱在反复过度牵拉或急性损伤后形成的无菌性炎症，常见于运动人群（如跑步、篮球、足球等）及长期负重劳动者。典型表现为跟腱区域疼痛、压痛、僵硬，活动后加剧，晨起或运动后休息时疼痛明显。根据病程可分为急性期（疼痛剧烈、肿胀）和慢性期（疼痛持续、跟腱增厚或结节）。若未及时治疗，可能进展为跟腱退化变性或断裂。中医认为跟腱炎属“筋伤”范畴。

一、病因病机

1. 外力损伤

急性扭挫、跌仆等外力直接作用于跟腱，导致气血瘀滞、经络不通，表现为局部肿胀、疼痛。

2. 劳积积聚

长期过度使用跟腱（如久站、长跑），气血运行不畅，筋脉失养，形成慢性劳损，筋骨脆弱。

3. 风寒湿邪侵袭

损伤后腠理不固，风寒湿邪乘虚而入，阻滞经络，加重疼痛和僵硬感。

4. 肝肾亏虚

肝肾不足，筋骨失养，抗损伤能力下降，易导致跟腱慢性损伤或修复缓慢。

5. 气血虚弱

素体虚弱或慢性疾病导致气血不足，筋脉失于濡养，影响损伤修复。

二、诊断要点

以跟腱区域疼痛为特征，活动后加剧，晨起或休息后加重。跟腱中段或止点处明显压痛，可触及增厚或结节。急性期可见局部肿胀，慢性期跟腱增粗。晨起或久坐后跟腱僵硬，活动后缓解。

跟腱挤压试验阳性。MRI可明确诊断。

三、辨证论治

主症：跟腱区域疼痛，性质或为剧痛、或为隐痛，活动后加剧。

治法：疏通经络，调和气血，破瘀止痛。

主穴：阿是穴。

配穴：太溪、昆仑。

方义：经筋病取阿是穴为主，治疗可直达病所。

四、临证验案

病案一

钟某，男，35岁，1997年3月24日就诊。患者左跟腱肿痛3年，曾经多次封闭治疗无效。目前，左足跟腱常有肿痛，天气变化和行走时症状加重，上下楼梯疼痛明显，穿鞋袜受限。查体：左足跟腱肿2度，压痛（+），踝背屈时加重。

治疗：在左跟腱阿是穴植入中药制剂。

1997年5月2日访：上次治疗后10天渐愈。

2006年9月访：治愈后无复发。

病案二

刘某，男，38岁，1999年12月13日就诊。患者左足跟腱肿痛20天，目前左足跟腱常肿痛，下楼时左足先行，上楼时左足后随，亦步亦趋。查体：左足跟腱肿胀2度，压痛（+），下蹲困难。

治疗：在左跟腱阿是穴植入中药制剂。

2000年1月8日访：已愈。

2006年9月访：自治愈后无复发。

病案三

钭某，女，54岁，2000年8月16日就诊。患者右足跟腱时常肿痛4年，多处医治无效，近1年来加重。目前，右足跟腱时常肿痛，不能下蹲，行走或用力时加重，不敢穿鞋袜。查体：右足跟腱红肿2度，压痛（+++），踝背屈加重。

治疗：在右足跟腱阿是穴植入中药制剂。

2000年9月10日访：已愈。

2006年9月访：治愈后无复发。

病案四

朱某，男，43岁，2001年10月24日就诊。患者去年3月右足跟腱摔伤，跟骨骨裂，多处医治无好转。目前，右足跟腱时常肿胀、酸痛，行走100～200米后酸痛加重，晨轻夜重。查体：右足跟腱肿2度，太溪、昆仑和局部压痛（+）。

治疗：在右太溪、昆仑、阿是穴等腧穴处植入中药制剂。

2001年11月20日访：治疗后20天内渐愈。

2006年9月访：治愈后未复发。

病案五

兰某，女，50岁，2003年8月11日就诊。患者6年前左足跟腱痛，采用中草药制剂植入疗法治愈，至今无发作。但之后右足跟腱反复疼痛1年多，本次疼痛发作4天。目前，右足跟腱常疼痛，行走和上楼时症状加重，跛行。封闭治疗2次，无效。查体：右足跟腱2度肿胀，压痛（+），跛行。

治疗：在右昆仑、太溪、仆参、阿是穴等处植入中药制剂。

2003年9月27日访：已愈。

2006年9月访：治愈后无复发。

病案六

张某，男，36岁，2003年7月12日就诊。患者右足跟腱疼痛6个月，封闭治疗无效，加重5个月。目前，右足跟腱常酸痛，晨起加重，行走时加重，下蹲时受限。查体：右足跟腱肿胀2度，压痛（+）。

治疗：在右足跟腱阿是穴处植入中药制剂。

2003年10月7日访：已愈。

2006年9月访：治愈后无复发。

病案七

蔡某，男，42岁，2004年3月29日就诊。患者双足跟腱疼痛4个月。目前，左足跟腱常有肿痛，不能下地，跛行，上下楼梯困难。查体：左足跟腱肿胀2度，压痛（+）。

治疗：在左足跟腱阿是穴处植入中药制剂。

2004年5月16日访：已愈。

病案八

李某，男，40岁，2005年7月17日就诊。患者左足跟腱疼痛3个月，贴膏药、封闭治疗等无效。目前，左足跟腱常肿胀疼痛，用力和行走时加重，不能下蹲，上下楼梯时加重。查体：左足跟腱肿胀2度，局部压痛（+++），跛行。

治疗：在左足跟腱阿是穴植入中药制剂。

2005年8月2日访：症状基本消失，唯在劳累过度时左足跟腱略痛。治疗：在阿是穴植入中药制剂。

2005年11月10日访：已愈。

病案九

李某，男，29岁，2005年8月7日就诊。患者右足跟腱和右踝内侧疼痛6年，期间3次急性发作，屡治无效，近5天加重。目前，该处常痛，日轻夜重，行走和上下坡时加重，不能弹跳。查体：右足跟腱局部肿胀3度，压痛（+++），活动趾关节时踝关节疼痛。

治疗：在右跟腱局部阿是穴植入中药制剂。

2005年8月10日访：好转。

2005年9月15日访：已渐愈。

2006年9月访：治愈后无复发。

病案十

吕某，男，48岁，2009年10月15日就诊。患者右足跟处疼痛6年，2009年加重，屡治无效。目前右足跟腱和足跟处常痛，手不可近。早起重，活动后稍好，天气变化时加重。患者心理悲观，由朋友介绍慕名求医。查体：跛行，右足跟腱和足跟红肿而痛，手不能触。

治疗：在右承山、三阴交、太溪、昆仑、仆参、阿是穴处植入中药制剂。

2009年10月27日访：跟腱疼痛好转大半，足跟痛范围大为缩小。

2010年3月18日访：已愈。

第二十五节　足跟痛综合征

足跟痛综合征是足跟部因多种原因引发的疼痛性疾病，常见于中老年人及运动人群。主要病因包括跟骨骨刺、足底筋膜炎、跟腱炎、跟骨滑囊炎等，表现为足跟部单侧或双侧疼痛，活动后加重，休息后缓解，严重时可影响行走。中医认为足跟痛属“痹证”范畴。

一、病因病机

1.肝肾亏虚

肝主筋、肾主骨，肝肾不足导致筋骨失养，足跟部筋脉失于濡养，引发疼痛。

2.气血瘀滞

足跟部经络气血运行不畅，气滞血瘀，不通则痛，常见于外伤、劳损或风寒湿邪侵袭。

3. 风寒湿邪侵袭

风寒湿邪乘虚而入，阻滞经络，气血运行受阻，导致足跟部疼痛、僵硬。

4. 外伤劳损

足跟部长期受压、过度使用或急性损伤，导致局部气血凝滞，筋脉痹阻。

二、诊断要点

以疼痛、肿胀为主要特征。跟骨结节、足底筋膜起始处或跟腱止点处有固定压痛点。行走时疼痛加剧，踮脚或足跟负重时疼痛明显。局部可见轻度肿胀，严重者可伴有跟骨结节骨性增生。跟骨挤压试验阳性。足底筋膜牵拉试验阳性则提示足底筋膜炎。MRI可明确足底筋膜、跟腱及滑囊的炎症或损伤程度。

三、辨证论治

主症：足跟部单侧或双侧疼痛，活动后加重，休息后缓解，晨起或久坐后站立时疼痛明显。

治法：行气活血，疏通经络，滋阴补肾，益肾通络。

主穴：太溪、照海、承山、昆仑、仆参、申脉、三阴交。

配穴：疼痛明显时，可指压同侧下关、大陵，有暂时止痛效果。

操作：治疗间可用生草乌15g碾粉，加醋或白酒调敷足跟无创部位，同时以热水袋熨之。每3天一换，可提高疗效，缩短治愈时间。

方义：足跟为足少阴肾经所主，其经脉循行别入足跟中，故取肾经原穴太溪，配昆仑能通经止痛；足太阳膀胱经可改善足跟处的血行，故取承山、昆仑、仆参、申脉，使其经络通畅而痛消；三阴交为肝、脾、肾三条阴经的交会穴，脾统血，肝藏血，肾主精血，涉此之病皆能治之。

四、临证验案

病案一

郭某，男，53岁，1977年10月27日就诊。患者右足跟疼痛1年多，用力时加重，跛行。穿软底鞋情况稍好，若不慎足跟踩到硬物时疼痛剧烈。查体：右足跟局部压痛（+++）。

治疗：在足跟阿是穴植入中药制剂。

1977年12月1日访：上次治疗后8天痊愈。

1992年11月访：无发作。

病案二

黄某，男，52岁，1987年10月20日就诊。患者双足跟于1983年因过度用力而受伤，而后时常疼痛，足跟不能着地行走。拍X线片诊断为骨刺引起疼痛，予以手术切除骨刺。手术1个月后疼痛情况好转，可以着地行走，但不能挑担。1个月后足跟疼痛复发，X线片显示骨刺再次生长，医院拒诊。患者悲观回家，已失去治愈信心，后慕名前来就诊。现患者双足跟常痛，天气变化时加重，右重左轻，双足跟不能着地，只能凭前脚掌用力跛行，不能劳动，只能在家休息，生活尚能自理。查体：足跟X线片示骨刺生长，足跟部位中心处压痛（+++），踮步跛行。右跟腱压痛（++）。

治疗：在承山及承山下8cm处植入中药制剂。在右承山和承山下8cm处植入中药制剂后，右足跟即刻行走不痛；在植入左承山后，左足即刻可行走；再在左承山下8cm植入后，行走时双足跟疼痛消失。

1987年10月28日访：切口反应较重，双下肢酸紧6小时，目前右足跟已愈，左足跟后侧略痛，但大为好转。

1987年11月15日访：首次治疗后20天许，左右足跟渐愈，可参加正常劳动。

2006年1月20日访：无复发。

病案三

兰某，女，47岁，1999年10月4日就诊。患者左足跟疼痛7年，多处治疗无效。近5个月来疼痛加重。目前左足跟常痛，足跟不能着地行走，踮足跛行。查体：左足跟局部压痛（++）。

治疗：在左足承山、昆仑、太溪、仆参、阿是穴等处植入中药制剂。

1999年10月20日访：已愈。

2012年7月访：无复发。

病案四

吴某，男，31岁，2004年11月11日就诊。患者双足跟疼痛7个月，近1个月来加重，多处治疗无好转。目前双足跟常痛，晨起迈步时症状加重，数步后稍好，踮足行走，跛行。查体：足跟局部压痛（+++）。

治疗：在左足大陵、承山、太溪、昆仑、仆参、照海、申脉等腧穴处植入中药制剂。

2004年12月3日访：已愈。

病案五

吴某，男，35岁，2003年9月2日就诊。患者左足跟反复疼痛3年，呈加重趋势，每服止痛药5~6天后好转。本次发作日夜常痛，行走时加重，足跟不能着地，跛行。查体：局部压痛（++）。

治疗：在左足承山、昆仑、仆参、三阴交、太溪、申脉等腧穴处植入中药制剂。

2003年9月3日访：左足跟疼痛减轻大半。

2003年9月14日访：已愈。

2012年7月29日访：无复发。

病案六

朱某，女，69岁，2003年5月8日就诊。患者左足跟疼痛1年，右足跟疼痛4个月，多处治疗无效。近3个月来症状加重。目前左足跟常痛，夜睡亦痛。查体：左右足跟压痛（+++）。

治疗：在左足承山、昆仑、太溪、申脉、丘墟、仆参、太溪下1寸、照海等处植入中药制剂。

2003年6月20日访：所治之左足跟已愈，未治之右足跟亦疼痛缓解。

2009年6月访：无复发。

病案七

泮某，男，70岁，2002年5月25日就诊。患者左足跟反复疼痛1个多月，现左足跟持续疼痛，行走时加重。查体：局部稍肿，压痛（+）。

治疗：在左足承山、昆仑、太溪、仆参等腧穴处植入中药制剂。

2002年6月22日访：左足跟疼痛大为减轻。

2002年8月4日访：已愈。

病案八

李某，男，52岁，2000年8月15日就诊。患者右足跟痛10个月，近2个月来加重。目前右足跟常痛，被动踮足行走，上下坡时症状加重。查体：右足跟局部压痛（+++）。

治疗：左三阴交、承山、太溪、昆仑、仆参、申脉等腧穴处植入中药制剂。

2000年8月27日访：已愈。

2011年11月访：无复发。

病案九

周某，女，50岁，2000年9月2日就诊。患者左足跟疼痛4个月，目前左足跟常痛，用力时加重，甚则踝关节作痛。查体：左足跟局部压痛（+++）。

治疗：在左承山、昆仑、太溪、仆参等腧穴处植入中药制剂。

2000年10月14日访：已愈。

第二十六节　局部性肌痛症

局部性肌痛症是指特定肌肉或肌群因损伤、劳损、炎症或神经刺激引发的局限性疼痛，常见于运动损伤、姿势不良、过度使用或外力撞击后。典型表现为局部肌肉酸胀、压痛、僵硬，活动时疼痛加剧，休息后缓解。根据病因可分为机械性损伤（如拉伤、扭伤）、炎症性病变（如肌筋膜炎）及神经源性疼痛（如扳机点痛）。中医认为局部性肌痛症属“筋伤”或“痹证”范畴。

一、病因病机

1. 外力损伤

急性扭挫、跌仆等外力直接作用于肌肉，导致气血瘀滞、经络不通，表现为局部肿胀、疼痛。

2. 劳损积聚

长期重复性动作或姿势不良（如久坐、久站）导致肌肉慢性劳损，气血运行不畅，筋脉失养，形成“久病入络”的病理状态。

3. 风寒湿邪侵袭

损伤后腠理不固，风寒湿邪乘虚而入，阻滞经络，加重疼痛和僵硬感，符合“风寒湿三气杂至，合而为痹”的理论。

4. 肝肾亏虚

肝肾不足，筋骨失养，抗损伤能力下降，易导致肌肉慢性损伤或修复缓慢，常见于中老年人或久病体虚者。

二、诊断要点

以疼痛为主要临床特征。特定肌肉或肌群存在固定压痛点，按压时引发局部疼痛及远端牵涉痛。肌肉收缩力下降、活动范围受限，严重时可出现肌肉萎缩。可能伴有局部肿胀、皮肤温度升高或麻木感。肌肉抗阻试验阳性则提示肌肉损伤。超声显示肌肉水肿、肌纤维断裂或钙化灶，评估炎症程度。MRI明确肌肉内部结构变化（如水肿、出血或纤维化），排除肿瘤等占位性病变。

三、辨证论治

主症：局限性肌肉酸胀、刺痛或钝痛，活动后加剧，休息后缓解。

治法：温经通络，破瘀活血，行气止痛。

主穴：阿是穴。或以痛处周围取穴，每间隔3～4cm处取一穴。

方义：阿是穴“以痛为腧”，治疗效果直接作用于病变部位。

四、临证验案

病案一

周某，男，24岁，1972年8月6日就诊。患者左大腿前侧有25cm×15cm区域常有酸痛麻冷感，冬天和夜间加重，劳力后加重，已长达3年。贴敷膏药、服用中药等无效，已失去治愈信心。查体：左大腿前侧外观无殊，触摸时皮肤较凉，边界清楚，肌张力尚可。

治疗：病变局部每间隔3～5cm设为一穴，各处植入中药制剂，即刻酸痛麻冷感好转。

1972年8月25日访：已愈。

2000年7月10日访：治愈后一直无复发。

病案二

许某，男，66岁，2004年2月23日就诊。患者腰痛30年，伴右大腿前侧有寒冷感10年。多年来经中药、针灸、膏药外敷等治疗无效。刻下：腰部麻木感、寒冷感明显，站立4～5分钟后麻木感加重，仰卧时明显，侧卧时缓解，天气变化时加重。查体：皮肤外观无异常，触摸皮温稍凉，与正常皮肤界限清楚，局部无压痛。

治疗：在右大腿正前侧中线上各处植入中药制剂。

2004年5月2日访：已愈。

病案三

王某，男，48岁，2011年9月23日就诊。患者两个月前不慎跌倒，右侧4根肋骨骨折，后右大腿前侧皮肤、肌肉常有疼痛、麻木感，范围自腹股沟至膝上缘，深至股骨。经多方治疗无效。目前患者右腿前侧常痛，近半个月来加重，日轻夜重，有时疼痛不能入睡，行走和上楼梯时加重。查体：右大腿前侧局部叩痛（+），皮温较凉。

治疗：在右大腿前侧等处植入中药制剂。

2011年11月18日访：上次治疗近20天后痊愈。

病案四

项某，男，63岁，2013年4月21日就诊。患者右小腿外侧15cm×20cm区域常有麻木、寒冷感，4个月以来多处治疗无效。查体：外观无异，局部稍凉，界限清楚。

治疗：在右小腿外侧等处植入中药制剂。

2013年5月2日访：麻木感基本消失。

2014年3月15日访：治愈后无复发。

第二十七节　胫骨粗隆软骨炎

胫骨粗隆软骨炎是青少年常见的膝关节疾病，又称胫骨结节骨软骨炎，好发于11～16岁喜爱跑跳、球类运动的青少年，男性多于女性。其核心病理机制为髌腱在胫骨结节止点处的反复牵拉，导致胫骨粗隆骨骺部分分离、变性、碎裂及移位，引发局部疼痛、肿胀及活动受限。多数患者18岁后胫骨结节骨骺闭合，症状可自行消失，但局部隆起可能持续存在。早期诊断与合理治疗可显著改善预后，避免长期功能障碍。中医认为该病属“筋伤”或“骨痹”范畴。

一、病因病机

1.外力损伤

剧烈运动或外伤导致局部气血瘀滞，经络不通，引发疼痛。

2.劳损积聚

长期反复牵拉（如跑步、跳跃）致筋脉劳损，气血运行不畅，筋骨失养。

3.肝肾亏虚

肝肾不足，筋骨失于濡养，抗损伤能力下降，易诱发骨骺病变。

4.风寒湿邪侵袭

损伤后腠理不固，风寒湿邪乘虚而入，阻滞经络，加重疼痛与僵硬。

二、诊断要点

以胫骨粗隆处疼痛、肿胀为主要特征。膝关节屈伸时疼痛明显，严重者可出现跛行。

三、辨证论治

主症：胫骨粗隆处（膝盖下方）疼痛，活动后加剧，休息后缓解。局部肿胀，触诊可及骨性隆起或压痛。

治法：疏通经络，活血止痛。

主穴：阿是穴。一般在局部选取3～6个痛点治疗。

方义：阿是穴“以痛为腧”，治疗效果直接作用于病变部位。

四、临证验案

病案一

桑某，男，22岁，1977年5月5日就诊。患者双侧胫骨粗隆肿痛3年，多处医治无效。目前，双侧胫骨粗隆处时常肿痛，下蹲时加重，下蹲后须他人扶架或双手扶物方能起立，上下楼梯时加重。查体：双胫骨粗隆处明显肿大，压痛（+++）。

治疗：在左右胫骨粗隆处阿是穴植入中药制剂。

1977年5月15日访：已愈。

2006年5月访：治愈后一直无复发。

病案二

徐某，男，26岁，1972年5月10日就诊。患者左胫骨粗隆疼痛2年，多处医治无效。目前，左胫骨粗隆处常肿痛，不敢下蹲，严重影响工作。查体：左下肢下蹲后起立艰难，胫骨粗隆处压痛（+++），局部肿胀2度。

治疗：在左胫骨粗隆处阿是穴植入中药制剂。

1972年5月22日访：植入治疗后，第2天即好转，当前已不再疼痛。

2006年6月访：自治愈后无复发。

病案三

曹某，男，21岁，1981年11月5日就诊。患者左胫骨粗隆肿痛5年，近1年来症状加重，目前右胫骨粗隆常酸痛，行走和下蹲时疼痛加重，不敢挑担。查体：左胫骨粗隆明显隆起，压痛（+++），下蹲和起立加重。

治疗：在胫骨粗隆阿是穴植入中药制剂。

1981年12月1日访：已愈，下蹲自如。

2006年访：治愈后无复发。

病案四

徐某，男，56岁，1990年11月21日就诊。患者左胫骨粗隆常酸痛无力，上坡时稍好，下坡和行走后酸痛加重，下蹲和起立均感艰难，已3年。查体：左胫骨粗隆处明显肿起，约5cm×3cm×0.7cm许，肿胀有向外后侧延伸趋势，叩击痛（+++），犊鼻压痛（++），咿轧音（+）。

治疗：在左胫骨粗隆、犊鼻及犊鼻下1.5寸植入中药制剂。

1990年12月5日访：已愈。

2006年6月访：无复发。

病案五

谢某，女，45岁，1989年6月8日就诊。患者双胫骨粗隆处常酸麻不适10年，多处医治无效。目前，双胫骨粗隆常酸麻不适，需不时按摩，下蹲和起立及天气变化时加重，夜间膝关节不易伸直，双足跟亦酸麻刺痛，站约10分钟则需交替活动。查体：双胫骨粗隆明显隆起，压痛（+++）。

治疗：在双胫骨粗隆阿是穴等处植入中药制剂。

1989年6月16日访：已愈。

2006年6月访：无复发。

病案六

兰某，男，15岁，1985年11月15日就诊。患者右胫骨粗隆处疼痛1年半，目前，局部常有疼痛，下蹲不能到位，上下坡和天气变化时疼痛加重，夜间亦痛，走平路无碍，挑担艰难。查体：右胫骨粗隆明显隆起前凸，压痛（+++）。

治疗：在右胫骨粗隆阿是穴植入中药制剂。

1985年12月27日访：已愈。

病案七

富某，男，15岁，1983年12月21日上午就诊。患者患左胫骨粗隆软骨炎3年，多处医治无效。目前，左胫骨粗隆处常酸痛，上下坡时加重，跑步时加重，下蹲不能到位，起立时加重。查体：左胫骨粗隆局部明显隆起，压痛（+++）。

治疗：在左胫骨粗隆外侧阿是穴植入中药制剂。

治疗后5小时访：治疗处灼痛。

1983年12月30日访：切口愈合不好，反应较重，功能未见好转。

1984年3月14日访：首次治疗后10天内疼痛较重，但近期疼痛减轻，功能好转。目前已不再疼痛，活动自如。

1984年5月17日访：自上次治疗后未疼痛，功能自如，已痊愈。

2006年6月访：无复发。

病案八

周某，男，17岁，1991年5月29日就诊。患者双胫骨粗隆肿痛3年，因跑、跳运动严重受限，高中体育成绩不能达标。目前，双胫骨粗隆常肿痛，上下坡、下蹲、行走时用力即酸痛加重，与天气变化无关。查体：双胫骨粗隆局部明显凸起，压痛（+++），膝屈伸功能剩余1/2。

治疗：在两侧胫骨粗隆阿是穴处植入中药制剂。

1991年6月15日访：已愈。

1991年7月26日访：治愈后体育成绩达标，顺利升学。

2006年6月访：治愈后无复发。

病案九

董某，男，15岁，2003年11月1日就诊。患者左、右胫骨粗隆肿痛1年，可能是因运动拉伤，目前，运动用力和受凉后疼痛加重，下蹲后起立时加重，左侧重。查体：左右胫骨粗隆高凸，肿胀2度，左侧压痛（+++），右侧压痛（++）。

治疗：在左侧胫骨粗隆阿是穴植入中药制剂。

2003年11月20日访：两侧皆愈。

2006年6月访：治愈后无复发。

病案十

雷某，男，16岁，2004年5月2日就诊。一年前患者跑步时摔伤膝关节，而后左胫骨粗隆处一直肿痛。目前，左胫骨粗隆处常痛，行走不便，如跳高或其他运动后肿痛加重，经贴伤湿膏等治疗4～5天后才会有所减轻。查体：左胫骨粗隆明显凸起，压痛（+++）。

治疗：在左胫骨粗隆阿是穴植入中药制剂。

2004年5月28日访：已愈。

2006年6月访：无发作。

第二十八节　痿证

痿证是中医病证名，指肢体筋脉弛缓、软弱无力，甚至不能随意运动，日久可致肌肉萎缩的一类疾病。临床以下肢痿弱无力较为常见，故又称“痿躄”。《素问玄机原病式·五运主病》云：“痿，谓手足痿弱，无力以运行也。”痿证与西医学中的运动神经元疾病、重症肌无力、多发性神经炎、脊髓空洞症、肌营养不良症等存在相关性。

一、病因病机

（一）外感因素

1.温热毒邪或湿热浸淫

外感湿热毒邪，耗伤肺胃津液，导致肺热叶焦，津液不能布散，筋脉失养；或湿热浸淫筋脉，气血运行受阻，筋脉肌肉失养。

2.外感风寒

风寒之邪侵袭，郁久化热，或风寒束表，肺气不利，引发咳嗽、痰黄、发热等症状，进一步耗伤正气。

（二）内伤因素

1.饮食不节

过食肥甘厚味，损伤脾胃，聚湿生痰，痰湿阻滞经络，气血运行不畅，筋脉失养。

2.久病劳倦

久病体虚或劳倦过度，损伤脏腑，导致脾胃虚弱、肝肾亏损。脾胃虚弱则气血生化无源，肝肾亏损则精血不足，筋骨失养。

3.情志内伤

忧思过度，损伤心脾，气血生化不足，筋脉失养。

二、诊断要点

以肢体痿弱无力为主要特征，下肢常见。病程日久可见肌肉萎缩，皮肤干燥，或伴有肢体麻木、疼痛等症状。部分患者伴有发热、咳嗽、咽痛、口干舌燥、小便黄赤、大便秘结等症状。

三、辨证论治

治疗方面多尊重“治痿独取阳明”的理论，在分经治疗的基础上，认为足阳明为五脏六腑之海，是脏腑、形体赖以荣养的源泉。五脏六腑皆禀气于胃，胃气充沛则宗筋润而机关利。反之，如果阳明虚，则宗筋迟缓，带脉不引，冲脉空虚，就会出现足痿不用的证候。治疗上以“调其虚实，和其逆顺”为原则。主张辨清虚实，大多为虚证，调整气血，对治疗十分必要。本证的治疗常应以健脾化湿、益气养血、温经通脉为基本法则。

主症：以下肢痿弱无力较为常见，可逐渐累及上肢，甚至出现全身痿弱不用。

治法：健脾生肌，益气养血，温经通脉，补血健筋。

主穴：以督脉穴为主。夹脊穴、大椎、至阳、灵台、筋缩、腰阳关、委中、委阳、关元、三阴交、阿是穴（肌肉萎缩处）。

配穴：大肠俞、八髎、环跳、丘墟、解溪。

方义：肾经挟脊里循行，故针夹脊穴可益肾补髓，恢复下肢力量；大椎、灵台、筋缩、腰阳关位于督脉，可疏通阳气；至阳强腰脊而壮筋骨；委中、委阳舒筋活络，对下肢麻木有治疗作用；关元补之可培元固本，补益下焦。三阴交滋补肝肾，达到精充髓盈、营养筋骨之效。循经排刺及局部围刺以疏调经脉气血，使筋肉得以濡养温煦。

四、临证验案

病案一

张某，女，67岁，2017年8月27日就诊。患者1个月前头颈力量不足，目前颈、肩症状明显，抬头后仰时麻木，有颈粗感，上肢功能严重受限，左手不能端碗、不能系纽扣。患者一肾萎缩，有胸闷、咳嗽、气喘等症状已多年，近几天有感冒症状。查体：C$\overset{+}{\underset{-}{{}_{+}\times_{+}}}$，抬肩麻木，功能受限。肩三角肌、虎口肌严重萎缩，其他肌肉也有萎缩，心律不齐。上肢外展功能剩余1/2，举手勉强触及嘴和耳朵，不能平举。上楼吃力。小腿静脉曲张，右侧有两个溃疡，第1胸椎至第3骶椎及两侧腰背肌叩击痛（+）。

治疗：在百会、四神聪、然谷、神庭、风府、风池、哑门、第3胸椎至第1骶椎及夹脊穴等处植入中药制剂。治疗中患者发生心律不齐，服中药铁拳头一次而愈。

2017年8月28日访：患者头颈有力，右上肢能垂直举臂，双上肢能平举。治疗：在左上肢肩髃、肩髎、曲池、臂臑，背部阿是穴等处植入中药制剂。治疗后，患者抬肩、端物等功能基本恢复正常。

2017年8月30日访：背部、左上肢等处植入中药制剂。

2017年8月31日访：在第4腰椎至第3骶椎及两侧、右臀、委中等处植入中药制剂。

2017年9月1日访：在膻中、中脘、天枢、气海、关元、中极、曲骨、气穴、大赫、横骨、足三里、阳陵泉等腧穴及右臀外侧、腹股沟处植入中药制剂。

2017年9月6日访：右下肢静脉曲张，溃疡已愈，皮肤颜色正常。

2017年10月6日访：心律齐，上肢上举、平举、抬肩功能正常，右下肢溃疡消失后无复发，皮肤正常。体重较治前增加约2.5kg。目前，上楼、行走时气喘，颈部右侧酸。治疗：在颈右侧、肩胛内侧、肩三角肌、左拇指关节两侧、天宗、肩前、肩后、阳溪、曲池等处植入中药制剂。

2017年12月21日访：已愈。

病案二

李某，男，38岁，2001年1月26日就诊。患者于1994年左手指麻木、颈痛，之后脚掌活动不灵活，逐渐无力，肌肉萎缩。曾去多家医院医治，诊断不明。一个半月前可以骑自行车，而后只能缓慢行走。上肢功能尚可，能自行吃饭，生活尚可自理。2001年1月16日夜11时洗澡，不慎头部着地摔伤，当时神志清醒，无法爬起，倒地1小时以上，受凉后症状加重。跌倒后第2天，经他人搀扶可以起坐；第3天就再难以扶起。今天早上左上肢能举起，比昨天略好。自跌倒后，颈及全身僵硬，用力即抽筋，不能翻转身体，也不能起坐。胸常闷，无法自行完成二便行为。吃饭要他人喂食，全身怕冷。查体：左上肢能举动，右上肢、躯体和下肢僵硬，趾不能背屈，全身动转不便，按摩百会、四神聪或太冲时好转。除面肌外，全身肌肉严重萎缩，尤以上肢肌、胸、背肌严重，剪刀腿。

治疗：在百会、四神聪、前顶、承灵、右阳陵泉、阴陵泉、足三里、三阴交、太冲、风府、风池、哑门、大椎、百劳及第3～5腰椎等处植入中药制剂。

2001年1月27日访：全身畏寒好转，上肢痉挛减轻1/3，右下肢在痉挛发作间隔时能自行屈髋屈膝，情况较左下肢好，发作间隔时间延长，发作时间缩短，程度减轻。治疗：在哑门、风府、风池、百劳各穴旁0.5cm处，第3腰椎至第2骶椎处，及至阳、筋缩、腰阳关、右委中、委阳等处植入中药制剂。

2001年1月28日访：自首次治疗后痉挛明显减轻，头颈活动功能好转，左上肢活动功能正常，握力稍差，右上肢能外展10～15cm许，右下肢植入切口疼痛时，会引起背部和左下肢抽筋，但痉挛时间比治疗前减轻1/2。

2001年1月29日访：右上肢活动功能基本正常，但握力不足。双下肢仰卧屈髋、屈膝尚可，腰部力量不足。治疗：在第1腰椎至第3骶椎及两侧腰肌等处植入中药制剂。

2001年2月1日访：上肢抽搐减轻1/3，下肢抽搐减轻1/4，腰背肌异常减轻1/2，能自行屈髋屈膝，能坐4～5秒，上肢活动和睡眠明显好转。昨天小便不顺，尿频、尿急，有尿失禁现象。治疗：在膻中、上脘、中脘、气海、关元、中极、曲骨、髀关、府舍、冲门、风市、中渎、膀胱俞、中膂俞等处植入中药制剂。

2001年2月2日访：小便正常，右肘可屈伸，剪刀腿好转。嘱患者服八珍汤。

2001年2月3日访：昨夜未排尿，今晨排尿正常，尿急、尿频症状消失，双下肢可抬起，右上肢屈伸自如，左上肢在帮助下可完成上举。

2001年2月4日访：乏力基本好转。

2001年2月5日访：右下肢高位抬举时，可停留5～10秒，右上肢可以自行上举。当下肢抽搐时，屈伸肘关节可以缓解。右侧剪刀腿好转。治疗：在左下肢、上肢等处植入中药制剂。

2001年2月7日访：患者于床沿能够端坐30秒。嘱患者晚间服八珍汤，加黄芪50g。

2001年2月8日访：昨晚服药后胃部不适，全身僵硬。今服藿香正气水后好转，再加服丝瓜络补肾阳。

2001年2月9日访：情况稍好。于肺俞拔罐。患者气急、胃不适好转。

2001年2月16日电话访：已不抽搐，功能基本正常。

病案三

吴某，女，45岁，2016年10月17日就诊。患者行走不便20年许，目前腰部时有作痛，偶尔连及右下肢后侧。右下肢力量不足，常会发软，稍有不慎即跌倒，常跌破他处，痛苦不堪。查体：跛行，右臀和下肢肌肉严重萎缩，右大腿周长比左大腿少7cm，不能举腿。右直腿抬高试验（+），呈15°；4字试验（+），内旋角增大，膝关节过伸，府舍叩击（+），第4腰椎至第3骶椎及两侧叩击痛（+），右臀叩击痛。

治疗：在第4腰椎至第3骶椎及右大肠俞、关元俞、小肠俞、膀胱俞、中膂俞、委中等处植入中药制剂。

2016年10月20日访：右下肢能抬举，但内翻不稳，不再跌倒。治疗：右膝内侧等处植入中药制剂。

2016年10月22日访：在右臀外侧等处植入中药制剂。

2016年10月31日访：在右腹股沟等处植入中药制剂。

2016年11月16日访：下肢力量恢复，不再跌倒，肌肉有力而愈。

2020年访：未复发。

病案四

李某，男，53岁，2019年12月8日就诊。患者3年前跌倒，右肩着地，局部疼痛，经小针刀治疗后虽不再痛，但右上臂及合谷处肌肉逐渐萎缩、无力，功能严重受限。经多家医院治疗无效，诊断为神经元性疾病。目前头部时晕，颈部、肘部时常酸胀，十指痉挛，手无力不能提裤，稍能抬肩，上肢功能基本丧失，左手托右腕才能拿筷吃饭。右手能握拳，但力量不足，左手略好。睡觉时向右侧翻转身体尚可，但不能向左侧翻转。行走不稳，坐高凳起坐吃力，不能上下楼梯，背部常有沉重感，力量不足，稍有不慎则跌倒。不能穿脱衣裤，低头后抬头困难，蹲下后起身困难。食纳及二便尚可，每日睡眠5小时许，性生活每个月20多次。查体：步态蹒跚，心率100次/分钟。抬举下肢时大腿前侧疼痛，4字试验（+），府舍叩击痛（+），胸大肌、肩三角肌、上臂肌、背肌严重萎缩，上肢外展只能10cm，其他功能丧失。

治疗：在百会、四神聪、率谷、风府、风池、哑门、天柱、第1腰椎至第3骶椎处及夹脊穴、右肩髃、肩髎、臂臑等处植入中药制剂。

2019年12月10日访：颈部略觉轻松。

2019年12月12日访：治疗切口处反应稍重，心率76次/分钟，精神好转。上肢外展18cm，右肩三角肌外侧见肌肉丰满点。仰卧时抬举下肢不痛，功能基本正常，能下蹲起立。治疗：在右肩及肩胛等处植入中药制剂。

2019年12月13日访：行走好转，自感有力、轻松，能独立下蹲、起立，坐位时右手能自行摆到桌上。治疗：在右肩前、曲池、曲泽等腧穴处植入中药制剂，而后离院回家。

病案五

叶某，女，52岁，2000年6月13日就诊。患者常年头昏眼花，颈项酸痛，胸闷。劳作后，左肩及左上肢肘、腕处酸痛，天冷时加重。患者症状首发于18岁，自32岁至今一直酸痛，近两年加重。1999年2月以来肌肉萎缩，左手力量不足，难以端持饭碗，勉强端持不能超过1分钟，失眠多年。查体：左肩胛提肌、前臂肌严重萎缩、松弛，大、小鱼际肌及合谷处肌肉萎缩1/2以上，头皮肿胀。C-╳-。

治疗：在风池、哑门、百劳、大椎、左肩井、臑俞及下1寸、左阳谷、阳池、阳溪、合谷等处植入中药制剂。

2000年6月14日访：左手掌、手指由苍白变红润，握力好转，左肩、肘部夜间不痛，睡眠好转。

2000年6月18日访：左合谷处肌肉正常，症状消失。

病案六

卢某，男，22岁，1989年11月17日就诊。患者四肢无力，晨起较轻，下午加重，天冷尤甚。躺卧时无不适，仰卧举腿时前侧酸痛，膝关节无力，行走时下肢发软，下蹲吃力，勉强蹲下后起立困难。常易跌倒，需扶支撑物方能慢慢起立。患者上下楼梯困难，需扶栏杆。查体：两侧股四头肌萎缩，以右下肢为重，仰卧抬腿达45°，但不能保持姿势。按压刺激第1～2腰椎旁开2～3cm处、臀正中或犊鼻、髀关、泉中、冲门等穴，症状会有所好转。脊柱无阳性体征。

治疗：在右髀关、伏兔、血海、犊鼻、臀中等处植入中药制剂。植入后即刻下蹲、起立、上下楼梯自如。

1990年1月7日访：患者劳累后大腿略有酸楚感，其余一切正常。

2017年访：治愈后无复发。

病案七

吴某，女，48岁，1995年11月24日上午就诊。患者1994年4月被摩托车撞伤，头部着地，后脑血肿。当时昏迷2分钟，无呕吐。住院治疗1周后血肿消失，头部、腰部、背部、下肢疼痛，行走尚可。服中药2个月后，腰部又被床沿顶伤，疼痛加重，行针灸治疗。7月因天热贪凉，致左大腿内侧肌肉抽动，但尚能行走，后逐渐延及左上臂、右上臂及下肢。住院治疗15天后，可在室内缓慢行走。后经多家医院治疗，诊断为运动神经元疾病、腰椎间盘突出症、进行性肌萎缩。目前患者全身瘫痪，右上肢肌张力0级。卧不能起，不能翻身。胸部及天突穴处常有憋闷感，双侧肩胛骨内侧常疼痛，颈部劳累感明显，后伸颈痛，头顶跳痛、空痛，耳鸣，四肢常冷，左侧尤重。当右上肢用力时，头痛、胸闷加重，大小便正常，饥不欲食，口苦。每日睡2～3小时，彻夜呻吟不停。查体：患者四肢无力，语声无力，听力下降，不能自主活动，口燥不思饮，舌苔白而厚腻。胸闷，按压哑门穴、提颈或吸氧时略有好转，心率126次/分钟，第6～7胸椎压痛（+）。

治疗：在哑门、左风池、崇骨、大椎等腧穴处植入中药制剂。

于哑门、风池植入中药制剂后，患者憋闷感即刻减轻；大椎植入中药制剂后，患者憋闷感基本消失。后以火针点刺灵台穴后诸症好转，呻吟即刻消失。

1995年11月25日访：昨天上午10时治疗后至夜10时，无胸闷，语言有力，能起坐聊天；夜10时后华盖处不适，按压中脘后好转。纳呆，舌苔黄厚。服八珍汤，加麦芽50g，龙胆草1g，薄荷6g。

1995年11月26日访：患者食欲增加。

1995年12月11日访：患者自作主张，于11月27日起自行寻求治疗3天，后去世。

病案八

项某，男，38岁，2010年10月14日就诊。患者双手时常麻木3个月，右手较重，其背、腰、胸、腹、腿略麻木。目前，右肩胛内侧疼痛，双上肢麻木，尤以腕、指更为明显，右腕较重，劳动后拿筷子力量不足，不易抓取细小物品。有时双下肢力量不足，难以站立，有前倒趋势，咳嗽，右肩痛。多处医治无效，慕名前来就诊。查体：C$\overset{+}{\underset{+}{-\times-}}$，上肢运动功能正常，弯腰时力量不足。右府舍叩击痛（+），并向大腿前侧放射。左髋外旋（+），腰背部两侧肌肉叩击痛（+），第4腰椎至第3骶椎及双臀叩击痛（+），并向下肢放射。血压140/100mmHg，下肢稍有萎缩。

治疗：在风府、风池、哑门、天柱、肩井、第1胸椎至第3腰椎及夹脊穴处植入中药制剂。

2010年10月16日访：手部力量恢复，麻木缓解。

2010年10月24日访：症状基本消失。

2010年11月21日访：右肩胛内侧不痛，上臂、前臂及右手拇指、食指不再麻木，中指尖、无名指、小指尺侧常麻木，比治前减轻1/3，左手中指、无名指、小指尖麻木。双下肢肌力好转，站立正常，咳嗽时右肩不痛，握力增强。治疗：在双上肢阿是穴植入中药制剂。

2012年8月访：头颈后伸时，第3、4、5掌指麻木。治疗：在颈肩各处植入中药制剂。

2012年11月10日访：已愈，可继续开货车。

2019年11月访：无复发。

病案九

周某，男，88岁，2015年4月10日就诊。患者为当地有名木匠，左合谷处肌肉萎缩三十余年，拇指与食指捏合无力。查体：左合谷处肌肉严重萎缩，拇指与食指肌力2级。

治疗：在左合谷等处植入中药制剂。

2015年5月18日访：拇指、食指捏力和肌肉萎缩基本正常。

按：本例肌肉萎缩属功能废用性萎缩，大都由外伤引起，并有一定的职业性。如木工与车工患者，都是自合谷处肌肉萎缩，可采用中草药制剂穴位植入疗法治愈。

五、文献综述

《素问·痿论》云："痿证……治之奈何？岐伯曰：各补其荥而通其俞，调其虚实，和其逆顺，筋脉骨肉，各以其时受月，则病已矣。""阳明为合……合折则气无所止息而痿疾起矣，故痿疾者取之阳明。"

《灵枢·根结》云："足少阳之别，名曰光明，去踝五寸，别走厥阴，下络足跗。实则厥，虚则痿躄，坐不能起，取之所别也。"

《针灸甲乙经》云："口缓不收，不能言语，手足痿躄不能行，地仓主之。痿不相知，太白主之。痿厥，身体不仁，手足偏小，先取京骨，后取中封、绝骨皆泻之。"

陈慰苍[1]采用针灸治疗急性脊髓炎8例。治疗先取肾俞、大肠俞、次髎、环跳、秩边，用捻转提插强刺激手法后，加以温灸；再取关元、中极、气冲、足三里、阳陵泉、太溪等穴，用捻转提插弱刺激手法后，亦加温灸。各留针15分钟，每周治疗2次，以20次为1疗程。治疗结果：8例中痊愈5例，好转3例，平均针治30次治愈。

康锁彬[2]采用针刺、七星针打刺治疗24例格林－巴利综合征。24例中病程最长者6个月，最短者1周，其中邪热灼肺型11例，湿热浸淫型5例，脾胃虚弱型4例，肝肾亏虚型4例。治疗时分对症取穴和辨证取穴。其中四肢瘫痪及肌肉萎缩者选取肩髎、曲池、手三里、小海、合谷、后溪、八髎、环跳、承扶、委中、风市、血海、足三里、阳陵泉、悬钟、解溪、太溪。面肌瘫痪者选取地仓、颊车、颧髎、牵正、四白、迎香。呼吸吞咽困难者选廉泉、天突、膻中、风府、肺俞、大椎。小便不利者选取中极、关元、次髎、三阴交。以上腧穴用毫针刺，各组可交替使用。七星针打刺以背部夹脊穴，两侧膀胱经在背部的循行路线为主。邪热灼肺者取脾俞、肾俞、三阴交、复溜、太溪、大椎、曲池、合谷；湿热浸淫者取脾俞、丰隆、阴陵泉、足三里；脾胃虚弱者取脾俞、胃俞、中脘、足三里、关元、膈俞；肝肾亏虚者取肝俞、肾俞、命门、关元、膈俞；肝肾亏虚者取肝俞、肾俞、命门、关元、气海、三阴交。对症取穴治疗针刺患侧，先以毫针刺，多用强刺激的快针，也可留针，时间10～20分钟，辨证取穴时可适当组方，交替使用。补泻手法应注意阴阳经脉盛衰，表里两经缓急。阳缓阴急者补阳泻阴，阴缓阳急者补阴而泻阳。出针后再施行七星针打刺，或针刺、打刺交替使用。打刺时要从上而下叩刺，每次打2～3条，叩之出血为宜。如果四肢远端出现感觉障碍及肌肉萎缩者，要打刺病变以下的各条经络路线和这些部位的腧穴，每日1次，20次为1疗程。疗程间休息2～3

---

① 陈慰苍.针灸治疗8例急性脊髓炎引起的截瘫体会[J].中医杂志,1981,(11):47-48.

② 康锁彬.针刺、七星针打刺治疗24例格林－巴利综合征的临床观察[J].针灸学报,1991(4):43-44.

日。疗效标准：肢体功能恢复，肌肉无萎缩，临床症状消失，恢复体力劳动者为痊愈；瘫痪肢体有不同程度改善，肌肉萎缩也有恢复，可从事一般活动，仍需继续治疗者为好转；治疗4疗程以上，病情无明显改善或处于急性期者为无效。

治疗结果：24例中痊愈15例，占62.5%；好转者7例，占29.2%；无效2例，占8.3%。总有效率为91.7%。其中2例无效均属病程长的肝肾亏虚者。作者认为临床用针刺、叩刺治疗格林－巴利综合征，要选择度过急性危险阶段，可单纯用针灸治疗，恢复快，不留后遗症。

石学敏①医案：

张某，男，19岁，1982年1月3日住院。患者四肢瘫痪18小时。

病史：1981年12月26日，患者不慎感寒后未予注意。31日露天锻炼过量，汗出较多后自觉头部发紧，周身疲乏。翌晨即觉四肢无力，由家属搀扶可缓慢行走。1982年1月2日病情发展，双上肢无力，双足下垂，足趾丧失活动功能，当晚四肢瘫痪，自觉憋气。1月3日去某卫生院，因诊断不确未予治疗，途中呕吐食物一次。其后即来我院门诊，由家属抬入病房住院治疗。

查体：语言清楚，口唇爪甲无紫绀，咽红，扁桃体无肿大，心肺正常，腹部胀气，四肢呈完全性瘫，双足下垂，肌张力减低，肌容量正常，皮温正常，深浅感觉无变化，四肢腱反射消失。腹壁反射因患者欠合作，结果不满意，未引出病理反射。舌暗苔白腻，脉细数。

印象：①中医诊断：痿证。②西医诊断：急性感染性多发性神经根炎。

辨证：患者酷爱体育，经常汗出，腠理开泄，每受汗液浸渍，风邪袭扰，今外感未愈，复出汗当风，风湿郁于肌肤，化热熏蒸，浸淫筋脉，气血阻滞，热耗阴伤，筋脉弛缓无力故四肢不用。舌脉为湿热壅盛伤阴之象。治法：清热利湿，通经活络。

选穴：华佗夹脊穴、大椎、鱼际、尺泽、极泉、曲池、委中、阳陵泉、

---

① 石学敏.石学敏针灸临证集验[M].天津中医学院第一附属医院针灸科，编.天津：天津科学技术出版社,1990.

肩髃、外关、环跳、十二井穴。

操作：华佗夹脊穴针向棘突，进针 1寸，施捻转泻法。十二井穴点刺放血。大椎取坐位低头取穴，稍向上直刺1.5寸，施捻转泻法，以针感向下及两臂扩散为度。阳陵泉沿胫骨后缘进针，直刺2寸，施捻转泻法，令针感放射至腓肠肌为度。环跳针感要求麻电感放散至足心。肩髃抬臂直刺向极泉，进针2.5寸，使针感向前臂放射。外关针感麻散到手腕。尺泽直刺1寸，上穴均施提插泻法。

治疗经过：每日轮流针2次，首次治疗后，双下肢屈伸即有力，3日后四肢运动功能恢复。15 日后四肢症状完全消失，痊愈出院。

第二十九节　急性脊髓炎后遗症

急性脊髓炎是因感染或自身免疫反应引发的急性横贯性脊髓炎性病变，其后遗症是指急性期过后残留的持续性功能障碍。常见后遗症包括运动功能障碍感觉功能丧失、自主神经功能异常、慢性疼痛、心理问题。中医认为急性脊髓炎后遗症属“痿证”“痹证”范畴。

一、病因病机

1. 外感湿热毒邪

外邪侵袭，湿热蕴结，阻滞经络，气血运行不畅。

2. 内伤情志、饮食不节

情志失调、饮食失宜导致脾胃虚弱，气血生化乏源，筋脉失养。

3. 肝肾亏虚

先天不足或后天失养，肝肾精血亏损，筋骨失养，筋脉失濡。

4. 气血瘀滞

邪气阻络，气血运行不畅，瘀血内生，阻滞筋脉，导致肢体痿弱、麻木。

二、诊断要点

患者以肢体无力、瘫痪为主要特征，肌张力异常（如弛缓性或痉挛性瘫痪），腱反射减弱或消失。病变平面以下感觉减退或消失，部分患者存在束带感或感觉过敏。排尿、排便障碍，如尿潴留、尿失禁、便秘等。慢性疼痛、肌肉萎缩、关节畸形等。肌力分级、感觉功能评估可辅助诊断。

三、辨证论治

主症：触觉、温度觉、痛觉等感觉减退或消失，导致肢体麻木或感觉异常；可有排尿、排便障碍（如尿失禁、尿潴留、便秘），性功能障碍等。或见持续性或间歇性疼痛，影响生活质量及睡眠。长期功能障碍可能引发抑郁、焦虑等心理障碍。

治法：疏通经络，协调气血。

主穴：胸椎、腰椎附近取穴。

方义：通过对脊柱病所直接刺激，产生治疗作用。

四、临证验案

病案一

张某，男，18岁，1986年4月18日就诊。患者去年6月患脊髓炎截瘫卧床。多处求医无效。现不能离床，小便失禁。第4胸椎以下感觉迟钝、脊柱左侧弯曲。查体：第4胸椎以下压痛、叩击痛（+），臀肌严重萎缩，下肢外展、伸髋、伸膝、右踝背屈功能均不同程度受限，右小腿肌力0级、皮肤冰冷。

治疗：选取右环跳、委中、承山、阳陵泉、悬钟等腧穴植入中药制剂，操作时针感向足趾放射。各切口处植入药为常量的3~5倍。治疗后，皮肤温度有好转，略肿胀。

1986年4月27日访：治疗后前两夜入睡困难，之后足趾、踝关节逐渐恢复活动功能，局部皮肤温度正常，肿胀消退，感觉好转，力量逐渐增强，尿量减少。治疗：在第4～5胸椎处及右气海俞、膀胱俞、鹤顶、内膝眼、犊鼻等处植入中药制剂。

1986年5月6日访：切口全部未愈合，可能与患者卧床日久、血液循环较差有关。能独自站立3秒钟，下肢蹬踹力量好转。治疗：于右足三里、上巨虚、解溪及足趾缝外2cm处，植入中药制剂。

1986年5月14日访：原切口处加猪油膏外敷4天后愈合。目前右小腿和足部温度正常。右踝背屈力量增至1级许。仰卧位下肢蹬踹力量已近正常。痛觉好转。

1986年9月6日访：右膝下自治疗后皮肤温度当即好转，次日正常。右小腿首次治疗时无痛觉，未用麻醉剂，9天后再治疗时痛觉正常，需用麻醉剂。经5月6日治疗后，趾痛觉亦恢复正常。右下肢原不能抬举，治疗后逐渐好转，现已正常。蹬踹力量基本恢复。从不能站立，恢复为能迈步行走1米。右趾从不能活动恢复到正常。下肢外翻好转。肌张力正常。

2008年10月5日访：患者痊愈，早已成家立业，育有一子，10岁。

病案二

兰某，女，31岁，1983年11月26日就诊。患者1978年孕产期因高热抽搐住院。医院采用冰块、冷水、电风扇降温，治疗4～5天后体温得到控制，但全身瘫痪，不能说话、独立进食，住院治疗60天，无效。出院后经多方治疗无效。现已卧床5年，吃饭需他人喂，时常恶心，二便用便盆接，小便异臭难闻。全身关节疼痛，天气变化时加重，双下肢温度低，冬天睡时需温敷。瘫痪期间生一子。查体：患者仰瘫于床上，由医师及其母将其由仰卧位扶至站立位。当从腋下架空患者时，患者下肢自由摇动、无力，屈颈（－），试验（－），双膝关节弹响试验（＋）。第3～4腰椎压痛、叩击痛（＋），并向腹部放射；第5腰椎至第1骶椎压痛、叩击痛

（+），向右大腿外侧、左大腿后侧放射。足内翻、下垂，左足较重。两人扶架患者至立位时，左足不能蹬地，只能足尖触地。下肢肌肉严重萎缩，肌张力0级。用力按压第4腰椎至第1骶椎后，当即能自主坐于床上，无不适感。

治疗：当晚7时在第5腰椎至第1骶椎处及左下肢委中、内膝眼、犊鼻植入中药制剂。植入后患者即刻能坐，蹬腿有力。第5腰椎至第1骶椎植入时，酸胀感放射至左大腿后侧。左委中植入时，刺激感放射至左小腿外侧和足底。

1983年11月27日早上访：切口反应不明显。膝关节触温升高，右膝尤为明显。右膝可在仰卧时屈曲支撑，可双手扶桌站立。治疗：在右下肢委中、内膝眼、犊鼻三处植入中药制剂。

1983年11月29日访：胃口已开，每餐能吃两碗饭，全身营养状况好转，面色、甲床红润，脉搏有力，语言清楚，语速增快，足部转暖，夜睡时不再需温敷。已可自行坐于凳上后经人搀扶尝试行走十余米。尿清，无异臭，左踝关节功能明显好转，右踝关节功能正常。查体：第3腰椎至第3骶椎下压痛（+）。治疗：左环跳、左阳陵泉、解溪及第3～4腰椎、第3～4骶椎等处植入中药制剂。左踝关节用“8”字绷带固定加力。

1984年1月27日访：左腰肌、臀肌、大腿处肌肉明显隆起，肌力正常。左踝位置正常，力量不足。剪刀腿由45°减到25°。

治疗：在第1～3腰椎、右臀中、委中、左委中等处植入中药制剂。当制剂植入腰部时放射感至腹部。

1984年1月28日访：切口反应轻，膝关节过度后伸。治疗：在左阳陵泉、殷门、承山、右殷门、承山植入中药制剂。

1984年2月24日访：剪刀腿已愈，能独自站立10秒钟。左足内翻畸形消失，力量仍不足。上肢有力。治疗：在承扶、冲门及冲门下3寸、殷门上1寸、伏兔等处植入中药制剂。

1984年2月25日访：在环跳及第3腰椎、第5腰椎下旁开3cm等处植入中药制剂。

1984年2月28日访：患者已能坐在轮椅上织毛衣，扶墙能行走，能做简单家务。

2008年10月7日访：无复发。

病案三

邵某，女，56岁，2017年8月22日就诊。患者20年前患急性脊髓炎，至今下半身瘫痪。当时小便不通，插尿管后好转。曾于多家医院治疗，无好转。目前，拄双拐行走，左肩疼痛，晨起十指麻木，背部下方及腰部常胀，不能侧睡，能自行翻转身体，天气变化时加重，有时因腿部力量不足跌倒，大小便正常，双下肢常冷，拧、掐不痛，右腿更重，下背部有一溃疡，近1年来常流脓。查体：拄拐，膝关节过伸，踝关节不能背屈，趾正常。血压150/80mmHg，仰卧时下肢抬举功能及蹬踹力量基本正常。髋关节4字试验（+）、外旋（+）。府舍叩击痛（+），并向大腿前侧放射。第1胸椎至第3骶椎及两侧叩击痛（+），双臀叩击痛（+），下肢肌肉明显萎缩，股四头肌尤为严重。

治疗：在第4胸椎至第3骶椎及左旁开1.5寸各穴、左臀等处植入中药制剂。

2017年8月23日访：植入药物后，切口有灼痛感，左髋、大腿、膝关节处痛。治疗：在左臀外侧、腹股沟、膝关节等处植入中药制剂。

2017年8月25日访：治疗：在背、腰等处植入中药制剂。

2017年8月26日访：下肢温度正常，不用拄拐能独自站立。治疗：在委中及背部、右臀外侧、大腿后侧等处植入中药制剂。

2017年8月27日访：治疗：在右臀外侧、腹股沟等处植入中药制剂。

2017年8月28日访：已能独自站立，在他人保护下小幅迈步，力量足，但提腿困难。

2017年10月29日访：患者治疗后下肢力量好转。因家事受到惊吓后，双下肢力量有所不足。现左肩疼痛减轻1/3，指麻仍在，下背不胀，腿部力量尚可，不会跌倒，能侧睡，下肢不冷，踝背屈好转，腰部略胀。治疗：在阿是穴植入中药制剂。

2018年1月1日访：病情大为好转。

第三十节　股骨头坏死

股骨头坏死是因股骨头血供中断或受损，导致骨细胞及骨髓成分死亡，引发股骨头结构改变、塌陷及关节功能障碍的疾病。好发于30～50岁人群，男性多于女性，常见病因包括长期使用激素、酗酒、外伤、减压病、镰状细胞贫血等。中医称“骨蚀”“骨痿”。

一、病因病机

1.肝肾亏虚

肾主骨生髓，肝主筋藏血。肝肾不足则筋骨失养，易致股骨头缺血坏死。

2.气血两虚

久病或劳倦过度，气血生化乏源，筋骨失于濡养，引发疼痛与活动受限。

3.痰湿内阻

饮食不节或劳逸失度，痰湿内生，阻滞经络气血运行，加重局部缺血。

4.血瘀气滞

外伤或久病致气血运行不畅，瘀血停滞于髋部，表现为刺痛、夜间加重。

二、诊断要点

以髋部或腹股沟区疼痛为主要表现。髋关节外展、内旋受限，出现跛行或鸭步。腹股沟中点深部压痛，可放射至臀部或膝部。晚期股骨头塌陷，患肢短缩，肌肉萎缩。4字试验和Thomas征阳性。CT、MRI对早期诊断价值较大。

三、辨证论治

主症：髋部或腹股沟区疼痛，可放射至膝关节，早期为间歇性隐痛，晚期呈持续性剧痛。

治法：行气活血，祛瘀止痛。

主穴：大肠俞、关元俞、小肠俞、膀胱俞、环跳、居髎、五枢、维道、太冲、阳陵泉、委中、居髎、悬钟、阿是穴。

配穴：肾俞、三阴交。

方义：以髋关节体表投影穴为主，主要在第4腰椎至第3骶椎处取穴。大肠俞、关元俞、小肠俞、膀胱俞均属足太阳膀胱经，环跳、居髎、五枢、维道属足少阳胆经，太冲为足厥阴肝经，均通过髋关节，经络所过主治所及；太冲为肝经原穴，阳陵泉为筋会总穴，二穴相配有缓急止痛作用；委中取“腰背委中求”之意；居髎乃足少阳胆经之穴，具有强壮筋骨，通筋活络之功；髓会绝骨、骨者髓所养，故悬钟填精益髓，有强筋健骨之功；经筋病取阿是穴之意。

四、临证验案

病案一

陈某，男，66岁，1985年10月6日就诊。患者左侧股骨头无菌性坏死1年，曾经多家医院住院诊治，保守治疗无明显效果，医师建议手术治疗。因经济问题无法接受手术治疗，故慕名请求采用本疗法治疗。目前，患者左臀、腹股沟处时常酸痛，并向左大腿前侧放射，不能向左侧卧，不能翻转身体，久坐左下肢酸麻。拄拐、他人扶架方能平地步行2～3米，大多时间卧床不起，夜间入睡困难，夜尿多，生活不能自理。症状程度与日夜和天气变化无关。查体：形体消瘦，言语有气无力，痛苦面容，卧床不起。

左下肢不能抬举。不能完成4字试验，屈髋30°，内、外旋（+++），左大转子叩击痛（+++），并向左臀深部放射。臀中叩击痛（+++）。当按压环跳穴时，伸髋、伸膝有力。行走需他人扶架拄着拐杖，当按压居髎穴时，腹股沟不痛，但大腿前侧仍痛，再同时压住环跳穴，症状明显好转。

治疗：在左大转子后上8cm（阿是穴）、左环跳两处植入中药制剂。植入后左下肢能勉强抬举。

1985年10月7日访：穴位植药处有轻微灼痛感，但能顺利入睡，小便次数减少。抬举下肢和翻转身体无碍。

1985年10月21日访：病情好转，已能上街行走，腹股沟已不痛。

1985年12月18日访：已愈。

1990年10月6日访：患者左髋自上次治愈后一切正常。1989年11月起右髋疼痛，X线片诊断为右股骨头坏死。目前右臀常酸痛，活动和劳动后加重，夜间酸痛，有碍睡眠，天气变化不影响症状，拄拐能行走。查体：右冲门穴处有3cm×3cm肿块，根部较深，压痛（++）；髋关节处压痛（++），右下肢抬举20°，右骶髂关节外侧和臀中压痛（++）、叩击痛（++），无放射痛。治疗：在环跳、冲门、髀关及右骶髂关节外侧阿是穴处植入中药制剂。植入后抬举下肢70°时不痛，放下时略痛。

1990年11月10日访：已愈，愈后无复发。

病案二

林某，男，59岁，1998年2月13日就诊。患者右股骨头无菌性坏死10年，目前腰部常痛，右臀和右下肢外侧行走时酸楚不适，膝关节常痛。已10年不能挑担。查体：L $\overset{40^\circ}{\underset{0^\circ}{+\times+}}$，右4字试验（+），内、外旋0°，屈髋90°，府舍压痛（++）、叩击痛（++），并向大腿前侧放射。髋关节后伸10°、疼痛（++）。

治疗：在右胞肓、右关元俞、小肠俞、臀中、环跳、秩边、髀关、府舍等腧穴处植入中药制剂。

1998年4月19日访：治疗后，所治之处已不痛，仅在未治疗的右大转子下至大腿外侧有疼痛。查体：第4腰椎至第3骶椎、右髀关下3寸、府舍下压痛（++）、叩击痛（++），4字试验尚可。治疗：在第4腰椎至第4骶椎处、右髀关下1寸、府舍下1寸和臀外侧阿是穴植入中药制剂。

1998年5月16日访：症状消失，功能恢复。

2003年访：无复发。

病案三

余某，男，53岁，1999年4月6日就诊。患者双侧股骨头坏死6年，1996年以来加重，2个月前拄双拐行走，最近略有好转。目前，臀部和膝部常痛，晨起或久坐后起立不能马上行走，要活动2～3分钟后才能迈步。腹股沟常痛，迈步受限，下肢抬举功能剩余1/5，穿脱鞋袜困难。查体：左下肢抬举30°（+），右下肢抬举25°（+）。府舍压痛（+），臀部和第1腰椎至第3骶椎压痛（++）。

治疗：在大肠俞、关元俞、小肠俞、臀部阿是穴及第1腰椎至第3骶椎处植入中药制剂。

1999年4月26日访：上次治疗后，疼痛减轻2/3。近两天来，双侧大转子处疼痛。治疗：在大杼、大椎、肝俞、肾俞、臀部阿是穴等腧穴处植入中药制剂。

1999年5月23日访：已愈。

2003年访：无复发。

病案四

张某，女，55岁，1999年4月13日就诊。患者右股骨头坏死1年多。目前，右臀、腹股沟、膝部和小腿、足背处常酸痛，穿裤、脱鞋均困难，翻转身体时疼痛加重，右足上楼梯时后随，不能先行，只能亦步亦趋，拄拐跛行。查体：右直腿抬高试验60°，右4字试验（++），屈髋约60°，内、外旋0°，五枢、维道、髀关、府舍、冲门、阴廉、居髎、臀中、胞肓、环跳、右大肠俞、关元俞、小肠俞及第1~3骶椎处均压痛（++）。

治疗：在右大肠俞、关元俞、小肠俞、臀中、环跳、胞肓、居髎、五枢、维道、髀关、府舍、冲门、阴廉等腧穴及第1~3骶椎间处植入中药制剂。

1999年4月14日访：病情明显好转，右臀、膝部和小腿、足背处已不酸，不用拄拐即可行走，双下肢可以交替迈步上楼，坐位时右足可以架在左膝上穿鞋袜，仅翻转身体时臀部略痛。

1999年4月26日访：已愈。

病案五

夏某，男，32岁，1999年6月25日就诊。患者国外居住，因患股骨头坏死，特意归国求治。患者3年前搬重物扭伤腰部后右臀疼痛，并向右下肢放射。1年后左臀、左下肢也开始疼痛。曾在意大利多处医治，又去法国医治1个月，诊断为双侧股骨头坏死。去年5月回国多方求治，病情反复。目前，腰、髋常酸痛、沉重，跛行10多分钟后加重，下肢无力，不能行走。要用拳头叩击臀部，休息片刻再走。臀部、腹股沟常有酸痛，下肢后侧、外侧和内侧有拉伸疼痛感。右侧重，左侧轻。向右侧翻转身体稍好，向左侧翻转身体困难，穿鞋袜要他人帮忙，迈步、抬举下肢明显受限。查体：L$\overset{50°}{\underset{100°}{\times}}$，左4字试验（+），外旋0°，屈髋90°。右4字试验不能完成，内外旋0°，屈髋70°，两侧髀关、府舍、压痛（++），髋后伸试验（+++），大肠俞、关元俞、小肠俞及第2~8胸椎、第4腰椎至第1骶椎处压痛（++），双臀压痛（+++）。

治疗：在大肠俞、关元俞、小肠俞等腧穴及第4腰椎至第3骶椎处植入中药制剂。

1999年6月26日访：腰、臀部疼痛消失。

1999年6月27日访：昨晚行走1个多小时，腰部未出现沉重感，腹股沟和臀部未酸痛，行走轻松。但行走时间超出1小时后，下肢仍感力量不足，大腿内侧有拉伸感。查体：右下肢屈髋、屈膝（++），4字试验（++），比治疗前好转。治疗：在右五枢、维道、髀关、府舍、冲门、阴廉、气冲、急脉、胞肓、臀中、秩边、环跳、居髎、阿是穴等腧穴处植入中药制剂。

1999年6月28日访：右髋不再疼痛，大腿内侧拉伸感明显好转，力量略有恢复。

1999年6月30日访：右膝及小腿外侧时有酸楚感和痉挛。左髀关处及小腿外侧疼痛。左足可架于右膝上，能上高台阶。查体：双下肢4字试验正常。治疗：在左髀关、府舍、冲门、气冲、急脉、五枢、维道、左胞肓、臀中、秩边、环跳、居髎、阿是穴等腧穴及第5腰椎至第1骶椎处植入中药制剂。

1999年7月18日访：治疗后上下楼梯无碍，近7日来感到膝下力量不足，但功能尚可。

1999年9月17日访：已愈。

病案六

毛某，男，40岁，1999年9月2日就诊。患者1996年1月确诊双侧股骨头缺血性坏死，多处治疗，常年服用中成药，服德国进口药“灭湿痛”每天2粒，无明显疗效。目前，双臀常酸痛，咳嗽、翻转身体时加重，自己不能穿脱鞋裤，下蹲后起立必须双手扶物，右侧重、左侧轻。上楼梯扶栏杆可以双下肢交替迈步，跛行。查体：L $\overset{40^\circ}{\underset{+}{+\times-}}$。左下肢不能单独站立，4字试验（+），右髋内、外旋0°，屈髋90°，腹股沟压痛（+）；左髋内、外旋尚可，屈髋110°。第4腰椎至第3骶椎处压痛（+），右大肠俞、关元俞、小肠俞、胞肓、秩边、环跳、居髎压痛（+）、叩击痛（+）。

治疗：在右大肠俞、关元俞、小肠俞、右胞肓、秩边、居髎、府舍、髀关、冲门等腧穴及第4腰椎至第3骶椎处植入中药制剂。

1999年9月3日访：停服“灭湿痛”，行走时感觉轻松。

2001年8月访：治处症状消失。

病案七

颜某，女，50岁，2000年2月15日就诊。患者患红斑狼疮12年，每隔1日服泼尼松10粒，已连续3年。现药物不良反应引起股骨头坏死，行走时腹股沟酸痛，右侧较重。上楼时左下肢先行，右下肢后随，亦步亦趋。右髋疼痛强直，不能下蹲，半蹲则不能起立，两足不能靠拢。查体：面部满布紫红斑，舌裂、舌质淡白，苔黄粗糙。跛行，左下肢不能抬举，不能完成4字试验，屈髋15°，左侧情况稍好。

治疗：在右胞肓、秩边、居髎、五枢、维道、髀关、府舍、冲门、阴廉、阿是穴等腧穴处植入中药制剂。

2000年2月21日访：疼痛好转，仅植药处疼痛。

2000年3月3日访：所治的右侧症状已消失。现行走约百米后左髋酸痛。查体：第10～12胸椎及左侧旁开1.5寸处压痛（+）、叩击痛（+），右大肠俞、关元俞、小肠俞压痛（+）。治疗：在第10～12胸椎及左侧旁开1.5寸处及大肠俞、关元俞、小肠俞、胞肓、秩边、环跳、居髎、冲门、府舍、髀关、大腿前侧阿是穴等腧穴处植入中药制剂。

2000年3月10日访：治疗：在两侧大腿前侧、膝关节附近阿是穴植入中药制剂。

2000年4月1日访：症状消失。

2000年4月3日访：患者视物模糊，睁眼困难，询问曾有青光眼、白内障病史，左眼大、右眼小。治疗：在风池、哑门、大椎、肝俞、肾俞等腧穴及腹股沟内侧、大腿肌腱处植入中药制剂。

2000年4月5日访：上述症状消失。

2002年7月9日访：患者现右髋症状已消失，至今未复发。数月来左髋偶痛，时轻时重，翻转身体、下蹲后起立尚可，行走稍有跛行。查体：腰部、髋外侧压痛（+），左4字试验（+）、屈髋（+）。治疗：左大肠俞、关元俞、小肠俞等腧穴及第4腰椎至第3骶椎腹股沟处植入中药制剂。

2002年7月24日访：症状消失，功能尚可。

2005年3月访：无复发。

病案八

叶某，男，55岁，2000年1月4日就诊。患者1997年5月右臀疼痛，9月确诊为右侧股骨头坏死。经多家医院医治，服药期间疼痛减轻，停药则疼痛复作，拄拐行走两年。目前，停服药15天，疼痛明显。右臀不能用力，用力即痛。右腹股沟、膝外侧疼痛，翻转时疼痛加重。穿裤需他人帮忙，穿鞋袜要尽力屈膝才能穿上。上楼时需扶栏杆，左足先迈，右足后随，亦步亦趋。查体：$L\overset{60^\circ}{\underset{10^\circ}{-\times+}}$，右4字试验（+），内、外旋（+），屈髋90°，府舍压痛（+）、叩击痛（+），并向大腿前侧放射，第4腰椎、第5骶椎处及右胞肓、秩边、环跳、居髎叩击痛（+）。

治疗：在第4腰椎、第5骶椎及右大肠俞、关元俞、小肠俞、膀胱俞、居髎、髀关、府舍、冲门、气冲、五枢、维道等腧穴处植入中药制剂。

2000年1月5日访：下蹲和弯腰时右髋已不痛，仅右膝外侧痛。治疗：在委中、委阳、阴陵泉、犊鼻、右膝外侧阿是穴等腧穴处植入中药制剂。

2000年5月1日访：治疗后，患者右臀和腹股沟已不痛，不拄拐可以行走、上楼梯。目前右髂前上棘疼痛明显。治疗：在右三阴交、足三里、阴陵泉、髂前上棘阿是穴等处植入中药制剂。

2000年5月10日访：已愈。

2003年访：无复发。

病案九

徐某，男，59岁，2000年7月27日就诊。患者有臀部着地跌伤史、腰部扭伤史，腰髋疼痛、跛行已十余年，近20天来加重。腰部、右臀、右腹股沟、右下肢外侧酸痛明显，足背、足底常麻木，咳嗽、翻身加重，下肢抬举严重受限。行走半分钟许即疼痛难忍，不能继续行走。生活不能自理。查体：下肢直腿抬高试验约40°，4字试验（+），屈髋80°，内、外旋5°，髀关、府舍、冲门、五枢、维道压痛（+++），右胃俞、三焦俞、气海俞压痛（+）、叩击痛（++），并向右下肢放射。第4腰椎至第3骶椎处及右大肠俞、关元俞、小肠俞压痛（+）、叩击痛（+），并向右臀和大腿后侧放射，胞肓、秩边、环跳压痛（+）。

治疗：在右胃俞、三焦俞、气海俞、右大肠俞、关元俞、小肠俞、右胞肓、秩边、环跳、委中、委阳、昆仑、太冲、阿是穴及第4腰椎至第3骶椎等处植入中药制剂。治后即刻感到行走轻松。

2000年7月28日访：治疗：在右臀阿是穴、右髀关、府舍、冲门、维道、居髎等腧穴处植入中药制剂。

2000年8月10日访：腰部、臀部仍有痛点，足背稍麻，其他症状消失。

2000年8月16日访：在阿是穴植入中药制剂。

2000年9月1日访：功能基本恢复，已愈。

2002年8月26日访：患者右侧股骨头坏死，自上次治疗后一直未复发。10天前搬重物扭伤腰部，左侧腰、臀、腿疼痛。目前，腰痛，左臀和腹股沟常痛，行走、坐时加重，咳嗽加重，行走困难。CT显示左股骨头坏死。查体：L$\overset{+}{\underset{-15}{-\times-}}$。左直腿抬高试验40°，左腹股沟压痛（++），左臀各穴压痛（++），左大肠俞、关元俞、小肠俞压痛（+）。治疗：在左大肠俞、关元俞、小肠俞、居髎、髀关、五枢、维道、府舍、冲门、阿是穴等处植入中药制剂。

2002年9月8日访：治疗后，症状消失。

2005年3月访：治愈后无复发。

病案十

林某，女，56岁，2001年6月3日就诊。患者腰痛20年，左臀疼痛10年，近5～6年来加重，去年2月被诊断为左股骨头坏死。曾去多地医治，效果不明显，几乎失去治愈信心，慕名前来就诊。目前，腰部时常酸痛，左臀常痛、怕冷，左腹股沟处常有骨头裂开感，大腿前、后侧痛，坐位时左足不能架在右膝上，不能下蹲，不能正常穿脱鞋裤，翻转身体疼痛，上楼先迈右足，左足后随，迈步受限。每天服芬必得2片。查体：L$\overset{+}{\underset{+}{+\times-}}$。右直腿抬高试验25°，不能完成4字试验，双下肢交叉于承山穴处，左大腿肌肉明显萎缩。右髋内、外旋0°，左髋屈35°。第12胸椎至第2腰椎左侧旁开1.5寸处压痛（+++），左髀关、府舍、冲门、气冲、大肠俞、关元俞、小肠俞、胞肓、秩边、环跳、居髎、阿是穴压痛（+++）。

治疗：在第12胸椎至第2腰椎、左大肠俞、关元俞、小肠俞、膀胱俞、胞肓、秩边、环跳、居髎、髀关、府舍、气冲、五枢、维道、阿是穴等腧穴处植入中药制剂。

2001年6月4日访：左臀、腹股沟、大腿疼痛消失，上楼可以先行左足，左直腿抬高试验45°，双下肢交叉好转，翻转身体已不疼痛。治疗：在左三阴交、阴陵泉、血海、阳陵泉、足三里、委中、臀外侧阿是穴等腧穴处植入中药制剂。

2001年6月6日访：治疗：在第9胸椎至第3骶椎及左侧旁开1.5寸阿是穴植入中药制剂。

2001年9月2日电话访：已愈。

病案十一

陈某，女，66岁，2018年3月5日就诊。患者右股骨头坏死3年，多处治疗无效，近3个月来症状加重，右臀及腹股沟常痛，行走、起坐时加重，上楼时手扶栏杆，亦步亦趋，迈步受限。下蹲后不能自行起立，扶物起立后不能马上行走。有高血压病史，常年服药，失眠。查体：4字试验（+），髋关节外旋（+）、屈曲（+），府舍叩击痛（+），第4腰椎至第3骶椎及右大肠俞、关元俞、小肠俞、白环俞叩击痛（+），臀部叩击痛（+）。

治疗：在第4腰椎至第3骶椎及右大肠俞、关元俞、小肠俞、白环俞、秩边、环跳、阿是穴等腧穴处植入中药制剂。治疗后即刻疼痛减轻，行走略轻松。

2018年3月6日访：治疗：在右臀外侧、腹股沟等处植入中药制剂。

2018年3月13日访：症状消失，基本康复。

2018年4月21日访：近20天来右髋略痛。治疗：在右髋处植入中药制剂。

2018年6月8日访：已愈。

2021年3月25日访：愈后无复发。

第三十一节　化脓性骨髓炎

化脓性骨髓炎是由化脓性细菌感染引起的骨膜、骨质及骨髓组织的炎症，属中医“附骨疽”范畴。其病程可分为急性和慢性，急性期以高热、患肢剧痛、活动受限为特征，慢性期则表现为死骨形成、窦道流脓及反复发作。常见致病菌为金黄色葡萄球菌，感染途径包括血源性传播（如疖肿、中耳炎等）、创伤后感染（如开放性骨折）及邻近组织感染蔓延。中医将本病归于“骨疽”范畴。

一、病因病机

1. 热毒内蕴

外感疔毒疮疖、麻疹、伤寒等病后，余毒未尽，深蕴于内，流注筋骨，导致气血瘀滞，化热成脓，腐筋蚀骨。

2. 损伤感染

跌打损伤、火器伤或手术创伤后，邪毒直接侵入骨内，阻塞经络，气血运行受阻，化热成脓。

3. 正气亏虚

先天禀赋不足或后天失养，致正气虚弱，卫外不固，外邪易侵。如肾虚则骨失所养，脾虚则气血生化乏源，均易诱发本病。

二、诊断要点

急性期高热、寒战、精神萎靡，严重者可出现中毒性休克。患肢剧痛、肿胀、活动受限，干骺端压痛明显，可伴有波动感或骨膜下脓肿。慢性期窦道形成，流脓不止，偶有死骨排出，患肢畸形、肌肉萎缩。白细胞计数升高（$>10\times10^9$/L），中性粒细胞比例增高（>90%）。血培养可检出致病菌（如金黄色葡萄球菌），但阳性率受抗生素使用影响。MRI早期诊断敏感，可显示骨髓水肿及软组织脓肿。

三、辨证论治

主症：全身见高热、寒战、乏力等；局部病变处疼痛剧烈，有跳动感，皮肤红肿、温度升高、压痛明显，肢体活动受限，后期可能形成脓肿，甚至穿破皮肤形成窦道流脓。

治法：扶正祛邪，疏通经络，调和气血。

主穴：病灶局部、周围取穴为主，根据体质和病情，每次可植入10～20个穴。

配穴：发热明显者，合谷、曲池、足三里放血，大椎、委中放血并拔罐。

方义：病灶附近取穴，治疗效果可直达病所。

四、临证验案

病案一

周某，男，52岁，2000年9月8日就诊。患者左大腿下段患化脓性骨髓炎1个多月。目前左臀、左腹股沟常痛，翻身时疼痛加重，左大腿下段红肿，常有酸痛、发热，夜痛不能入睡，膝下常冷，脚掌常麻，行走困难，拄拐跛行。拒绝某医院住院意见，前来就诊。笔者当时不敢接诊，经患者再三要求，并自愿承担医疗责任的前提下，方才予以诊治。查体：拄拐跛行，呻吟不停，白厚苔，舌质淡。L⁺₊✕₊⁺，左大腿下段肿胀3度，色红，小腿略肿，左4字试验（+），第4腰椎至第5骶椎处及左大肠俞、关元俞、小肠俞压痛（+++），髀关、府舍、冲门压痛（++）。

治疗：第4腰椎至第2骶椎及左大肠俞、关元俞、小肠俞、胞肓、环跳、髀关、府舍、冲门植入中药制剂。

2000年9月9日访：8日夜间患者疼痛缓解，能入睡，行走不拄拐。查体：左大腿下段肿胀退去1/2，肌肉变软。患者欣喜，赞不绝口。治疗：病灶局部多处阿是穴以及阴陵泉、三阴交、足三里、阳陵泉等处植入中药制剂。

2000年9月10日访：左膝下皮温正常，左臀、腹股沟不痛，行走时仅有切口略痛。

2004年访：无复发。

病案二

姚某，男，37岁，2003年11月3日就诊。患者右股骨下段患化脓性骨髓炎14年，手术治疗4次，期间引脓外流，取出死骨。目前，右下肢常酸麻，隐痛入骨，上午及后半夜症状重，即使服止痛片也不能入睡，坐床沿稍好。常年于夜间服芬必得1片，行走困难。14年来患者不能正常工作，已失去治愈信心，慕名前来就诊。查体：舌质淡，苔黄腻，脉沉细数。L ※，右大腿、小腿稍肿，压痛（+），尤以右大腿下段压痛（+++）。右大腿外侧有一长30cm瘢痕，膝后外侧有1.5cm×1.5cm下凹，膝前有一个1.5cm×1.5cm凹下瘢。

治疗：在大椎、结核穴、大腿前侧阿是穴等处植入中药制剂，停服止痛剂。

2003年11月4日访：仅感切口疼痛，能入睡。

2003年11月5日访：治疗：在右大腿阿是穴、天枢、气海、关元、三阴交等腧穴处植入中药制剂。

2003年11月13日访：症状基本消失，拆线。

2003年12月20日访：痊愈，能参加正常劳动。

2004年访：无复发，面色红润，体重增加10kg。

病案三

赵某，男，42岁，2001年5月17日就诊。患者2000年11月开摩托车时足背受伤，因感染而肿痛。2个月后，左胫骨中下段突起，X线片诊断为化脓性骨髓炎，多处医治未愈。目前，左小腿内侧至内踝、足背冲阳穴常麻痛，日轻夜重，上半夜轻，下半夜重。疼痛程度与天气变化无关，行走加重，稍跛行。近两天来，左坐骨结节和大腿外侧也常麻木、疼痛，上楼梯费力。查体：以左胫骨内侧以上2/3与下1/3交界处为中心，有6cm×4cm明显隆起，稍有压痛。左冲阳穴处有3.5cm×1cm瘢痕，第4腰椎至第3骶椎和左臀压痛（++）。

治疗：在第4腰椎至第3骶椎及左大肠俞、关元俞、小肠俞、阴陵泉、阳陵泉、足三里、三阴交、局部阿是穴处植入中药制剂。

2001年5月18日访：行走时症状好转，仅有切口痒痛，上楼梯下肢有力。治疗：在大椎、大杼、悬钟、阳辅、左臀中、委中、合阳、委阳、肾俞、至阳、灵台、膈俞等腧穴处植入中药制剂。

2001年5月19日访：症状消失。

2001年5月28日访：症状消失，但局部仍有隆起。

2001年7月2日访：痊愈。

病案四

陈某，女，18岁，1993年7月26日就诊。患者左膝至踝部感不适，胫骨上段内侧有11cm×8cm常痛区域，行走时疼痛加重，范围增大，日轻夜重，症状程度与天气变化无关，已持续4年。医院X线片诊断为硬化型骨髓炎。血沉77mm/h。查体：左胫骨上段内侧有11cm×7cm×0.8cm隆起，其小腿外侧2度肿胀，发热，局部有4个压痛点。

治疗：在大椎、左足三里、阿是穴植入中药制剂。植入大椎后左小腿即刻疼痛消失。

1993年7月27日访：症状消失。

1993年10月4日访：愈后无发作。

第三十二节　腓肠肌痉挛

腓肠肌痉挛，俗称“小腿抽筋”，是腓肠肌（小腿后侧肌肉）自发性的强直性收缩，表现为小腿肌肉剧烈挛缩、发硬，伴有剧烈疼痛，可触及肌肉硬结。多见于运动后、夜间或寒冷环境中，发作时疼痛持续数秒至数分钟，缓解后仍可能反复发作。低钙血症、营养不良、寒冷刺激、运动疲劳、电解质紊乱等是常见诱因，严重者可并发胫骨或腓骨骨折。中医认为，腓肠肌痉挛属“转筋”范畴。

一、病因病机

1. 寒邪侵袭

寒性收引，易致筋脉拘挛。如夜间睡眠或寒冷环境中受寒，气血运行不畅，筋脉失养。

2. 血虚肝郁

肝主筋，藏血以荣筋。若肝血不足，筋脉失养，或情志不舒，肝气郁结，均可致筋脉拘急。

3. 湿热蕴结

外感湿热之邪，或饮食不节致湿热内生，下注筋脉，气血壅滞，筋脉拘挛。

4. 气血亏虚

久病体虚、劳倦过度或脾胃虚弱，气血生化不足，筋脉失于濡养，发为转筋。

二、诊断要点

以小腿后侧肌肉突然剧烈疼痛为典型症状，可因运动、寒冷刺激、过度疲劳或电解质紊乱（如低钙血症）诱发。腓肠肌紧张、压痛，可触及痉挛结节。低钙血症（血清钙浓度<8.5mg/dL）是常见病因。

三、辨证论治

主症：小腿后侧肌肉突然剧烈疼痛，伴肌肉强直性收缩，可触及条索状硬结，持续数秒至数分钟后缓解。

治法：疏通气血。

主穴：承山、委中、阳陵泉。

方义：承山、委中舒筋活络，理气止痛；阳陵泉清热利湿、舒筋。诸穴均能治疗下肢痹痛、关节肿痛等病症。

四、临证验案

张某，男，63岁，2020年4月11日就诊。患者于2015年不慎跌倒，此后全身肌肉时常痉挛、小腿严重痉挛2年。每于夜间1～2点抽搐，肌肉僵硬，每个月抽3～4次，每次发作10分钟许，剧痛。目前，胁下、手部时而痉挛，痉挛后1～2天内乏力，肌肉疼痛。查体：舌苔白，边有齿印，左膝内外侧压痛（+），左臀叩击痛（+）。

治疗：在第4腰椎及左旁开1.5寸、大肠俞、关元俞、左臀阿是穴、委中、委阳、合阳、阳陵泉、内膝眼等腧穴处植入中药制剂。

2020年7月4日访：治疗后发作2次，症状比治前减轻2/3。

2020年8月30日访：小腿痉挛停止。

第九章　性病、皮肤病

第一节　阳痿

阳痿，医学上称为勃起功能障碍，是指男性在性刺激下，阴茎持续不能达到或维持足够勃起以完成满意性生活，病程持续三个月以上。其病因复杂，涉及心理、生理及环境因素，严重影响患者身心健康和性生活质量。

一、病因病机

1. 命门火衰

肾气不足或年老体弱导致命门火力衰退，宗筋失于温煦，表现为性欲低下、勃起不坚。

2. 心脾两虚

思虑过度或饮食不节损伤心脾，气血生化无源，宗筋失养，常伴神疲乏力、心悸失眠。

3. 肝郁气滞

长期情志抑郁致肝气郁结，气血运行不畅，宗筋失于濡养，多伴胸胁胀痛、善太息。

4. 湿热下注

过食肥甘厚味或脾虚生湿，湿热内生下注宗筋，导致勃起困难，常伴阴囊潮湿、口苦口黏。

5.瘀血阻滞

跌打损伤或气滞脉络致血行不畅，宗筋失养，表现为勃起疼痛或阴茎异常勃起。

6.恐惧伤肾

突受惊恐致肾气受损，气机逆乱，宗筋弛纵，多伴胆怯易惊、夜寐不安。

二、诊断要点

以性刺激下阴茎无法勃起或勃起不坚为主要特征，可能伴有性欲减退、早泄、遗精、焦虑、抑郁等。医生需要了解勃起困难的发生时间、频率及诱因，排查心血管疾病、糖尿病、高脂血症、内分泌异常等，评估工作压力、家庭关系、焦虑抑郁等情绪问题。测定睾酮、泌乳素、促性腺激素水平。

三、辨证论治

主症：阴茎勃起不硬、性生活中途疲软，甚至根本无法勃起。病程持续3个月以上。

治法：养心气，补心血，益心脾，扶正固本。

主穴：以手少阴心经、足阳明胃经、足太阴脾经为主，任脉、督脉为辅。神门、心俞、膈俞、足三里、三阴交、脾俞、胃俞、中脘、膻中、气海、关元、中极、会阴、大赫、横骨、会阴、肾俞、行间、照海及阴茎根12点处。

操作：针对上述穴位行分次穴位植药，可辅以清艾条5～6条捆绑一起，温和灸上腹、下腹、涌泉等穴半小时许，每1～2天一次。

方义：神门是心经原穴，《灵枢·九针十二原》说“五脏有疾，当取十二原”，心神失养皆可治之；心俞为心脏之背俞穴，是根据脏病取俞、阴病治阳的原则，功能益心气，宁心神；内关是手厥阴心包经之络穴，有安心定悸之功；膈俞为血之会穴，主治气血虚弱，配足三里、三阴交治贫血；足三里为足阳明胃经之合穴，阳明经别通于心，具有补益心气的作用；脾俞、胃俞、中脘主气血之生化；膻中为气之会穴，宗气汇聚的部位，配气海为生气之海，倍益元气的作用，强壮要穴；关元是足太阴经、少阴经、足厥阴经和任脉的交会穴，强壮要穴，具有培肾固本、补益元气、回阳固脱的作用；中极是足三阴经、任脉的交会穴，既可治疗任脉病变，又可治疗足太阴脾经、足少阴肾经、足厥阴肝经的病证，更用于生殖系统疾病的治疗；会阴位于球海绵体中央，会阴神经、盆丛神经直接影响到阴茎。大赫、横骨均为足少阴肾经穴，有补益肾经的作用，主治阴茎痛、阴器短缩、阳痿，配肾俞、行间治阴茎缩短、疼痛、小腹胀痛，配照海治阳痿、遗精。阴茎根12点处取“集火近战”之理。上述穴位共奏补气血，益心神，壮阳治痿之功。

四、临证验案

病案一

黄某，男，66岁，2006年10月18日就诊。患者两年前逐渐出现尿痛、尿频、尿不尽等症状，2005年12月11日出现排尿困难，只能行膀胱插管引流。近6个月来无性欲，白天能勉强排尿，但尿频、尿急、尿痛、有余沥，一次排尿间要中断3～4次才能排完，夜间使用导尿管。手抖，写字时需用左手固定右手腕。查体：一般情况尚可，舌抖，手摇，插导尿管、挂尿袋，跛行。

治疗：在天枢、关元、中极、曲骨、会阴及上2寸阿是穴、气海、大赫、横骨、三阴交、阴陵泉、血海、右犊鼻、内膝眼、足三里及阴茎根12点处植入中药制剂。

2006年10月19日访：尿痛大为减轻，排尿时能一次排尽，尿频缓解，手抖消失。治疗：在中脘、上脘、梁门等及后正中线两侧旁开1.5寸处植入中药制剂。

2006年10月30日访：首次治疗后第7天阴茎勃起坚硬，性欲强烈，因治疗后手术切口未拆线，未性交。

2006年12月19日电话访：小便引流管拔除近两个月，小便和性交正常。

2007年5月21日电话访：患者妻子代诉患者性功能大为好转，最近每夜1次，有时每夜2次，性生活质量好。

2007年5月22日访：患者本人证实无误。

病案二

季某，男，29岁，1998年7月6日就诊。患者6个月前性交后受凉，出现阳痿。目前全身乏力，腰膝酸软，坐时劳累，常欲平卧，行走时下肢沉重，失眠。查体：舌质淡白，白厚苔，舌裂，言语无力，脉沉细。

治疗：在大椎、右肾俞、命门、右三焦俞、气海俞、委阳、足三里、三阴交、关元、中极、曲骨等处植入中药制剂。

1998年7月8日访：睡眠正常，腰膝不酸。治疗：在左肾俞、气海俞、大肠俞、上髎、中髎、秩边、环跳、会阴等腧穴处植入中药制剂。

1998年10月3日访：已愈。

病案三

张某，男，40岁，2010年1月21日就诊。患者1995年上山砍柴时阴茎勃起，用风湿膏贴敷治疗后渐渐性欲缺失，多处治疗无效，已阳痿15年。目前失眠，每夜只能睡2～3小时，时常腰膝酸软，尿频、便溏、耳鸣。查体：面色苍白，舌质淡红，脉沉细无力。

治疗：在中脘、上脘、建里、天枢、气海、关元、足三里、三阴交、气穴、大赫、横骨、照海、中极、会阴等腧穴处植入中药制剂。

2011年1月22日访：治疗：在肾俞、命门、上髎、中髎、环跳、秩边等腧穴处植入中药制剂。

2011年3月26日访：已愈。

第二节　尖锐湿疣

尖锐湿疣（中医称“臊疣”“臊瘊”）是由人类乳头瘤病毒（HPV）感染引起的性传播疾病，好发于外生殖器、肛周及会阴等部位。典型表现为单个或多个淡红色丘疹，逐渐增大为乳头状、菜花状或鸡冠状赘生物，表面易糜烂渗液，多无自觉症状，少数患者有异物感、瘙痒或性交痛。该病潜伏期1～8个月（平均3个月），主要通过性接触传播，也可通过间接接触污染物品感染。本病属中医学阴痒、阴疮范畴。

一、病因病机

1. 房事不洁，外染毒邪

不洁性交导致湿热毒邪侵入外阴皮肤黏膜，阻滞气血运行，形成疣状赘生物。

2. 温热下注，蕴结肌肤

素体肥胖或嗜食肥甘厚味，湿热内生下注，蕴结于会阴部，发为臊疣。

3. 气血瘀滞，毒邪结聚

湿热毒邪阻滞气机，气血运行不畅，瘀血与毒邪互结，导致疣体坚硬难消，易复发。

二、诊断要点

以生殖器附近出现乳头状、菜花状或鸡冠状赘生物为显著特征。多数患者无自觉症状，少数有异物感、瘙痒、灼痛或性交痛。患者常有不洁性交史。用3%～5%醋酸溶液涂抹皮损，3～5分钟后变白为阳性，提示HPV感染。取疣体组织进行病理切片，可见表皮乳头瘤样增生、角化不全、棘层肥厚及挖空细胞。

三、辨证论治

主症：初起为淡红色或肤色小丘疹，质地柔软，顶端尖锐；逐渐增大增多，形成乳头状、菜花状或鸡冠状赘生物，表面粗糙不平，易糜烂渗液。男性多见于龟头、冠状沟、包皮系带、尿道口、肛周；女性多见于大小阴唇、阴道口、阴蒂、宫颈、会阴及肛周。

治法：清热解毒，除湿止痒，活血软坚。

主穴：大椎、灵台、至阳、关元、中极、三阴交。

方义：大椎、灵台可清热泻火解毒；至阳、关元、中极补肾，改善性功能，促进恢复，三阴交补脾利湿。

四、其他治疗

1. 内服方

马齿苋45g，薏苡仁60g，白花蛇舌草30g，土茯苓30g，怀山药30g，黄柏6g，苍术6g，赤芍15g，萆薢15g，车前子15g，滑石（包煎）15g。有糜烂者，加蒲公英15g，泽泻10g；瘙痒明显者，加白鲜皮10g；情绪抑郁、肝气郁结者，加柴胡10g。每日2剂，二次水煎混合后，分三次服。

2. 外用方

（1）外洗方：马齿苋60g，黄柏30g，蛇床子30g，川椒5g，雄黄5g，枯矾15g，苦参30g，蜂房15g。煎汤洗。

（2）湿疣膏：大枫子（去壳留仁，碾细）、轻粉各等份，调匀，再加松明腊肉油，调匀成膏备用。先用外洗药清洁后，再涂该药膏。上药治疗后，脓液渐尽，溃疡边新肉渐长，每天一换药，一直至愈。一般10～15天愈。本方对溃疡或西医激光烧灼后留下的溃疡、恶臭等都可应用。

（3）去疣药：鸦胆子打碎，浸泡在75%乙醇中，药液浓度为35%，浸泡15天后滤纸过滤，静置数小时后备用。见疣体须治疗时，用棉签涂药于疣体上（尽量不要接触皮肤）。一般24小时疣体脱落。若瘙痒难耐，可涂松明腊肉油止痒。

五、临证验案

陈某，女，17岁，2013年9月18日就诊。患者有不洁性交史。20多天前发现外阴部2点、3点、11点处有尖形丘疹，逐渐增大、增多，并有瘙痒、潮湿，某医院诊断为尖锐湿疣，采用激光烧灼2次，烧灼后形成溃疡，有异臭，此伏彼发。悲观之际，听人说中医能治愈，在网上查到笔者诊所，故前来求治。查体：慢性病容，痛苦难言，悲观失望。因检查不便，先开方吃药，而后拍照片传于笔者电脑，查看病况。

内服方：马齿苋45g，薏苡仁60g，白花蛇舌草30g，土茯苓30g，怀山药30g，黄柏6g，赤芍15g，萆薢15g，车前子15g，滑石15g（先煎），蒲公英15g，柴胡10g。3剂煎服，每天1剂，分3次服。

外用方：马齿苋60g，黄柏30g，蛇床子30g，川椒5g，雄黄5g，枯矾15g，苦参30g，蜂房15g。煎汤熏洗溃疡外阴部，再用大枫子、轻粉各等份，松明油膏调涂。

2天后病情大为缓解。陈旧疣体用去疣药24小时内脱落，28天痊愈。

第三节　遗精

遗精是指男性在无性行为或性刺激的情况下，精液自行排出的现象。可分为生理性遗精（青春期后正常现象，每月1～2次）和病理性遗精（频繁发生，每周数次或伴头晕、乏力、腰酸等症状）。生理性遗精多因精满自溢，病理性遗精则与肾虚、湿热、心肾不交等病理因素相关。

一、病因病机

1.肾气不固

先天禀赋不足、房劳过度或久病伤肾，导致肾气亏虚，封藏失职，精关不固。

2.湿热下注

饮食不节（嗜食辛辣、肥甘厚味）或外感湿热之邪，蕴结下焦，扰动精室。

3.心肾不交

劳心过度、情志失调或房事不节，导致心火亢盛，肾水不足，心肾失交，水火不济。

4.肝郁化火

情志抑郁，肝气郁结，日久化火，扰动精室。

5.脾虚不摄

饮食不节或思虑过度，损伤脾气，统摄无权，精关失固。

二、诊断要点

以频繁遗精为特征，每周超过2次，或清醒时精液自行流出（滑精）。可伴随腰膝酸软、耳鸣、夜尿多，阴囊潮湿、口苦、小便黄赤。可评估睾酮、促性腺激素水平，排查内分泌异常。

三、辨证论治

主症：频繁遗精，每周超过2次。

治法：振奋阳气，固摄精关。

主穴：环跳、关元、气海、三阴交、会阴、中极、天枢。

方义：环跳健脾补气，关元、气海、中极、足三里补益元气，三阴交调理脾胃，均能增加固摄作用；会阴能治疗前后二阴病；中极温肾助阳，改善阳痿、遗精。

四、临证验案

许某，男，25岁，2020年4月3日就诊。患者遗精7年多，服中药期间略好转，停服则复发。目前每周遗精两次，大多在后半夜，梦与他人交合时发生。易忘、乏力、无精打采，今晨5—6时梦遗一次。查体：脉弦，面色尚可，舌边有齿印。

治疗：在关元、气海、中极、曲骨、龙门、大赫、天枢、足三里、三阴交、太溪、肾俞、命门、环跳及第4腰椎至第3骶椎处植入中药制剂。服网铁散剂每次10g，每天3次，服3天。

2020年4月6日访：上次治疗后，次日凌晨5时前后梦遗一次，遗精量较前为少，而后没有遗精过。

2020年4月8日访：未遗精。

2020年4月10日访：精力充沛，未遗精。

2020年4月18日访：正常。

2020年5月9日访：已愈。

第四节　牛皮癣

牛皮癣，现代医学上称为银屑病，是一种慢性、复发性、炎症性皮肤病。其特征为皮肤出现边界清晰的红斑，表面覆盖银白色鳞屑，刮除鳞屑后可见淡红色半透明薄膜，继续刮除则有点状出血现象。常见发病部位包括头皮、四肢伸侧、背部等，常伴有瘙痒。该病不会传染，但可能影响患者的生活质量，严重者可能引发关节病变。

一、病因病机

1. 血热

外感风热之邪、饮食不节（如过食辛辣）、情志内伤（如焦虑、抑郁）等因素导致血分热盛，灼伤津液，化风生燥，引发皮肤红斑、脱屑、瘙痒。

2. 血虚风燥

久病耗伤气血，或年老体虚，导致血虚不能濡养肌肤，血虚生风，肌肤失养，出现干燥、脱屑、增厚等症状。

3. 血瘀

疾病反复发作，损伤血脉，气血运行不畅，形成瘀血。瘀血阻滞经络，导致皮肤肥厚、色暗，甚至形成斑块。

4. 湿热蕴结

长期居住潮湿环境，或饮食不节（如嗜食肥甘厚味），导致湿热内蕴，熏蒸肌肤，出现红斑、丘疹、瘙痒等症状。

5. 肝肾不足

肝肾阴虚，精血亏虚，不能滋养肌肤，导致皮肤干燥、脱屑、瘙痒，严重者可伴有腰膝酸软、头晕耳鸣等症状。

二、诊断要点

以表面覆盖银白色鳞屑的红斑为显著特征，伴随瘙痒，常见于头皮、肘部、膝盖、腰骶部，也可累及指甲、手掌、足底等部位。亦有关节型、脓疱型/红皮病型等特殊类型。通过取皮损组织进行病理检查，可见角化过度、角化不全、棘层肥厚、真皮乳头毛细血管扩张等特征性改变。约40%的患者有家族史，HLA-Cw6等基因与发病相关。

三、辨证论治

主症：皮肤出现边界清晰的红斑，表面覆盖银白色鳞屑，刮除鳞屑后可见淡红色半透明薄膜，继续刮除则有点状出血现象。

治法：调理气血，清热祛风，活血止痒。

主穴：阿是穴（皮损处），每间隔2～3cm取一穴。再取大椎、曲池、委中、血海、膈俞、肺俞、灵台。

方义：阿是穴埋药，即“集火近战”，调理气血；大椎为诸阳之会穴，阳脉之海，全身退热之要穴，攻其热毒；曲池为阳明经合穴，有汇合之意，犹江河入海，言其经气最盛，通调经络的作用当为之最，主要作用清热疏风，消肿止痒；委中为足太阳经合穴，经气旺盛，又为血之郄穴，善治血分病证，调节气血作用较强；血海健脾化湿，调经统血，主治皮肤湿疹、荨麻疹、皮肤瘙痒、神经性皮炎等；膈俞和血止血，治荨麻疹、皮肤瘙痒；肺俞，因肺主皮毛，故主治皮肤瘙痒症；灵台为外科要穴，清热化湿，能治疗疔疮等皮肤病。

四、临证验案

病案一

范某，男，22岁，2019年1月2日上午就诊。患者患牛皮癣4年，先发自阴囊，而后累及小腹、肘、头、面、背、臀、下肢皮肤。多处治疗无效，本人悲观，已失去治愈信心。目前阴囊肿大2倍以上，甚痒，小腹和头部最严重。牛皮癣发处常痒，日轻夜重，常搔抓至流血疼痛，夜眠不安。查体：消瘦，慢性病容。头发区见整片银屑、脱屑，面部症状稍轻。颈、背、腰、胸、腹、下肢、肘部均有皮损，阴囊肿大至2倍，皮厚。

治疗：涂单叶铁线莲猪油膏后，头部瘙痒缓解。

2019年1月3日访：治疗：在风府、风池、哑门、天柱及头左半侧、第3颈椎至第1胸椎等处植入中药制剂。

2019年1月4日访：植入制剂后，局部反应有灼痛，阴囊仍痒，其他部位均不痒。头面部牛皮癣略干枯。治疗：在头右侧、左肘阿是穴等处植入中药制剂。

2019年1月5日访：头部银屑消失，不痒。治疗：在灵台、督俞、命门、肾俞、腰阳关、膻中、中脘、上脘、下脘、气海、关元、曲骨、气穴、大赫、四满、右血海、梁丘、阴陵泉、足三里、阳陵泉、三阴交、太溪、阿是穴等处植入中药制剂。

2019年1月6日访：治疗：在委中、委阳、合阳、臀部阿是穴等腧穴处植入中药制剂，配合煎服野烟20天。

2019年1月19日访：患者仅前额处牛皮癣未愈，头部、胸、腹、下肢均已愈。阴囊不痒，肿胀消退1/5许。治疗：煎服野烟10天。

2019年3月11日访：牛皮癣已愈。

2019年5月30日访：愈后无复发。

病案二

刘某，男，56岁，2018年2月21日就诊。患者颈部患牛皮癣4年多，多处治疗无效。目前患处局部略痒，搔抓加重，便秘。查体：颈后发际及颈中部有牛皮癣。

治疗：在风府、风池、哑门、天柱、大椎、阿是穴等腧穴处植入中药制剂。

2018年2月26日访：拆线，牛皮癣消失而愈。

2019年2月8日访：愈后无复发。

病案三

兰某，男，20岁，1997年5月3日就诊。患者左右腹股沟患牛皮癣3年，多处治疗无效。目前右腹股沟皮损5cm×6cm，左腹股沟皮损10cm×12cm，边界清楚，表面覆盖白色鳞屑。刮除表面鳞屑后，露出一层淡红发亮半透明薄膜，再刮除薄膜后露出细小的出血点。患者常伴有皮肤瘙痒，口舌干燥，大便秘结，心烦。查体：舌质红，二便尚可。皮损局部隆起，稍红。

治疗：在大椎、灵台、左血海、阿是穴等腧穴处植入中药制剂。

1997年5月23日访：治疗6天后愈。

病案四

李某，男，67岁，2009年4月4日就诊。患者左大腿外侧有10cm×10cm牛皮癣皮损，已有5年；后侧有8cm×8cm牛皮癣皮损，已有3年。

皮疹初起时为淡红色点状斑丘疹，逐渐扩大，边界清楚，表面覆盖干燥白色的鳞屑，状如水牛皮。局部隆起，皮纹清楚，瘙痒不止。常用手搔痒，抓破方停。多处医治无效。

治疗：在左大腿外侧牛皮癣处阿是穴植入中药制剂。

2009年4月6日访：局部粗糙皮屑脱落，皮肤变薄，不痒。

2009年4月11日访：局部有渗出物，厚皮变薄后掀起。外涂黑油膏。

2009年4月12日访：粗皮全部脱落，渗出液消失。

2011年4月访：无复发，未治的大腿后侧也已愈。

病案五

王某，男，67岁，2009年3月17日就诊。患者患类风湿关节炎4年，两年未劳作。右解溪处有2cm×7cm许大小牛皮癣，长期瘙痒，屡治无效。查体：局部隆起，边界清楚，色灰白如水牛皮，皮纹增粗。

治疗：局部阿是穴植入中药制剂。

2021年3月访：局部粗糙皮损已脱，已愈。

病案六

项某，男，54岁，2010年4月11日就诊。患者左踝内侧患牛皮癣2年，目前常痒，多处治疗无效。查体：左踝内侧7cm×6cm范围有灰白色隆起，如水牛皮，常有脱屑和瘙痒。

治疗：在左血海、委中、足三里、三阴交、太溪、踝内侧阿是穴处植入中药制剂。

2010年4月13日访：治处不痒。

2010年5月6月访：已愈。

2013年9月30日访：无复发。

病案七

兰某，男，20岁，1997年5月3日就诊。患者两侧腹股沟患牛皮癣3年，瘙痒难忍，有碍睡眠。多处治疗无效。查体：右腹股沟皮损5cm×6cm、左腹股沟皮损10cm×12cm。

治疗：在大椎、灵台、左血海、牛皮癣及阿是穴等腧穴处植入中药制剂。

1997年5月23日访：治后6天愈。

2013年5月访：无复发。

病案八

何某，女，13岁，2017年3月19日就诊。患者自2016年8月起颈部右侧和腰骶三角处皮肤瘙痒，经医院诊断为牛皮癣。外涂西药膏后有好转，而后又复发。目前，白天瘙痒稍轻，夜间加重，甚则抓破，难以入睡。查体：腰骶三角局部20cm×25cm范围内有牛皮癣，为片状或红点、圆点，兼有抓痕。

治疗：在腰骶三角右侧阿是穴植入中药制剂。

2017年3月24日访：自治疗后，所治的右侧和未治的左侧及颈部均不痒，癣、疹消失。

2017年4月4日访：痊愈。

2019年6月6日访：愈后无复发。

病案九

李某，女，31岁，2018年1月22日就诊。患者头、背、胸、腹、四肢泛发牛皮癣7天，慕名求诊。目前，全身瘙痒，头部为甚。日轻夜重，下半夜痒甚，不能睡眠。查体：头、胸、背、腰、臀及四肢均有散在性牛皮癣和抓痕。

治疗：在大椎、肺俞、心俞、膈俞、三焦俞、气海俞等12处植入中药制剂，并连续7天服用中药野烟和一年篷。

2018年1月23日访：22日夜间瘙痒大为减轻。

2018年1月26日访：瘙痒消失，痂未脱。

2018年2月5日访：瘙痒消失，疹未全退。

2018年3月17日访：已愈。

2018年12月27日访：愈后无复发。

2019年6月7日访：愈后无复发。

五、文献综述

皮肤病很少危及生命[①]，但顽固难愈。患者痛苦缠绵，医者焦头烂额，确是医学一大难题。故有“医生不治癣，治癣丢了脸”之谚。作为基层中医，求治者五花八门，不允许自封专家，而把众多患者推出门去。古代中医能以患者的疾苦为己任，随时改变自己的专业。我辈虽在医学水平上望尘莫及，但为患者解除疾苦的赤忱还是有的，于是被逼上了皮科难症攻关之路。

初期，见皮治皮，搜集了大量外用方，以涂抹擦敷为能事，止痒消炎解除燃眉之急，也有小效。但大多暂愈后发，此伏彼起，穷于应付。此路不通，日久才渐有领悟。

皮肤病虽在皮肤肢节，却内连脏腑，并与情志变动、气血失和息息相关。一切皮肤病的根本原因，首先是整体气血失调，“邪之所凑，其气必虚”，然后风、寒、暑、湿、燥、火六淫之邪，或长期接触有害物质，诸多外因趁虚袭入而致病。则治皮之道，首当着眼整体，从调燮五脏气血入手。见皮治皮，永无愈期。遂创“乌蛇荣皮汤”，执简驭繁，用治多种皮肤顽症，竟获奇效。方剂组成如下：

生地（酒浸）、当归各30g，桂枝10g，赤芍15g，川芎、桃仁、红花各10g，丹皮、紫草各15g，定风丹60g，白鲜皮、乌蛇肉各30g（蜜丸先吞），炙草10g，鲜生姜10片，枣10枚。

方中桃红四物合桂枝汤，养血润燥，活血祛瘀，通调营卫。定风丹（首乌、蒺藜对药）滋养肝肾，乌须发，定眩晕，养血驱风止痒；丹皮、紫草凉血解毒；白鲜皮苦咸寒，入肺与大肠、脾与胃四经，功能清湿热而疗死肌，为风热疮毒、皮肤痒疹特效药。服之，可使溃烂、坏死、角化之皮肤迅速层层脱落而愈，脾胃虚寒者酌加反佐药，本品对湿热黄疸，兼见

---

① 李可．李可老中医急危重症疑难病经验专辑[M]．太原：山西科学技术出版社,2005.

全身瘙痒者，对症方加入 30 克，一剂即解。乌蛇肉一味，归纳各家本草学论述，味甘咸，入肺脾二经，功能祛风、通络、止痉，治皮毛肌肉诸疾，主诸风顽癣、皮肤不仁、风瘙隐疹、疥癣麻风、白癜风、瘰疬恶疮、风湿顽痹、口眼歪斜、半身不遂，实是一切皮肤顽症特效药；又据现代药理研究证实，其含多种微量元素，钙、铁、磷以及多种维生素、蛋白质，营养丰富，美须发，驻容颜，延年益寿。诸药相合，可增强体质，旺盛血行，使病变局部气血充盈，肌肤四末得养，则病愈。

本方可治15种皮科顽症。

1.牛皮癣病案

（1）刘某，女，29 岁，农民。1976 年春，患全身泛发性牛皮癣 2 月余，头面颈项，胸背四肢，无一处完好。皮损如老树皮，燥裂出血，瘙痒无度，搔破则流黄水。经西医脱敏、静注钙剂 40余日不效。后继发感染，颈部、耳后、鼠蹊部淋巴结均肿大如杏，夜不成寐。追询病史，知其症由产前过食辛辣发物，产后过食鸡鱼，致血燥化风。且产后未服生化汤，舌边尖瘀斑成片，胞宫留瘀，经前腹痛。古谓："治风先治血，血行风自灭。"此症毒郁血分，非彻底透发于外，很难痊愈。乃疏基本方加金银花 90克，连翘 30克，清热解毒；加皂刺、牛子、黑芥穗各 10克，入血透毒于外。

药后，头面部新发皮疹几乎满脸，额上结痂。肿大之淋巴结消散。原方又进 4剂，不再发。去金银花、连翘又服 7剂，凡病处皆脱壳一层而愈。愈后，其皮肤较病前细嫩、红润，黧黑之面色，变为白嫩，人皆惊异。

（2）韩某，男，22 岁，外科转来病人，1983 年 6 月初诊：患牛皮癣2年余，近因搔破感染，外科用抗菌消炎、抗过敏及溴化钙静注 1 周无效。痒痛夜不能寐，双手背肿胀青紫，血痂累累，右腿内侧上1/3处粗糙溃烂，焮赤肿痛，腹股沟淋巴结肿硬疼痛，举步艰难。心烦口渴，舌红无苔，脉沉滑数。症由嗜酒无度，湿热深伏血分，蕴久化热化毒。

基本方生地重用 120克，清热凉血，加金银花 45克，连翘 30克，木鳖子 15克，僵蚕 10克，解毒散结消肿；日久顽疾，加狼毒 3克攻毒；以牛子、皂刺、黑芥穗透发血中伏毒；蝉衣 10克，引诸药直达皮部。

上药服 5 剂诸症均愈。小青年不遵禁忌，恣食鱼虾酒酪，时时复发。留有旧方，照方取药，服三五剂又愈。古人饮食禁忌之说，乃经验之谈。某病当忌食某物，犯禁则引发宿疾，确有至理。皮肤病之缠绵难愈多与不遵禁忌有关。按：木鳖子，为基本方偶加药。《纲目》载，苦，微甘，有小毒。《中药大辞典》载，功能消肿散结，祛毒。治痈肿、疔疮、瘰疬、痔疮、无名肿毒、癣疮……余用此药治皮病继发感染、淋巴结肿大，煎剂极量 30 克（勿须捣碎），一剂即消，中病则止。未见不良反应。

2.疮毒内攻病案

某居委书记师某，40岁，患两下肢内臁溃疡年余。瘙痒无度，滋水淋漓，百治不效。1981年 4月 7日，一人令涂桐油一夜。次晨，局部痛如火灼。延至 12时许，两腿内侧从内踝至腹股沟处焮赤肿痛，淋巴结亦肿。高热 41℃，寒战如疟，头痛如破。神昏谵妄，面赤如醉，目赤如鸠。口气秽臭，苔黄燥，中根已黑，脉沉数实。证属疮毒内攻，予攻毒承气汤扫荡血毒：

金银花 120克，连翘 90克，生大黄、木鳖子、重楼、柴胡各 30克，天葵子、甘草各 15克，蜈蚣 3条（冲）。上药 2剂，武火急煎频灌，2小时1次。

至夜 10 时，泻下极秽臭夹有胶黏状大便 3 次而脱险。次晨诊之，下肢溃疡已结痂愈合。后遇于街头，其年余之臁疮竟在半月之间痊愈，唯患部皮肤稍显嫩红而已。盖攻法治病，邪退正安，挽危亡于顷刻。而大黄一物，号称将军，扫荡毒邪，拨乱反正，推陈致新，活血化瘀，其效如神。整体气血通达，何患局部顽症不退！

3.案后赘言

唐容川氏有一句名言：“一切不治之症，皆由不善祛瘀所致。”可谓一语中的！“治风先治血，血行引风自灭”。中医学“风”字，包罗万象，可统括一切痒痛难忍、顽麻不仁、风瘙隐疹、白驳风（即今之白癜风）、顽癣湿疹、皮肤角化等皮肤病以及口眼㖞斜、半身不遂等内风为患。养血活血祛瘀法，可通调营卫，旺盛血行，使病变局部气血充盈，肌肤四末得养则病愈，实是治疗皮科的基本大法。但仅凭活血化瘀一法，远不能尽愈诸疾。余狗尾续貂，赘加数则：

（1）肺主皮毛而卫外，皮病治肺。虚则补之以生芪，重用60克以上，益肺气而运血，兼有化腐生肌敛疮之妙，实是疮疡要药；实则以麻黄、桔梗、白芷辈宣肺气，开表闭，以通毛窍之气，开门逐盗，阻断病邪深入。

（2）脾主四肢、肌肉，肢节病久不愈者，以四君健脾化湿；由皮毛而入肌肉，邪入又深一层，加葛根透发于外。

（3）心主营，肝主血。久病或老人、虚人血虚内燥化风，养血活血柔润之。毒入血分，以黑芥穗、皂刺透发于外。

（4）积年痼疾，必蕴非常之毒，用狼毒3克于对症方内攻毒，立见转机。

（5）情志为病，五行生克制化乖乱，疏肝解郁，抑强扶弱。气有余便是火，五志过极化火，勿清热，但降气（赭石30克），气降火即降。火盛灼阴，养阴配阳。

（6）整体失调，补肾固本，加肾四味。

（7）食少便溏，胃气已伤，停治局部，重建中气。

（8）阳虚显露，以阳和汤组方。

（9）五色与五脏相应，凡病色苍白，萎黄欠华者，温养脾肺；面部见灰暗，或隐隐透黑者，为肾色外露，下元必虚，改投阳和。色赤为火，湿热化毒者，重用白鲜皮，清湿热疗死肌；或暂用泻火解毒，中病则止，以护胃气。色淡红，嫩红，或鲜红夺目者，类同浮阳飞越或火不归原，必兼见自汗而喘，为虚极欲脱之危象。彻底抛开局部，亟亟敛肝救肾——张锡纯氏“来复汤”（人参、山萸肉、白芍、生龙牡、炙草），傅山引火汤（九地、盐巴戟肉、二冬、云苓、五味子）加油桂2克（米丸先吞），参附龙牡救逆汤。

（10）疮毒内攻，危及生命，攻毒承气汤扫荡血毒。

（11）若皮肤病慢性感染、脓肿、溃疡、正虚邪恋，借重半阴半阳证十味神效汤加减进治（生芪、当归、川断、炮甲珠、金银花、香附、甘草、生姜，上肢加桂枝，下肢加牛膝）。

病变万千，难以预见。见病治病，专科大忌！以人为本，照顾整体，顾护脾肾元气，为第一要着。万病皆然，不独皮科。

第五节　痤疮

痤疮，又称“青春痘”，是一种毛囊皮脂腺的慢性炎症性皮肤病，好发于青春期，但各年龄段均可患病。其典型表现为面部、颈部、胸背部等部位出现粉刺（白头/黑头）、炎性丘疹、脓疱、结节或囊肿，常伴有皮脂溢出。痤疮的发生与皮脂分泌过多、毛囊皮脂腺导管角化异常、痤疮丙酸杆菌增殖及炎症反应密切相关，遗传、内分泌、饮食、精神压力等因素也可能诱发或加重病情。

一、病因病机

1.肺经风热

外感风热之邪侵袭肺经，肺主皮毛，肺热上蒸于头面，导致毛孔阻塞，形成粉刺、丘疹。

2.脾胃湿热

饮食不节（如嗜食辛辣、油腻），导致脾胃运化失常，湿热内生，上蒸于面，引发痤疮。

3.痰瘀互结

湿热或痰湿阻滞经络，气血运行不畅，形成瘀血，痰瘀互结于肌肤，导致结节、囊肿。

4.肝郁气滞

情志不遂，肝气郁结，气机不畅，影响气血运行，导致面部气血瘀滞，形成痤疮。

5.阴虚内热

素体阴虚，或久病耗伤阴液，虚火上炎，熏蒸肌肤，引发痤疮。

二、诊断要点

典型皮损包括粉刺、炎性丘疹、脓疱、结节/囊肿，好发于面部（尤其是额部、鼻部、颊部）、颈部、胸背部、肩部等皮脂腺丰富区域。部分患者可能伴有皮脂溢出、毛孔粗大、色素沉着或瘢痕。青春期多见，但成人痤疮也较常见。与饮食不节（如辛辣、油腻）、熬夜、精神压力等因素有关。

三、辨证论治

主症：粉刺，包括白头粉刺（闭合性粉刺）和黑头粉刺（开放性粉刺）；炎性丘疹为红色小颗粒，顶端可能有脓点。丘疹顶端形成脓疱，破裂后可结痂。或有皮下硬结或囊肿，按压时有波动感，愈后可能留瘢痕。

治法：调和营卫，清利湿热，活血祛瘀，疏风解毒。

主穴：大椎、肺俞、曲池、血海、委中、关元、气海、足三里、归来。

配穴：反应点（即疮点）挑刺出血，后辅以拔罐，以清利湿热毒邪，调和营卫；耳尖和大椎，放血也能起到治疗痤疮的作用。

方义：大椎可通阳解表，退热祛邪；肺俞可散风祛邪（肺主皮毛，主一身之表），舒筋通络；曲池可清热解毒，通络和营；血海主治皮肤湿疹、湿疮、丹毒、瘙痒；委中为足太阳经合穴，如江河入海，经气最为旺盛，调节气血作用强；委中为血之郄穴，善治血分病证，故血热内盛，气血壅滞均能治之；关元是足太阳、足太阴、足厥阴经和任脉的交会穴，为强壮要穴，具有培肾固本、补益元气，滋阴降火的作用；气海为生气之海，有补益元气的作用，又与手三阴、足三阴经相联系，称为“诸阴之海”，调气机，益元气，补肾虚，固精血，治疗脾胃虚弱，脾失健运，内湿滞留。足三里健脾利湿，为强壮要穴；灵台为外科要穴。

四、其他疗法

泽泻10g，猪苓10g，熟地黄10g，玄参10g，丹皮10g，苍术10g，青皮10g，茵陈10g，甘草6g，防风5g，赤芍10g，桂枝5g，仙鹤草3g，蒲公英15g，瓜蒌子10g，火麻仁30g，山慈菇10g，生大黄5g，生白术10g，陈皮10g。水煎服。

五、临证验案

病案一

黄某，女，28岁，1997年7月29日就诊。患者2个多月前满面痤疮，发痒，皮损为毛囊丘疹。痛痒难受时，用手指挤压，有碎米样白色脂栓排出。而后该处症状消失，留下小凹坑，他处又发，此起彼伏，多方治疗无效。查体：满面红色丘疹或瘢痕。

治疗：在大椎、灵台、至阳植入中药制剂。

1997年10月2日访：治疗后两个月内痊愈。

2013年11月9日访：治愈后无复发。

病案二

叶某，女，24岁，1999年3月18日就诊。患者满面丘疹7个月，痛痒难忍时，用手指挤压，挤出脓样物后好转，但留下瘢痕，影响美观，并此起彼伏，连续发生，越发越多。食用热性和刺激性食物或心情不好时加重，多处治疗无效。查体：满面红色丘疹，瘢痕凹陷，如麻坑状。

治疗：在大椎、肺俞、膈俞、灵台等处植入中药制剂。

2013年6月访：患者带朋友来治痤疮时，自述在本处治愈后无复发。

病案三

朱某，男，36岁，1997年10月29日就诊。患者多发痤疮10年，面、背均发，局部红肿、痛痒，挤出脓样物后稍好，遗留麻坑，瘢痕相连，硬块紫黑，多处治疗无效。查体：橘皮脸，瘢痕连接成片，多处紫黑色。

治疗：在大椎、灵台、至阳、左血海、委中等处植入中药制剂。

1998年6月访：2个月后痊愈，未复发，原紫黑瘢痕已退。

病案四

陈某，女，24岁，1997年1月1日就诊。患者痤疮4年，尤以前额、面颊、下颌处发得最多，几乎连成片，去年10月来加重。经期提前，时有血块。多处治疗无效。查体：满面痤疮，红色丘疹，瘢痕稍黑。

治疗：在大椎、灵台、至阳、膈俞等处植入中药制剂。

2013年11月访：治疗后2个月愈。

2020年访：无复发。

病案五

许某，女，22岁，2013年4月就诊。患者颜面痤疮多年，痛痒难忍，挤出白色脓样物后好转，遗留麻坑。多处治疗无效。准备用激光治疗。慕名前来求治。

处方：泽泻10g，猪苓10g，玄参10g，牡丹皮10g，甘草6g，苍术10g，青皮6g，陈皮10g，茵陈10g，防风5g，赤芍10g，桂枝5g，蒲公英15g，瓜蒌子10g，熟地黄10g，大麻仁30g，山慈菇10g，生大黄5g，生白术10g，仙鹤草3g。

2剂见效，10剂愈。

2013年11月访：治愈后无复发。

病案六

泮某，男，25岁，2012年6月8日就诊。患者1年前患痤疮，好发于面部及胸背部，挤后遗留麻坑。服上述中药2剂见效，10剂愈。

2013年11月访：愈后无复发。

第六节　荨麻疹

荨麻疹，中医称“瘾疹”，是一种常见的过敏性皮肤病，表现为皮肤、黏膜小血管扩张及渗透性增加，导致局限性水肿反应。典型症状为皮肤突发红斑、风团，形态大小不一，伴剧烈瘙痒，发作时间不定，多在24小时内消退，但可反复发作。根据病程可分为急性（≤6周）和慢性（>6周）。

一、病因病机

1.外邪侵袭

风邪为百病之长，常兼夹寒、热、湿邪。风寒外袭，致营卫失调；风热蕴结，化火伤阴；或湿热内蕴，外发肌肤。

2.饮食不节

嗜食辛辣、海鲜、酒类等发物，损伤脾胃，湿热内生，熏蒸肌肤。

3.情志内伤

肝郁气滞，气机不畅，化火伤阴，或冲任失调，营卫失和。

4.气血虚弱

素体虚弱，气血不足，卫外不固，风邪乘虚而入。

5.禀赋不耐

先天禀赋异常，对特定物质过敏，如药物、花粉等。

二、诊断要点

以出现风团为主要特征。自觉剧烈瘙痒，部分患者伴有灼热感、刺痛或麻木。急性荨麻疹可伴发热、恶心、呕吐、腹痛、腹泻等全身症状；慢性荨麻疹全身症状较轻，但病程迁延，反复发作。询问过敏史。过敏原检测可明确诊断。

三、辨证论治

主症：风团大小不等，形态不规则，呈圆形、椭圆形或地图状，边缘红晕，中央苍白或淡红。发作突然，消退迅速，不留痕迹，但新疹可反复出现。

治法：清热和营，活血通络，疏风止痒。

主穴：大椎、曲池、血海、委中、委阳、肺俞、膈俞、脾俞、胃俞、肝俞、三阴交、灵台。

配穴：可于耳尖放血，神阙拔罐。

方义：各穴共奏解表、活血之功。

四、临证验案

病案一

林某，女，40岁，2009年2月13日就诊。患者7年前于某次登山后无故荨麻疹发作，发作时如被千只马蜂蜇咬，又痛又痒，越抓越痒。直抓到皮肤破损、肿痛，头面不痒。白天稍好，夜里奇痒致不能入睡。多处多次求治，病情反复，时好时坏，故来求诊。查体：舌质淡白，锁骨上窝有粟疹，划痕则痒。

治疗：在耳尖、曲池、血海、委中、肺俞用三棱针放血。

2009年2月14日访：昨天夜间仅有锁骨上窝痒，他处完全不痒。

2009年2月15日访：仅有锁骨上窝痒。

2009年2月17日访：夜间已不痒，另外右小腿前侧略痒。

2009年2月23日访：已愈。

2013年7月访：治愈后未复发。

病案二

泮某，男，26岁，1997年11月17日就诊。患者1995年9月性生活后半小时左右阴茎头部发痒，多处治疗无效。1997年3月以来全身发痒，医院诊断不明，病情时好时坏。目前面部丘疹多发，背痒，大腿内侧、腹股沟常痒，阴茎头常冷痒，日轻夜重，夜间不能入睡。皮肤抓时泛红，瘙痒加重。慕名前来求治。查体：皮肤划痕症，面部丘疹。

治疗：在中极、曲骨、血海、阴陵泉、关元、右大腿内侧阿是穴植入中药制剂。

1997年11月22日访：治疗后阴部、大腿内侧均不痒，脸上丘疹基本消失。目前背部略痒，阴茎头处疹痕还在，表面平枯，瘙痒消失，手抓不红。治疗：在大椎、灵台、至阳、膈俞、左曲池、三阴交、风市植入中药制剂。

1998年2月1日访：小腿外侧下半段和肩井处略痒，近10天来肩井、悬钟处及肩胛下角稍痒，喉部不适。查体：黄苔，乏力，胃呆。治疗：在天突、上脘、中脘、气海、右足三里、阳陵泉、胃俞、臀部阿是穴等处植入中药制剂。

1998年2月2日访：舌苔正常，纳好。治疗：在大杼、风门、肺俞植入中药制剂。

1998年2月7日访：瘙痒消失，但手抓后皮肤发红，睡眠差。

1998年5月13日访：已愈。

病案三

叶某，女，40岁，2009年5月7日就诊。患者全身皮肤泛发风疹块，发痒，反复发作4年，曾于多家医院治疗，无效。目前发作时全身皮肤瘙痒，偶发风疹块，日轻夜重，夜痒不能入睡。发作后无痕迹，遇冷加重。查体：皮肤无抓痕，面部红肿，有风疹块。

治疗：在风池、大椎、肺俞等处植入中药制剂。

2009年5月8日访：皮肤不痒，面部不再红肿，风疹块消失。治疗：在耳尖处及曲池、血海、委中放血。

2009年6月17日访：已愈。

病案四

陈某，女，39岁，2009年5月13日就诊。患者2007年8月吃虾过敏后即发荨麻疹，之后长期反复发作，多方治疗无效，目前日夜均痒。查体：风疹块遍及全身，面部尤甚，抓痒不停。

治疗：在左肋下阿是穴植入中药制剂，耳尖、大椎、曲池、血海、委中放血。

2009年5月14日访：风疹块消失。

2009年5月15日访：无明显风疹块。

2009年7月3日访：已愈。

2011年9月23日访：愈后无复发。

2012年6月访：愈后无复发。

病案五

张某，男，35岁，2012年4月27日就诊。患者患荨麻疹1年多，全身皮肤常瘙痒，日轻夜重，夜痒不能入睡，越抓越痒，抓破皮肤方停。多处治疗无效。患者患前列腺炎多年，尿急、尿频、尿不尽，服抗过敏药，每天1粒。查体：划痕症，舌抖。

治疗：在曲池、大椎、陶道、血海、三阴交、阴陵泉、足三里、中脘、下脘、天枢、关元、气穴、大赫、横骨等腧穴处植入中药制剂。停服抗过敏药。

2012年4月28日访：瘙痒好转。

2012年4月30日访：大为缓解。

2012年5月1日访：仅脐周痒，他处不痒。

2012年6月21日访：近1个月抗过敏药减量，瘙痒程度与前近似，发作次数大为减少。治疗：在风池、哑门、百会、肺俞、肝俞、胆俞、脾俞、肾俞、风市等腧穴处植入中药制剂。

2013年7月访：已愈。

第七节 湿疹

湿疹是一种由多种内外因素引起的慢性、复发性、炎症性皮肤病，以多形性皮疹、剧烈瘙痒、渗出倾向及对称分布为特征。其病程可分为急性、亚急性、慢性三期，急性期以红斑、丘疹、水疱、渗出为主，慢性期则表现为皮肤增厚、苔藓样变。湿疹并非传染病，但易反复发作，严重影响患者生活质量。

一、病因病机

1. 外感六淫

风为百病之长，善行数变，易致皮肤瘙痒、风团。湿性黏滞，困阻脾胃，水湿内生，浸淫肌肤。外感热毒或内生湿热，蕴结肌肤，表现为红斑、灼热、渗液。

2. 内伤七情

情志不遂，肝郁化火，耗伤阴血，血虚生风化燥，导致皮肤干燥、脱屑。

3. 饮食不节

过食肥甘厚味、辛辣炙煿，损伤脾胃，湿热内生，外发肌肤。

4. 禀赋不耐

先天禀赋异常，卫外不固，易受外邪侵袭。

二、诊断要点

急性湿疹以红斑、丘疹、水疱、渗出、糜烂为特征。慢性湿疹以皮肤增厚、苔藓样变、色素沉着为特征。湿疹多对称分布，常见于头面、耳后、四肢屈侧、手足、乳房、外阴等。患者或有过敏史。

三、辨证论治

主症：急性湿疹皮损为多形性，红斑、丘疹、水疱密集，基底潮红，抓破后渗出、糜烂，边界不清。剧烈瘙痒，夜间尤甚，可泛发全身或局限于特定部位（如耳后、乳房、四肢屈侧）。慢性湿疹皮肤增厚、粗糙，呈苔藓样变，色素沉着或减退，伴抓痕、血痂，瘙痒剧烈，反复发作。

治法：清热利湿，健脾化湿，养血润燥，疏风止痒。

主穴：大椎、曲池、足三里、阴陵泉、委中、委阳、三阴交、血海、膈俞、郄门、耳尖。

配穴：湿热者加阴陵泉、陶道、肺俞；脾虚者加脾俞、胃俞、阴陵泉；血虚者加膈俞、肝俞、血海。

操作：诸穴以挑刺或刺络放血，必要时加拔罐。

方义：大椎是督脉、手足三阳经的交会穴，为阳脉之海，阳主表，外邪入侵，多犯阳经，所以大椎有通阳解表、退热祛邪的作用，为全身退热之要穴；曲池清热，手阳明大肠经与手太阴肺经相表里，肺主皮毛，曲池又是手阳明经的合穴，配五行属土，应于脾胃，故曲池更善于清泄肌肤中的湿热，配足三里、阴陵泉调理脾胃，清利湿热；委中为足太阳经，血之郄穴，太阳经之合穴，如江河入海，经气最为旺盛，调气血的作用较强，清血热，祛外邪；委阳为三焦之下合穴，通治三焦病证；湿疹缠绵日久，气血失调，营血亏损，不能濡润肌肤，取三阴交、血海、膈俞，既可调理脾胃，又可健脾养血；郄门是手厥阴经郄穴，刺之可清营止痒。耳尖穴为经外奇穴，止痒经验穴。

四、其他治法

急性期渗出多者，用生地榆、马齿苋、黄柏煎水待凉用湿布敷患处；局部皮肤粗糙肥厚，用皮肤针叩刺，以皮肤微红或有小血珠为度；渗出多者，可以叶下白洗净加白糖捣烂外敷。

五、临证验案

病案一

胡某，男，55岁，1997年4月25日就诊。患者头部、面部和手部泛红、稍肿，小腿红肿，丘疹泛发全身，瘙痒，发作时间无规律。已有3年，多处治疗无效。目前风吹和天冷时加重，搔抓后裂开、脱屑、流水，有时夜痒致不能入睡。查体：头、面、手部丘疹发红、密集，搔破流水。

治疗：在大椎、曲池、血海、灵台等处植入中药制剂，用七星针叩刺病灶局部，出现潮红或血珠为度后，涂湿疹油膏，艾条温和灸。

2013年7月18日访：愈后无复发。

病案二

鲍某，男，50岁，2011年10月9日就诊。患者患肛周湿疹4年，经多家医院治疗无效。目前肛周常痒，夜痒有时不能入睡，搔破后出血、裂开，皮肤增厚。

治疗：在右委阳、委中、会阳、承山、阴谷等腧穴处植入中药制剂。

2011年10月10日访：已不痒。

2013年3月访：无复发。

病案三

程某，男，36岁，2011年11月16日就诊。患者肘、膝屈侧及腋窝、腹股沟瘙痒20年，诊断为湿疹。目前上述部位湿疹反复发作，瘙痒、潮红、渗液，应用尿素软膏治疗后略有缓解，后又发作，周而复始。

治疗：在大椎、曲池、血海、风市、肺俞、足三里、委中、三阴交、阴陵泉等处植入中药制剂。

2013年7月10日访：治疗2个月后发作过一次，但症状减轻，而后未发作过，已愈。

病案四

叶某，男，75岁，2004年10月22日就诊。患者全身发痒，搔破流水，反复发作3年多，目前全身满布丘疹，奇痒，水疱渗出，结痂，双下肢灼热。

治疗：第3～4腰椎及两侧多处植入中药制剂。

2004年10月23日访：下肢不痒。

2004年10月30日访：下肢灼热缓解。

2004年11月15日访：全身瘙痒和双下肢灼热消失，近4天来全身再度瘙痒，但程度较轻，以上半身为主，夜间痒得不能入睡。治疗：在大椎、肺俞、膈俞、曲池、委中、血海、三阴交等处植入中药制剂。

2004年11月23日访：症状消失。

2005年1月6日访：愈后无复发。

病案五

周某，男，44岁，1997年6月20日就诊。患者1976年前颈左侧被电流灼伤，1995年右足背曾患溃疡，久治不愈。而后全身发痒2年，遇热加重。目前全身皮肤瘙痒、增厚，抓破流脓、脱屑，受热或盖被加重，受凉稍好。查体：全身有抓痕、脱屑，双手背、前臂赘疣无数，右足背有3cm×2cm溃疡。

治疗：在大椎、灵台、至阳、右血海植入中药制剂。

1997年6月24日访：治疗后，仅有腕、踝关节以下瘙痒。治疗：在委中、左血海等腧穴处植入中药制剂。

1997年6月29日访：左手、左足底、右足背瘙痒明显。治疗：在右足背溃疡周围植入中药制剂。

1997年7月8日访：全身不痒，右足背溃疡缩小2/3。

1997年8月27日访：全身发痒已愈，原手背、前臂赘疣已全部消失，足背溃疡基本痊愈。

病案六

雷某，男，5岁，2018年10月10日就诊。患儿自出生后即患湿疹，5年来全身泛发湿疹，日轻夜重，夜痒不能入睡，时常抓破出血、流水。经多家大医院治疗无效，慕名前来就诊。

治疗：取地胆草煎汤后外洗，洗后用单叶铁线莲腊肉油膏涂之。

2018年10月11日访：昨夜舒适，痒止，脱痂。

2018年10月13日访：瘙痒大为缓解。

2018年10月24日访：前天饮牛奶后复发，涂药后好转。

2019年6月13日访：治愈后无复发。

病案七

傅某，男，54岁，2019年10月3日就诊。初起时患者双手皮肤潮红、肿胀、灼热、瘙痒，夜间不能入睡，面积大小不一，皮损边界不清；继而潮红，皮肤出现丘疹、水疱，密集成片，搔抓水疱破裂、糜烂、流脓，干燥后结黄痂、血痂、脓痂，痂盖脱落后露出光滑鲜嫩皮肤，触物即痛。全手脱皮，皮肤增厚、粗糙，触之较硬，不能正常工作。医院诊断为湿疹，病情反复，无法根治。查体：满手脱皮，皮肤增厚、粗糙，触之较硬，部分皮肤现呈嫩红色。

治疗：蛇床子12g，葛根15g，地肤子10g，生地黄12g，乌梢蛇10g，当归10g，土茯苓20g，黄精20g，生甘草8g，黄柏（炒）8g，白花蛇舌草15g。煎服，以药渣洗。1剂见效，7剂愈，可正常工作。为防复发，再服5剂。

愈后月内，接触水泥等稍有刺激性物质时偶有发作，每日煎服落新妇50g，分3次于饭后半小时服，7天愈。2020年5月，有二指末节发作，用大蒜、生姜等擦拭无效，而后用猪油拌落新妇涂抹，2天而愈。

第八节　肿疡

肿疡是中医外科中的一类疾病名称，指体表外科疾病中尚未破溃的肿块或脓疮，属于疮疡的范畴。其典型表现为局部红肿、疼痛、皮温升高，可伴有脓头或脓液排出，但尚未形成开放性溃疡。肿疡可发生于皮肤、肌肉、筋骨等部位，病程可分为初期（红肿热痛）、成脓期（化脓）和溃后期（破溃或吸收）。

一、病因病机

1.外感六淫

外感风、寒、湿、热、燥、火等邪气，导致经络气血运行不畅，局部气血凝滞，形成肿块。

2.内伤七情

情志不遂，肝郁气滞，气滞血瘀，或饮食不节，损伤脾胃，湿热内生，蕴结肌肤。

3.饮食劳倦

过食肥甘厚味，或劳倦过度，耗伤气血，正气不足，外邪乘虚而入。

4.气血凝滞

气血运行不畅，局部瘀血阻滞，经络阻塞，形成结块。

二、诊断要点

以红肿、疼痛、肿块的局部症状为特征。急性期可伴发热、恶寒、口渴、便秘等热毒内盛之象。慢性期可见神疲乏力、食欲不振等正气不足之证。急性期可见白细胞总数及中性粒细胞数升高。C反应蛋白升高提示炎症反应。

三、辨证论治

主症：发病急骤，红肿热痛明显，脓头易溃，脓液稠厚，伴高热、口渴、舌红苔黄、脉数。

治法：排毒消肿，清热凉血。

主穴：合谷、曲池、委中。

方义：合谷、曲池疏通经络、调和气血，改善局部血液循环，减轻红肿热痛，适用于疮疡初期或中期；足三里补益气血、扶正祛邪，增强机体抵抗力，促进疮疡愈合，适用于正气未衰而毒邪炽盛者。

四、其他疗法

（1）黑油膏：黑油膏由腊肉和松树红色的木质部分制成，用纱布浸油膏外敷，既能消肿拔脓、止痛止痒，又能去腐拔毒、生肌敛疮。凡是阳毒、初起、成脓、溃破、收口均用。

（2）叶下白：叶下白亦称上青下白，洗净捣烂后，加白糖捣匀，局部外敷

（3）自拟方：野绿豆根、五爪金龙根适量，加盐少许，捣烂外敷。

五、临证验案

病案一

周某，男，52岁，2000年9月8日就诊。患者左大腿下段患化脓性骨髓炎1个多月。目前左臀、左腹股沟常痛，翻身时疼痛加重，左大腿下段红肿，常酸痛、发热，夜痛不能入睡，膝下常冷，脚掌常麻，行走困难，拄拐跛行。拒绝某医院要求住院的意见，前来就诊。当时笔者不敢接诊，经患者再三要求并自愿承担医疗责任的前提下，方予诊治。查体：患者拄拐跛行，呻吟不停，舌质淡，白厚苔。$L\,{}^{+}\overset{+}{\underset{+}{\times}}{}^{+}$，左大腿下段红肿3度，左4字试验（+），第4腰椎至第2骶椎处及左大肠俞、关元俞、小肠俞、压痛（+++），髀关、府舍、冲门压痛（++），小腿肿胀。

治疗：在第4腰椎至第2骶椎处及左大肠俞、关元俞、小肠俞、胞肓、环跳、髀关、府舍、冲门植入中药制剂。

2000年9月9日访：患者9月8日夜间基本不痛，可顺利入睡，行走不拄拐。查体：左大腿下段肿胀消退1/2，肌肉变软。患者赞不绝口。治疗：在病灶局部多处阿是穴、阴陵泉、三阴交、足三里等处植入中药制剂。

2000年9月10日访：左膝下不冷，左臀、腹股沟不痛，行走时仅有切口略痛。

2004年访：无复发。

病案二

郑某，男，28岁，1997年3月28日就诊。患者患腰椎结核10年，服异烟肼20个月，已处恢复期。目前，腰部及双小腿后侧发酸，夜间睡醒后加重。乏力，盗汗，午后潮热。查体：第3腰椎至第2骶椎压痛（+），第3腰椎左右旁开1.5cm压痛（+），左关元俞、小肠俞压痛（+），按压左小腿后侧酸楚感消失，左胞肓、臀中压痛（+）。

治疗：第3腰椎左5cm、第4腰椎至第2骶椎间、双关俞、小肠俞等处植入中药制剂。

1997年4月15日访：治处已不再发酸，但第3~4骶椎处和左小腿后侧仍酸。治疗：在第2～3骶椎、左委中、委阳、承山等处植入中药制剂。

1997年5月3日访：已愈。

2006年3月访：无复发。

病案三

罗某，女，23岁，1993年10月8日就诊。患者右锁骨上窝和右腋窝患淋巴结核2年，多处治疗无效。目前：颈右侧常酸，右腋下痛，全身乏力，行走片刻后就要卧床休息。

查体：颈右侧锁骨上窝肿块7个，最大者约3cm×2.5cm×2cm。右腋下有2.5cm×2.5cm×2.0cm肿块一个。按之坚硬，推之可动，微痛，皮色微红，局部隆起。

治疗：用中等火针刺入颈右侧两个肿块，每个肿块刺4～5针，并在肝俞、肾俞等腧穴处植入中药制剂。

1993年10月10日访：颈酸稍见减轻，右腋下未痛，精神好转，体力增强。颈结核变软变小，腋窝淋巴结核肿块缩小一半。颈和腋窝结核肿块处的火针扎的孔里，流出白色的干酪物，半流体如豆腐渣状的片状物。治疗：在大椎、右百劳、肩井植入中药制剂。而后又扎火针数次，3个月内愈。

六、文献综述

《土方草药汇编》记载：蛞蝓，别名水缸蜗牛、粘牛。形态体圆无壳，多黏涎，头上有长短触角各一对，眼长在短触角上。背现淡褐色或褐色，腹面白色。长约一寸三分，栖阴湿处、水缸边，昼及旱天伏墙阴湿等处。至夜或下雨时，行动活泼，触之则蜷缩。其匍行所经之路，角有白色黏液，干后如银色痕一条。药用全虫及黏液。性味咸、寒，有毒。清热，息风，解毒。主治中风口眼㖞斜、惊痫挛缩、支气管哮喘、肩疖、脱肛、梅毒、毒蛇咬伤、蜈蚣咬伤。用量：二至四条。外用适量。采集时间：临时采用。

富某，40岁，1963年患肺结核，颈右侧淋巴结核肿块，切口多年不愈合，常年流脓。1970年，该村村医用冰片、升丹等收敛药治疗。

一年后访知患者颈肿竟已痊愈。患者曾吞食蛞蝓治疗，每次吞服20只，逐渐愈好。

浙江省东阳市、义乌市一带有利用蛞蝓治疗淋巴结核肺块经验，方法如下：将鸡蛋一端打洞，塞入蛞蝓，封口后煮熟鸡蛋食用。

关于蛞蝓能否治疗肺结核，目前尚无定论。

第九节　瘰疬

瘰疬是发生于颈部或腋窝的慢性感染性淋巴结疾病，中医称为“瘰疬”，西医称“颈淋巴结结核”。其典型表现为局部淋巴结肿大、硬结，可形成串珠状结节，后期溃破后流脓，经久不愈，易形成窦道。本病多见于儿童和青年人，病程缓慢，常因结核杆菌感染引起。

一、病因病机

1. 外感邪毒

外感风热、痰毒或结核杆菌等邪气，侵袭颈部淋巴结，导致气血凝滞，痰湿内生，结聚成核。

2. 情志不畅

长期情志抑郁或恼怒，肝气郁结，气郁化火，炼液为痰，结于颈项而成瘰疬。

3. 饮食不节

过食辛辣肥甘厚味，损伤脾胃，脾失健运，湿聚成痰，痰阻经络，气血凝滞，发为瘰疬。

4. 体质虚弱

素体虚弱，气血不足，正气抗邪无力，邪毒乘虚而入，结聚于颈部。

5. 劳伤久病

过度劳累或久病伤正，导致正气不足，易受邪侵，发为瘰疬。

二、诊断要点

初期以气血凝滞、痰湿结聚为主，表现为颈部硬结，无疼痛或轻微疼痛。中期痰湿化热，热盛肉腐，形成脓肿，局部红肿热痛。后期脓肿溃破，脓液稀薄，夹有败絮样物质，疮口呈潜行性空腔，久不愈合，形成窦道。结核菌素试验阳性提示有结核感染。可出现红细胞沉降率增快，提示炎症反应。B超可显示淋巴结肿大、液化或钙化情况。穿刺或切除活检，病理可见干酪样坏死、肉芽肿形成等结核病理特征。

三、辨证论治

主症：颈部或腋窝出现肿块，可伴疼痛、皮肤发红破溃、低热、乏力及食欲不振等。

治法：扶正祛邪，温经散寒，软坚散结。

主穴：中脘、足三里、关元、气海、灵台、结核[①]、痞根、肺俞、膈俞、阿是穴。

方义：中脘为胃之募穴，是胃之经气结聚的部位，八会穴之一，腑会中脘，后天之本，气血生化之源；足三里，强壮要穴；关元，强壮要穴，足三阴经和任脉的交会穴，具有培肾固本、补益元气、回阳固脱的作用；气海为生气之海，调气机益元气，强壮要穴；灵台为外科要穴；结核治疗结核病；痞根主治痞块；肺俞主气；膈俞为血之会穴，善调阴血。以上穴位共奏补益气血、扶正祛邪、软坚散结的作用。

四、临证验案

卢某，女，24岁，1994年2月17日就诊。患者5岁时就得瘰疬，至今已18年，曾经抗结核等治疗均无效，病情日趋加重，已失去治愈信心。目前，腋窝、缺盆、颈部都有成堆肿块，全身乏力，无精打采，稍一活动就疲劳不堪，需卧床休息，颈部、缺盆、腋窝处常胀。查体：慢性病容，言语无力，脉沉细。颈部、缺盆、腋窝肿块成堆，小如黄豆，大如鸡蛋，皮肤局部性暗红色，坚硬稍有压痛。

治疗：选最大肿块的局部，用中粗火针点刺，深度至肿块中心，肿块周围刺四针。每隔3天治疗1次。

1994年2月18日访：火针刺口处流出白色豆腐渣样物，挤压时流出更多，肿块已减小。患者心情好转，继续治疗。

1994年2月22日访：所有肿块均流出败絮状干酪样物，继续治疗，并在肩井、中脘、关元、气海、足三里、结核穴等处植入中药制剂。

1994年2月27日访：胃口、睡眠、精神正常，体力好转。治疗：在颈、缺盆、腋窝肿块处继续行火针治疗。

---

① 结核：经外奇穴，位于第7颈椎棘突下旁开3.5寸。

1994年2月28日访：部分肿块已消失，剩余肿块继续治疗，挤压促进分泌物排出。

1994年3月3日访：治疗：在痞根、膈俞、肾俞、肝俞、三阴交植入中药制剂，其余肿块再行火针治疗。

1994年4月26日访：肿块基本消失。

2012年7月29日访：至今无复发。

第十章　外科疾病

第一节　脑震荡后遗症

脑震荡后遗症是指脑部遭受外力撞击后，虽未出现明显的脑组织器质性损伤，但患者在恢复期后仍持续存在的一系列神经功能障碍。常见症状包括头痛、头晕、记忆力减退、注意力不集中、情绪波动、失眠、疲劳、对光和声音敏感等。这些症状可能持续数周至数月，甚至更长时间，严重影响患者的日常生活和工作能力。

一、病因病机

1. 外力冲击，气血逆乱

头部受到外力撞击，导致脑络受损，气血运行失常，清窍受扰，出现神志不清、昏仆倒地等症状。

2. 瘀血阻络，清阳不升

脑络受损后，血离经隧而渗溢，气滞血瘀，阻于清窍，压迫脑髓，使清阳不得上升，浊阴不能下降，导致头晕、头痛等症状。

3. 肝肾不足，髓海失养

肾藏精、主骨生髓，脑为髓海。脑震荡后，肝肾精血亏虚，髓海失养，导致记忆力减退、注意力不集中等症状。

4. 情志失调，气机郁滞

脑震荡后，患者可能出现焦虑、抑郁等情绪问题，导致肝气郁结，气机不畅，进一步加重头痛、失眠等症状。

二、诊断要点

以头痛、头晕为主要特征。短期记忆和长期记忆均受影响，表现为健忘、注意力不集中。

焦虑、抑郁、易怒、情绪波动大。失眠、多梦、易醒或白天过度嗜睡。疲劳、对光和声音敏感、视力模糊、耳鸣等。神经系统检查无阳性体征。无颅内压增高的表现。头颅CT或MRI排除颅内血肿、脑组织挫裂伤、颅底骨折等器质性病变。

三、辨证论治

主症：持续性或间歇性头痛，疼痛性质可为压迫感、刺痛或钝痛，搬动头部或坐起时症状加重。头晕目眩，站立不稳，甚至出现平衡失调。

治法：疏通经络，调和气血，行气止痛。

主穴：阿是穴，百会、风府、哑门、风池、率谷、天柱、百劳、崇骨、大椎、肩井。

配穴：失眠、多梦、记忆力差者，加四神聪、神庭；头痛重者，加率谷。

方义：经筋病取阿是穴。百会为“三阳五会”之所，能治头部百病；四神聪宁心安神，明目聪耳，主治脑伤和脑性偏瘫；风府为足太阳经、督脉、阳维脉之会穴，三经皆主阳，阳主动，有利于经络的疏通和瘀血的吸收。哑门是督脉、阳维脉的交会穴，入系舌本，解剖位置又处舌本根部，用于舌强不语的治疗；风池有降血压和提高大脑供血功能，治疗头痛、眩晕、颈活动受限的要穴；率谷属足少阳胆经，又位于头部，镇惊息风；天柱位于头颈部，具有祛风通络作用，主治头痛项强、肩背痛；百劳主治颈项强痛、盗汗、自汗、瘰疬；大椎是督脉穴，总督诸阳，为阳脉之海，督脉入于脑，其分支络于心，故治头痛、神志病及脑源性疾病；肩井为手少阳三焦经，足少阳胆经，足阳明胃经与阳维脉交会穴，所以能主治与四经相关的病证，如颈项强痛、肩背痛、手臂不举、高血压、脑血管意外。

四、临证验案

病案一

杨某，男，29岁，1998年8月18日就诊。患者1996年6月4日从2米高处跌落，头部触地，颅内出血，经手术处理。目前，左半身力量不足，活动迟钝，功能严重受限，左手不能干活。行走时头昏，左肩常酸麻，不能外展，左肘下2寸处痛，左腕转动不灵，功能剩余1/3，右腕屈伸和转动不灵，只能勉强握拳，但力量不足，会发抖。握拳后五指伸展不开，要用右手掰开。左上肢下垂时不能前后摆动，时有胸闷。双髋、双膝常酸痛，上楼尚可，下楼时下肢发抖，左肩抬肩费力，功能剩余1/2。跛行。曾经到多地求医无效。查体：C※，头颈活动受限，功能剩余1/3；左抬肩功能剩余1/2，左手握力剩余1/10，左足不能背屈。左4字试验（+），内外旋（+），屈髋（+）、髀关、府舍压痛（+）。

治疗：在百会、风池、新设、百劳、第3～7颈椎处、大椎、左肩井、内关等处植入中药制剂。即刻握拳，伸指好转。

1998年8月19日访：左手握力好转，用力握拳时不再发抖，左抬肩功能好转，头部正直。治疗：在第4腰椎至第4骶椎、左大肠俞、关元俞、小肠俞、左臀中、居髎、环跳、昆仑等处植入中药制剂。疼痛大为好转。

1998年8月21日访：行走时头昏好转1/3，上下楼梯发抖好转，左膝常酸、过伸。治疗：在左委中、犊鼻、内膝眼、解溪、太溪、丘墟、昆仑、申脉、中封等处植入中药制剂。

1998年8月22日访：抬肩、上下楼梯正常，头昏消失，手握力量尚不足。治疗：在左肩后、臑俞、肩贞、云门、中府、臂臑、曲池、曲泽、尺泽、少海、照海、解溪、中封、昆仑等处植入中药制剂。

1998年8月27日访：治疗：在四神聪及颈、左肩等处植入中药制剂。

1998年8月28日访：行走时头晕、抬肩受限、踝背屈受限、上下楼梯发抖等症状体征消失，左上肢外展基本正常，握拳、伸指自如，不再颤抖。

1998年8月30日访：左冲拳时前臂略抖。治疗：在左肩胛下角、天宗、阳池、阳溪、左新设外1cm处植入中药制剂。

1998年9月2日访：症状消失，去登山时500余级石阶上下行走自如。已愈。

1999年访：一切正常。

病案二

林某，女，42岁，1997年2月28日就诊。患者前年乘坐三轮车出现事故，后脑着地跌伤，之后后脑常痛，哑门处亦疼痛，声音嘶哑。夜间双腕至手部麻木，日间好转。头常疼痛，痛重时不能干活，并常不自主地流眼泪。查体：头颈前屈和后伸时哑门处疼痛加重。

治疗：在哑门、右风池、百劳、大椎、第5～6颈椎处植入中药制剂。

1997年3月8日访：哑门处已不痛，声音好转，但后脑仍痛。治疗：在后脑阿是穴植入中药制剂。

1997年3月20日访：症状消失，已愈。

病案三

黄某，男，27岁，1999年5月6日就诊。患者1994年遇车祸，昏迷20多天，醒后左半身偏瘫，而后略有好转，曾经多家医院医治。目前，低头10分钟许则颈胀，左腕至手指常麻木，常感痉挛痛，上肢内侧比上肢外侧触觉敏感，温觉消失。侧看时有复视，左下肢温觉差。查体：左肩高，右肩低，抬肩尚可，左上肢前后摆动功能剩余1/5，屈肘功能剩余1/3，外展0°，左眼比右眼小，左上肢肌胸大肌严重萎缩，颈有条索反应物，压痛（+）。

治疗：在百会、四神聪、风池、哑门、百劳、大椎、崇骨、第3～6颈椎、肝俞、左肩井、新设等处植入中药制剂。

1999年5月7日访：左眼视界增大，外观明显好转。治疗：左合谷、曲池等处植入中药制剂。

1999年6月20日访：已愈。

病案四

邱某，女，52岁，1999年12月2日就诊。患者于1973年头顶部被铁棍砸伤，当时眼前发黑。自1996年来头晕、恶心，常感天旋地转，自觉头大，有戴帽感和摇晃感，睁眼费力，头颈后伸或前屈时头晕，故头颈不敢后仰和前倾，否则会有发作性头晕。头颈旋转时头晕加重，发作后5～7天不能缓解，右锁骨下常有胀紧感，肩胛骨内侧时酸、怕冷、多汗、眠而不实。查体：舌裂，$C\overset{+}{\underset{+}{+\times+}}$，抬肩症状加重。

治疗：在百会、四神聪、率谷、风池、哑门、百劳、大椎等腧穴及第3~6颈椎等处植入中药制剂。

1999年12月4日访：症状消失。敢于从高处俯视，头颈转动自如。已愈。

病案五

汤某，女，45岁，1993年5月5日就诊。患者两年前骑自行车与四轮汽车背后相撞，致8根肋骨骨折，当即昏迷不醒，颈部肿大。近两年来头颈常不适。目前，颈两侧常酸胀而痛，头两侧和前额常痛，睁眼费力，视力下降，胸常闷，恶心，肩井和肩胛骨内侧大多时间酸胀，记忆力下降。坐1小时肩酸加重。每日自行仰卧，肩胛骨顶在床沿上，头部后仰倒挂，每次20分钟，每天2次，方感略好转。查体：$C\overset{+}{\underset{+}{+\times+}}$，第4～6颈椎处有条索反应物，压痛（+），上肢功能尚可。

治疗：在风府、风池、哑门、百劳、大椎、陶道、天柱、肩井、第3～7颈椎等处植入中药制剂。

1993年5月27日访：症状消失。

1993年6月9日访：头、颈症状消失。但肩胛内侧劳力后有胀痛，目前左重右轻。查体：局部压痛（+）。治疗：在左扶突、肩井、天容、肩俞、曲池等腧穴及左肩胛内侧植入中药制剂。

1993年6月20日访：已愈。

病案六

章某，男，45岁，2001年11月6日就诊。患者1991年头部着地跌伤，昏迷3小时，呕吐、小便失禁。近3年来后脑常痛。目前，后脑疼痛间断性发作，本次发作已疼痛3天，右耳听力差，腰部时痛，睡眠需软枕。查体：C$_{+}\overset{+}{\underset{+}{\times}}_{+}$，风府压痛（+）。

治疗：在风府、风池、哑门、天柱、第3～6颈椎、崇骨、大椎、肩井等处植入中药制剂。

2002年9月1日访：有同村人就诊，告知该患者治疗后已愈。

病案七

陈某，男，34岁，2003年3月17日就诊。患者2002年1月30日骑摩托车跌伤，颈椎错位，当时昏迷20分钟，住院治疗2个月，出院半年后方始好转。目前颈痛，上肢常麻木，颈以下部位时有麻木，有时尿急、尿痛、便秘，全身有僵硬感，天气变化时加重。能行走，但步态蹒跚，上肢功能受限，腰痛多年。查体：C$_{+}\overset{+}{\underset{+}{\times}}_{+}$，头颈转动功能剩余1/2，右风池压痛（++）。上肢上举功能剩余1/3，后伸功能剩余1/4，能下蹲起立。

治疗：在风府、风池、哑门、天柱、百劳、第3～6颈椎、崇骨、大椎、肩井、附分等处植入中药制剂。

2003年3月18日访：颈肩痛好转。治疗：在百会、四神聪、右天宗、云门、中府、臂臑、臑俞、肩贞、合谷等处植入中药制剂。

2003年4月20日访：已愈。

病案八

俞某，男，24岁，2001年7月30日就诊。患者1999年3月驾摩托车出事故，昏迷62天，住院治疗40余天，在疗养院调养3个月。目前背部常有沉重感，手部不灵活，腰酸，下肢常胀紧，行走不稳，抬举下肢吃力，O形腿，足趾难以伸直，二便正常，可翻转身体，拄单拐可行走30多步，扶物可下蹲、起立。查体：舌苔细腻，红星舌，拄拐跛行，第10胸椎至第3腰椎肥大性改变，抬腿功能剩余1/2，踝背屈功能剩余1/4。右踝功能剩余1/3，足内翻，马蹄足，趾屈不能伸直，左大趾色红紫，背肌明显萎缩，第2~11胸椎压痛（++）。

治疗：百会、四神聪、率谷、风府、风池、哑门、天柱、第3~6颈椎、崇骨、大椎、百劳、肩井等处植入中药制剂。

2001年7月31日访：双下肢紧胀消失，行走较前略稳。治疗：在第2~10胸椎及两侧等处植入中药制剂。

2001年8月2日访：治疗：在腰部左侧、左臀各穴、委中等处植入中药制剂。

2001年8月3日访：右踝背屈功能已达2/3，左踝未好转，双膝过伸。

2001年8月5日访：治疗：在右臀、腹股沟等处植入中药制剂。

2001年8月6日访：右踝背屈好转，左踝背屈无好转。行走不稳已有好转。俯卧时右下肢屈膝抗力感消失。

2001年8月7日访：左膝过伸。治疗：左髀关、府舍、冲门、气冲、大腿前侧阿是穴、内外侧阿是穴、鹤顶、血海、犊鼻、内膝眼、内外侧副韧带、阴陵泉、阳陵泉、足三里、合阳、阴谷等处植入中药制剂。

2001年8月9日访：左下肢仰卧时不再外翻，双下肢外展角度增大。治疗：在左踝、小腿足背阿是穴处植入中药制剂。

2004年10月14日电话访：患者背沉、膝酸好转，双下肢紧胀感消失，拄拐可行走2公里左右，天天锻炼。

病案九

董某，男，22岁，1999年8月9日就诊。患者今年3月18日驾驶摩托车时与汽车相撞，造成颈椎骨折和左胫骨、腓骨中下段骨折，导致瘫痪。曾在某医院行颈椎前路和后路手术，左胫骨、腓骨手术钢板固定。目前，全身任何处用力都会使四肢痉挛，上肢肩关节活动功能尚可，手握拳功能剩余2/3，右手指屈伸功能剩余1/2，握力为0，左手伸指稍有力。晨起时双上肢疼痛，言语无力，左膝屈伸约25°、无力，小便需尿管辅助，便秘，用开塞露，痛觉尚可，右下肢冷，胸腹触冷时觉痛，双下肢用力时能见肌肉收缩，但不能抬举，左下肢比右下肢略好。不能翻转身体，头皮肿而松弛。不能坐，左下肢肿胀2度。

治疗：在百会、四神聪、风池、哑门、大椎、百劳、第3~7颈椎、肩井等处植入中药制剂。

1999年8月11日访：双上肢早起不痛，平卧时抬举右下肢，足跟离床10cm。治疗：在右肩井、曲池、合谷、内关植入中药制剂。

1999年8月12日访：右手指能握拳，但力量不足，痉挛略有好转。治疗：在第1~7胸椎、大杼等处植入中药制剂。

1999年8月13日访：右手指屈伸功能恢复4/5，右下肢蹬腿有力。能坐床沿7分钟，他人扶架时能站立，右腿有力，左足不能着地。查体：第4~5腰椎和左臀压痛（++）。治疗：在第4~5腰椎、右大肠俞、关元俞、小肠俞、膀胱俞、右胞肓、环跳、秩边、臀中等处植入中药制剂。

1999年8月14日访：能坐15分钟。

1999年8月16日访：舌质淡白，上肢不痛，握拳功能部分恢复，独立坐起，无需倚靠，昨天坐3～4次，合计2小时许。早起右上肢和右下肢能完成抬举动作。言语比治前流利。治疗：在头部四神聪外寸许、风府等处植入中药制剂。

1999年8月23日访：右下肢着地有力，但不能抬举。每天独立坐4次，每次30分钟。左下肢肿胀明显退去。治疗：在右髀关、府舍、冲门、维道、梁丘、血海、阴陵泉、三阴交、鹤顶、迈步、犊鼻、足三里等腧穴处植入中药制剂。

1999年8月24日访：左下肢肿胀已退，能着地，稍有力。

1999年8月27日访：能坐半小时，双下肢有力，早上右下肢能抬举10°～20°，可连续3～4下，上臂不痛。

1999年9月9日访：患者于8月28日拔除导尿管，能自行正常排尿，白天能举腿，每天坐2次，每次1小时。能靠墙站立3分钟，触冷则痛的症状消失。

第二节　痔疮

痔疮是肛管或直肠下端静脉丛充血、扩张、迂曲形成的静脉团块，是一种常见的肛肠疾病。根据发生部位不同，可分为内痔（齿状线以上）、外痔（齿状线以下）和混合痔（跨越齿状线）。

一、病因病机

1. 饮食不节

过食辛辣、肥甘厚味，损伤脾胃，湿热内生，下注大肠，导致气血瘀滞，结聚成痔。

2. 久坐久立

长期久坐或久立，气血运行不畅，肛周静脉回流受阻，形成瘀血。

3. 便秘或腹泻

长期便秘或腹泻导致肛周压力增高，静脉丛扩张、迂曲。

4. 妊娠分娩

孕妇因子宫压迫盆腔静脉，导致肛周静脉回流受阻，易引发痔疮。

5. 情志失调

长期情志不畅，肝气郁结，气滞血瘀，结于肛周。

二、诊断要点

内痔主要症状为便血（无痛性、间歇性便后滴血）、脱出（便后肿块脱出肛门外，可自行回纳或需手动回纳）。外痔表现为肛门不适、潮湿不洁、瘙痒、疼痛（血栓性外痔可突发剧烈疼痛）。混合痔兼具内痔和外痔的症状，严重时可形成环状痔。

三、辨证论治

主症：内痔早期常见便血，即便后滴血或喷射状出血，色鲜红，可自行停止。内痔中期痔核可随排便脱出肛外，轻者可自行回纳，重者需手推复位。外痔及混合痔伴血栓或嵌顿时疼痛剧烈，内痔一般无痛（除非感染或血栓形成）。痔核脱出刺激肛周皮肤，导致分泌物增多，引发瘙痒。

治法：行气活血，清热化痔。

主穴：大肠俞、长强、会阳、次髎、承山、二白、曲池。

方义：大肠俞主治肛周疾病；长强属督脉，会阳为足太阳经穴，亦属督脉所发，配合足太阳经穴次髎则可疏导肛周瘀滞，畅行气血；足太阳经别自腨至尻，别入于肛，故刺承山清湿热而行肛区气血；二白为治痔经验效穴，善化瘀散结消痔；曲池为手阳明经合穴，善清肠腑之热。

四、临证验案

病案一

施某，女，52岁，2018年10月7日就诊。患者患痔疮5年，本次发作20余日，疼痛、出血，便后加重，行走不便。经本院医师检查，有溃疡、出血点。

治疗：服落新妇散，分别于当日15时、23时以及10月8日7时3次服用，每次10g。

2018年10月8日9时访：溃疡点和出血点消失，肿退痛消，仅剩痔皮。

2019年4月访：愈后无复发。

病案二

刘某，男，49岁，2019年4月2日就诊。患者患痔疮20年，2011年经手术治疗，又经电灼多次无效。现在已失去治愈信心。目前少腹左侧常胀，排便后而肛门有灼痛感。每天早、晚排便各1次，每次要半小时。失眠。查体：心率60次/分，舌抖。

治疗：服落新妇散每次10克，每天3次，连服6天。兼服隔山消3天。

2019年4月12日访：少腹左侧不再胀痛，肛门灼热感消失。大便时间减少。再服落新妇散4天。

2019年4月20日访：已愈。

病案三

郑某，男，52岁，2017年6月3日就诊。患者患痔疮3年，大便时脱肛3cm许，尚能自行回复。吃热食后痔疮出血，大便溏，每天2～3次。

治疗：服落新妇散，每次10g，每天3次。服药2天后大便正常，脱肛好转。继续服药。

2017年6月27日访：已愈。

2019年3月访：愈后无复发。

病案四

傅某，女，55岁，2017年6月3日就诊。患者痔疮10年，手术后复发，肿痛而痒。

治疗：服落新妇散2次。

2017年6月27日访：已愈。

2019年2月访：愈后无复发。

病案五

朱某，女，28岁，2017年11月14日就诊。患者患混合痔3年，昨天又痛发，跛行，不能正常工作，在家休息，经人介绍前来就诊。

治疗：服落新妇散2次，第1次服药后半小时明显好转。

2017年11月17日访：已愈。

2019年4月访：无复发。

病案六

李某，女，40岁，2018年10月25日就诊。患者患痔疮近1年，兼有肛门湿疹，本次发作已2天，肛门痛痒。

治疗：服落新妇散，每次10g，每天3次，服1天。

2018年11月1日访：痔疮、湿疹均愈。

病案七

胡某，男，80岁，2017年2月20日电话就诊。患者2015年行痔疮手术后经常脱肛，每天排便时直肠脱出，需用温盐水洗后再用手回纳。便溏，肛门肿痛。

治疗：服落新妇散剂，每次10g，每天3次，服药10天。2天见效，其肛门在15天内肿痛渐消，脱肛渐愈。

2018年6月访：愈后无复发。

病案八

胡某，男，66岁，2018年1月10日就诊。患者患痔疮30年，外痔，痛、痒，出血，大便不成形。

治疗：服本地白花落新妇散，每次10g，每日3次，服1日愈。

病案九

王某，女，41岁，2017年9月25日就诊。患者患痔疮20年，本次发作2天，肛门痛痒。予服落新妇散剂。

2017年9月29日访：服药半小时后痒止，略痛。

2017年10月10日访：已愈。

第三节　脱肛

脱肛是指直肠壁部分或全层向下移位，甚至脱出肛门外的一种疾病。根据脱垂程度可分为不完全性脱垂（仅直肠黏膜脱出，脱出物较薄）、完全性脱垂（直肠全层脱出，脱出物较厚，常伴有肛门括约肌松弛）。

一、病因病机

1. 气虚下陷

元气不足，中气下陷，导致肛管直肠失于固摄，逐渐向下脱出。常见于久病体虚、年老体弱者。

2. 湿热下注

饮食不节，过食辛辣肥甘，湿热内生，下注大肠，导致肠道气机不利，局部气血运行不畅，收摄失司。

3. 脾虚气陷

脾气虚弱，运化失常，湿困脾胃，影响直肠括约肌的收缩功能，导致脱肛。

4. 肾气亏虚

素体虚弱，或老年肾阳不足，或久病咳喘，耗伤肺气，致肺肾两虚，固摄无权，而成脱肛。

二、诊断要点

以直肠脱出为主要特征，排便或腹压增加时，肛门处有肿物脱出，轻者可自行回纳，重者需手动回纳。伴随肛门坠胀感、异物感。排便困难、便秘或大便次数增多。严重者可出现肛门失禁、便血、腹痛等。

三、辨证论治

主症：早期排便时肛门肿物脱出，便后可自行回纳。进展期肿物脱出频繁，体积增大，需手动回纳，伴有排便不尽感、下坠感。晚期咳嗽、用力甚至站立时亦可脱出，肛门失禁，黏液流出，皮肤瘙痒。

治法：振奋阳气，提肛举陷，益气固脱。

主穴：大肠俞、长强、承山、百会。

配穴：久泻、久痢所致者，配足三里、三阴交、气海、承山；妇女生育过多所致者，加肾俞、气海、关元、三阴交、会阴。

方义：肛门为大肠连属部分，补大肠俞以充益大肠腑气；长强为督脉之别络，位近肛门，可加强肛门的约束能力；承山属足太阳膀胱经，其经别入于肛门，其经结于臀，与长强相配可增强直肠回纳力；百会其气属阳，统于督脉，可使阳气旺盛，有升提收摄之力。数穴同用，则陷者能举，脱肛自收。

四、其他疗法

（1）石榴皮100g，枯矾10g，五倍子50g，苦参25g。煎水，乘热先熏后洗，每日2次，每次30分钟。

（2）五倍子5g，明矾25g，冰片0.25g。共研细粉，和匀，散敷患处，再还纳复位。

（3）石决明100g，炉甘石50g，人中白20g。共研细粉，和匀，敷于患处后，再还纳复位。

五、临证验案

项某，女，30岁，1999年5月2日就诊。患者产后脱肛2年，大便或泄泻时均有物脱出，无法回纳，必须用手推扶回位。患者因此羞于出外住宿。查体：外观一般尚可，脉稍细弱，舌质略淡。

治疗：在大肠俞、承山、气海、关元、会阴、长强等处植入中药制剂。

1999年5月21日访：治后制剂药物排异反应明显，10多天日内脱肛，之后有脱肛1次，但较轻，能自行回纳。

1999年5月31日访：无脱肛。

1999年6月30日访：已愈。

第十一章　五官科疾病

第一节　颞下颌关节综合征

颞下颌关节综合征是涉及颞下颌关节、咀嚼肌及其周围软组织的慢性疼痛性疾病，是口腔颌面部常见疾病之一。其临床表现多样，包括关节区疼痛、弹响、张口受限、咀嚼肌疼痛及头痛等，严重影响患者的生活质量。

一、病因病机

1. 外感风寒

风寒之邪侵袭面部，导致经络气血运行不畅，筋脉拘急，引发张口受限、关节酸痛。

2. 情志失调

长期精神紧张、焦虑或抑郁，导致肝气郁结，气血逆乱，面部三阳经筋气机紊乱，引发关节强直疼痛。

3. 外伤经筋

面部外伤、手术损伤或过度张口（如打哈欠）导致经筋受损，气血瘀滞，筋骨失养，出现关节功能障碍。

4. 先天不足

肾主骨生髓，若先天肾气不充，影响骨骼发育，导致关节结构异常，易引发弹响和疼痛。

二、诊断要点

关节区或咀嚼肌群疼痛，咀嚼、张口时加重。张口或闭口时关节发出清脆弹响或摩擦音。张口度减小，影响进食和言语。伴随头痛、耳鸣、面部肌肉痉挛等。X线、CT或MRI检查关节结构异常（如关节盘移位、骨质改变）。评估牙齿排列对关节功能的影响。

三、辨证诊治

主症：关节区疼痛、弹响，张口受限，咀嚼肌疼痛及头痛。

治法：行气活血，化瘀止痛，疏肝理气，益肾养筋。

主穴：听宫、听会、颊车、下关、合谷

配穴：曲鬓。

方义：颞下颌关节位于耳前，多条经脉循行所过之处。此病发生与阳明、少阳经气阻滞关系最密切。阳明经多气多血，主润宗筋；少阳主筋，经脉不通，气血不调，筋脉骨骼均失营养，故易发为该病。足阳明胃经“却颐后下廉出大迎，循颊车、上耳前、过客主人”，足少阳胆经“其支者从耳后入耳中，出走耳前”，手少阳三焦经“其支者从耳后入耳中，出走耳前”，手太阳小肠经“其支者从缺盆，循颈、上颊至目锐眦，却入耳中，亦经过耳前”。故临床选用穴位多是四经之穴，以邻近选穴为主，辅以远端治疗。

四、临证验案

病案一

周某，女，53岁，1975年11月12日就诊。患者1974年1月右肘红肿疼痛，累及四肢大小关节，日轻夜重。之后卧床不起，不能穿脱衣裤，生活不能自理。而后颞下颌关节疼痛，张口严重受限，功能剩余1/2，咀嚼因疼痛而不敢用力。查体：局部压痛（++），曲鬓穴压下疼痛减轻，张口、咀嚼好转。

治疗：在曲鬓、听宫、听会、耳门、完骨、翳风、合谷等穴植入中药制剂，即刻好转。

1975年12月3日访：颞下颌关节疼痛消失，功能恢复。

1996年访：治愈后无发作。

病案二

林某，女，41岁，1976年5月22日就诊。患者两年来四肢大小关节肿痛，诊断为类风湿关节炎，不能翻转身体、穿脱衣裤，掀被困难，瘫痪在床，多处治疗无效。近1个月来双颞下颌关节肿痛，左重右轻，不能吃饭，只能喝粥。查体：局部压痛（+），张口仅完成1/3。

治疗：在左曲鬓、听宫、完骨、翳风、合谷等腧穴处植入中药制剂，即刻感到轻松。

1976年6月15日访：已愈。

2012年7月31日访：治愈后无复发。

病案三

项某，女，28岁，1997年5月13日就诊。患者左颞下颌关节疼痛1年余，目前张口或咬稍硬食物时疼痛加重。按压左曲鬓穴时疼痛（+），但是同时张口、咬硬物症状好转。

治疗：在哑门、左风池、翳风、曲鬓、外关、合谷等腧穴处植入中药制剂，即刻疼痛减轻。

1997年5月23日访：已愈。

病案四

项某，女，50岁，1997年6月11日就诊。患者患颈椎病1年，目前头部左侧不适，夜间头痛，颈右侧、肩部和右上肢常酸，指麻，睡眠不能朝右侧。胸常闷，耳鸣，右眉棱骨疼痛。右下颌关节疼痛7个月，张口功能受限。查体：$C\overset{+}{\underset{+}{{}_{+}\times_{-}}}$，曲鬓压痛（+），叩击大椎时疼痛向右下颌关节处放射。

治疗：在右曲鬓、翳风、风池、百劳、大椎、崇骨等腧穴处植入中药制剂。

1997年6月12日访：治处症状消失。治疗：在右肩井、曲池、外关、合谷等腧穴处植入中药制剂。

1997年7月5日访：已愈。

病案五

贾某，男，79岁，1997年6月19日就诊。患者颈部常酸，左颞下颌关节常痛，每天服止痛片2片。目前颞下颌关节常痛，并沿三叉神经分布区放射。张口和咬物功能下降1/2。查体：左曲鬓、角孙压痛（+）。

治疗：在哑门、左风池、翳风、曲鬓、角孙、外关、大椎等腧穴处植入中药制剂。

1997年7月4日访：颈酸好转，面部略痛。

1997年8月25日访：已愈。

病案六

张某，女，42岁，2000年12月31日就诊。患者左颞下颌关节疼痛3年，多处治疗无效，近来加重。目前左颞下颌关节常痛，张口受限，咀嚼力量不足，咬不动稍硬食物，左曲鬓处亦痛。上午轻，下午重。查体：局部压痛（+）。

治疗：在左曲鬓、耳门、翳风、风池、哑门、大椎、左内关、外关、合谷等腧穴处植入中药制剂。

2001年3月4日访：原治处不痛，痛点下移2cm。

2001年5月8日访：已渐愈。

病案七

杨某，女，32岁，2005年1月2日就诊。患者2年前左颞下颌关节疼痛，以针灸治愈。近1个月来右颞下颌关节痛，针灸治疗效果欠佳。目前颞下颌关节常痛，张口受限，咬合力不足。查体：局部压痛（+）。

治疗：右曲鬓、耳门、翳风、合谷等腧穴处植入中药制剂。

2005年1月12日访：治疗后症状完全消失，近几天略痛。行艾条温和灸治疗。

2005年1月22日访：已愈。

病案八

林某，男，38岁，2009年4月12日就诊。患者左颞下颌关节进食则疼痛，有时从颌骨向右耳边放射，咳嗽时加重。查体：C※，肩井叩击痛（+）。

治疗：在左曲鬓、翳风、完骨、风府、风池、哑门、天柱、第4～7颈椎、左百劳、大椎、肩井等处植入中药制剂。

2009年4月13日访：治疗后好转。

2009年5月21日访：症状消失。

第二节　泪囊炎

泪囊炎是泪囊的炎症性疾病，多因鼻泪管阻塞或狭窄，泪液滞留于泪囊内，引发细菌感染所致。常见致病菌为肺炎链球菌、金黄色葡萄球菌等。该病分为急性和慢性两种。中医称泪囊炎为“漏睛”或“目脓漏”。

一、病因病机

1.风热外侵

风热之邪停留于泪窍，阻滞泪道。

2.心脾湿热

心火亢盛，脾失健运，湿热循经上攻眦部。

3.眼疾日久

沙眼等眼疾蔓延，泪窍阻塞，复加心热上承，热毒蕴积，灼伤津液气血，蓄腐化脓。

4.邪毒伏留

邪毒长期伏于内眦，可对目珠造成威胁，若眼部遭受外伤或行眼部手术，则邪毒乘隙而入，可继发严重病变。

二、诊断要点

流泪，泪小点处伴脓性分泌物溢出，急性期可有鼻根部泪囊区红肿热痛。泪道冲洗时，冲洗液自上、下泪点反流，伴有黏液或脓液反流，提示泪道阻塞及泪囊炎。急性泪囊炎时白细胞值增高，可明确感染程度和性质。泪液分泌物细菌培养及药敏试验明确致病菌类型，指导用药。

三、辨证诊治

主症：急性泪囊炎常由慢性泪囊炎急性发作引起，表现为鼻根部泪囊区红、肿、热、痛，可伴有同侧面部肿胀及耳前、颌下淋巴结肿大。慢性泪囊炎主要表现为溢泪，挤压泪囊区可见黏液或脓性分泌物自泪小点溢出，泪道冲洗不通畅。

治法：清热排脓，活血通经。

主穴：耳尖（放血）。

配穴：肝俞、曲池、合谷、三阴交、太冲。

方义：耳尖放血有清热解毒、泄热消肿之效，缓解实火导致的目赤肿痛等症状。

四、临证验案

病案一

张某，女，38岁，2001年11月16日就诊。患者患泪囊炎5个月，多处治疗无效，医院建议手术治疗，患者恐瘢痕影响外观而拒绝，特来求医。目前，脓泪频流，内眦睛明下方可见肿起，压迫内眦处，有脓液自泪腔流出，整天泪目，从下眼睑流出，不时用手帕擦之，每天下午3时后症状略轻。查体：外睛明处稍有红肿，压痛（+）。

治疗：先在肝俞穴拔罐，3~5分钟后泪脓消失。在百会、风池、率谷、肝俞、胆俞、三阴交、阴陵泉、阳陵泉、合谷、大椎等腧穴处植入中药制剂。即刻好转。

2001年12月25日访：已愈。

2012年8月访：无复发。

病案二

吕某，女，56岁，1994年5月16日就诊。患者右眼患泪囊炎1年，多处治疗无效。医院建议手术治疗，患者恐瘢痕影响外观拒绝手术治疗。目前，右眼泪水常流，不时擦之，下眼睑常拭红，给工作、生活带来不便。查体：右下眼睑红，泪囊体表投影处红肿，压痛（+），流出脓液。

治疗：在肝俞穴植入中药制剂，即刻泪水止流。治疗后工作时亦不流泪。

1994年6月8日访：大为好转。

1994年7月9日访：已愈。

病案三

金某，女，33岁，1994年11月6日就诊。患者1993年8月不慎被铁屑崩入左眼，而后泪囊发炎，泪道不通，眼痒，流泪。西医建议手术治疗，患者恐怕留瘢，拒绝手术治疗。目前，泪脓频流，眼痒需揉擦，严重影响生活。查体：泪囊部红肿，压痛（+），压下挤出泪脓。

治疗：在肝俞、肾俞等处植入中药制剂。

1994年11月13日访：眼痒停止，泪囊部已不红肿，泪水仍流。加服龙胆泻肝汤，以冰硼散点眼。

1994年11月15日访：无泪水外流。

1994年11月20日访：眼痒消失，泪囊红肿消退，但仍有少量泪水外流。泪囊部应用电针治疗。

1994年12月6日访：已愈。

第十二章　传染病

乙型肝炎

乙型肝炎是由乙型肝炎病毒（HBV）引起的以肝脏病变为主的传染病，可通过血液、母婴、性接触等途径传播。临床表现为乏力、食欲减退、恶心、黄疸、肝区疼痛等，部分患者可发展为慢性肝炎，甚至肝硬化或肝癌。我国是乙肝高发地区，慢性感染者约占全球总数的三分之一。

一、病因病机

中医认为乙型肝炎的病因病机主要包括以下方面：

1. 外感湿热疫毒

外界湿热邪气或疫毒侵袭人体，直中肝胆，导致气血运行不畅，形成湿热蕴结之证。

2. 正气虚弱

先天禀赋不足或后天失养，正气亏虚，难以抵御外邪，易感乙肝病毒。

3. 情志失调

长期抑郁、焦虑或愤怒等不良情绪，导致肝气郁结，气机不畅，进而影响肝脏功能。

4. 饮食不节

嗜食肥甘厚味、饮酒过度或饮食不洁，损伤脾胃，脾失健运，湿浊内生，蕴结于肝。

5.劳倦内伤

过度劳累、长期熬夜等耗伤气血，导致肝肾阴虚或脾肾两虚，肝脏失养。

二、诊断要点

以乏力、食欲减退、恶心、黄疸、肝区疼痛等肝功能下降为特征。谷丙转氨酶（ALT）、谷草转氨酶（AST）、胆红素等指标升高。乙肝五项检查HBsAg、HBeAg、抗-HBc等阳性提示病毒感染。

三、辨证论治

主症：乏力、食欲减退，恶心，呕吐，厌油，腹胀，肝区疼痛，部分有黄疸。慢性期可反复出现上述症状，或伴肝掌、蜘蛛痣、面色晦暗等体征。

治法：扶正固本，提高正气，消灭邪气。

主穴：足三里、阳陵泉、三阴交、太冲、至阳、大椎、章门、期门、日月、中脘、关元。

配穴：脾俞、胃俞、肝俞、胆俞、上脘、气海、中极。丘墟、太溪

方义：足三里为强壮要穴，属足阳明胃经，可防治肝炎；阳陵泉为筋会总穴，肝主筋，有调肝作用，并主治胸胁痛、口苦等；三阴交是肝、脾、肾三条阴经的交会穴，故有健脾利湿、调血养筋的功能；太冲是足厥阴肝经原穴，有维护正气，抗御病邪的作用；至阳主治胸胁胀痛、黄疸；大椎是督脉、手足三阳经交会穴，总督诸阳；章门是足厥阴肝经穴，与足少阳胆经之交会穴，又是脾经募穴、脏会，具有疏肝理气、调和脾胃的作用，善于治疗肝胆病和脾胃病；期门为肝之募穴，足厥阴、足太阴、阴维脉的交会穴，主治胸胁胀满疼痛等肝胆疾病；日月主治腰胁痛，中脘是胃之募穴，腑之会穴，又是手太阳、手少阳、足阳明、任脉的交会穴，属

后天之本，气血生化之源；关元是足太阴、足少阴、厥阴和任脉的交会穴，可治四经之病，为强壮要穴，具有培肾固本、补益元气、回阳固脱的作用。

四、临证验案

病案一

朱某，男，37岁，2003年11月18日就诊。患者患乙型肝炎十余年，多处治疗无效，近3年来症状加重。目前，全身乏力，极易疲劳，腰常酸痛。左肾结石，肾绞痛发作1次。肝胆区胀满闷痛，偶有刺痛。查体：言语乏力，行动稍迟缓。肝胆区压痛（+）。

治疗：在足三里、阳陵泉、三阴交、太冲、至阳、大椎、脾俞、胃俞、肝俞、胆俞等腧穴处植入中药制剂。

2003年11月21日访：乏力，胃纳好转，肝胆区舒适。

2003年11月23日访：小便时尿道刺痛，有异物自尿道口排出，形态为三角形，灰色，绿豆大小。

2003年12月2日访：B超示肾结石消失。治疗：在上脘、中脘、气海、关元、中极、右期门、日月、章门、丘墟、太溪等腧穴处植入中药制剂。

2004年2月访：症状消失。

2006年6月访：乙型肝炎检查阴性。

2009年5月访：乙型肝炎检查阴性。

病案二

常某，男，28岁，2019年7月6日就诊。患者2018年9月被诊断为乙型肝炎后，治疗无明显效果。目前，全身乏力，肝胆区常有隐痛和胀满感，日轻夜重。睡觉不能朝向左侧，否则症状加重。近日来腰背常痛，下肢无力，畏寒，眠差，大便不成形。查体：舌苔黏腻，心律齐，肝胆区压痛（+），第1胸椎至第3骶椎及两侧、双臀处叩击痛（+）。

治疗：在右行间、太冲、三阴交、太溪、足三里、阳陵泉、胆囊

（穴）、阴陵泉、上脘、中脘、建里、水分、右梁门、期门、日月、章门、筋缩、中枢、脊中、肝俞、胆俞、脾俞、胃俞等处植入中药制剂。

2019年7月17日访：症状基本消失。治疗：在左天枢、气海、关元、中极、曲骨、气穴、大赫、横骨、左阴陵泉、三阴交、太溪、足三里、阳陵泉、胆囊（穴）、行间、太冲、肾俞、命门、至阳、灵台等腧穴处植入中药制剂。

2020年5月18日访：治疗后停服药物，症状无复发。

病案三

缪某，男，44岁，1994年12月25日就诊。患者1990年检查谷丙转氨酶升高，行服药治疗。1994年多次行乙型肝炎五项检查，均为阳性。谷丙转氨酶135U。肝区时有闷痛，每周约4～5次。夜眠不安，约睡2～3小时。乏力，脾区亦痛。

治疗：在左肝俞、胆俞、肾俞等腧穴处植入中药制剂。

1995年1月5日访：睡眠好转，精力恢复。自治疗后至今肝区只痛过两次，疼痛范围缩小一半，疼痛时间缩短2/3。

1995年1月11日访：肝区未痛。

1995年1月12日访：肝胆区发生一过性疼痛。

1995年1月13日访：在大椎、中脘、右天枢、气海、关元等腧穴及哑门穴下1cm处植入中药制剂。

1995年1月26日访：睡眠正常，肝区疼痛消失，精力充沛，可正常工作。

1995年3月22日访：胃纳、行走、睡眠均已正常，肝区基本不痛，右肋弓缘处偶痛。治疗：在右肋弓缘处植入中药制剂。

1995年4月14日访：治处不痛，其肋弓上下端偶有一过性疼痛。治疗：在右梁门左上1cm、章门下1cm、左三阴交等处植入中药制剂。

1995年4月25日访：症状消失，已愈。

病案四

汤某，男，19岁，1994年11月29日就诊。患者今年4月晨起时肝区胀痛不适，此后常感冒，经医院诊断为乙型肝炎，服中药治疗3个月毫无好转。现每日肝区不适，腰部右侧时痛。检查示HBsAg（+），HBeAg（+），HBcAb（+）。查体：胆囊区有蜘蛛痣10余处，肝肿肋下1cm、右日月处压痛（+），右肝俞有空虚感。脸色苍白，舌质淡、苔稍黄腻，脉弦细。

治疗：在右日月、足三里、右期门、承满等腧穴处植入中药制剂。

1994年11月30日访：肝区疼痛好转，蜘蛛痣变淡、数量减少，面色红润。

1994年12月1日访：HBsAg（+），HBeAg（+），HBcAb（+）。治疗：在气海、关元、肝俞、大椎、右阳纲等腧穴处植入中药制剂。

1995年1月18日访：症状消失，胃口正常，精力充足。检查示HBsAg（+），HBeAg（+），其他阴性。治疗：在右三阴交、胆俞、右脾俞、肾俞等腧穴处植入中药制剂。

1995年7月25日访：在肝区阿是穴、右日月、上脘、左三阴交等腧穴处植入中药制剂。

1995年8月16日访：患者状态良好。

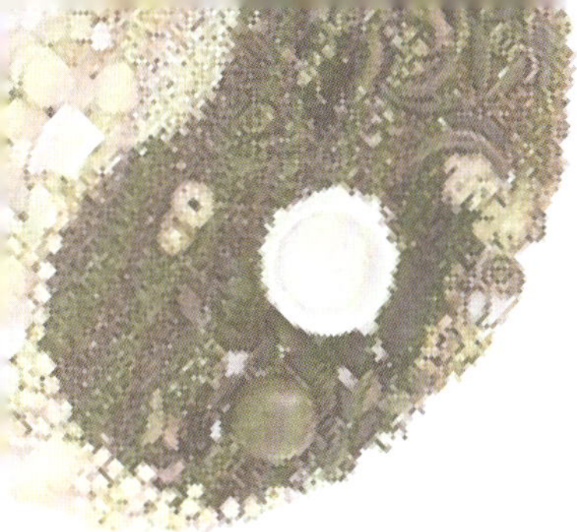

附　录

其他医学心得

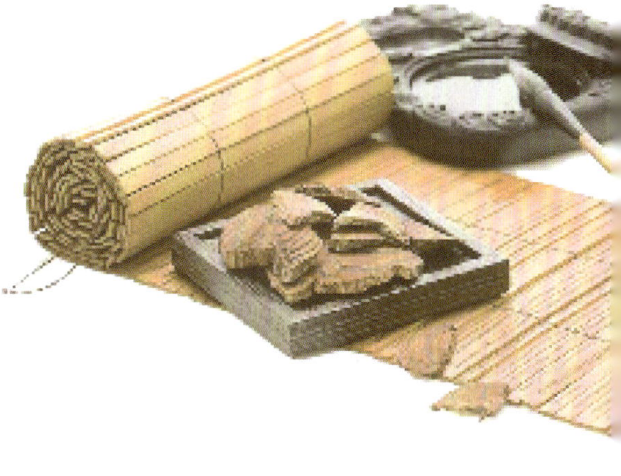

保健灸法

近年来，人们面临着药物不良反应、疾病谱改变等诸多问题，之后逐渐把保健的希望寄托在传统医药上。崇尚自然疗法的潮流正在形成，其中就包括针灸疗法。针灸疗法符合世界医学科学发展的大趋势，尤其是“保健灸”，拥有无限的生命力。

保健灸就是利用灸法刺激某些腧穴，可以达到预防疾病和治疗疾病的目的。明代高武《针灸聚英》云：“无病而先针灸曰逆，未至而逆至也。”“逆灸”一词最早见于《范汪方》一书，记载用灸预防霍乱可以“终无死忧，所主张不可不逆也”。无病而灸之，可增强机体抗病能力，从而祛病延年。有病而灸之，愈顽疾保天年。《孟子·离娄》有“三年之病求七年之艾”之说。

“灸”即灸法，灸法是用艾绒为主要原料，点燃后在体表一定的部位（或穴位）进行熏、熨、烧、灼，给人体以温热刺激，达到温经通络、益气活血、防治疾病目标的一种外治法。古代称为“灸”，又称“艾灸”。《灵枢·官能》篇说：“针所不为，灸之所宜。”《医学入门》说：“药之不及，针之不到，必须灸之。”说明灸可以弥补针药之不足，治疗针药效果较差的某些病证，或与针药结合以提高疗效，尤其是对年老体弱和恐针者的治疗更具优势。现代科学证实，灸法在疑难病症的防治和保健领域里更具独特优势。

一、灸法作用

（一）保健作用

无病自灸，可以激发人体正气，增强抗病能力，使人精力充沛，长寿不衰。《扁鹊心书》认为："真气虚则人病，真气脱则人死，保命之法，灼艾第一，丹药第二，附子第三。"又说："人于无病时，常灸关元、气海、命门、中脘……虽未得长生，亦可得百余年寿矣。"又说："人至三十，可三年一灸脐下三百壮，五十可二年一灸脐下三百壮，六十可一年一灸脐下三百壮，令人长生不老。余五十矣，常灸关元五百壮……渐至身体轻健、羡进饮食，每年常如此矣，遂得老年健康。"早在《灵枢·经脉》中就有"灸则强食生肉"的记载，认为灸法可以增进食欲，促进机体生长。《旧唐书》还有"常以元气佐喜怒、气海常温耳"的描述。可见当时已认识到灸气海有调节情志的作用。《医学入门》有"凡一年四季各熏一次，主气坚固，百病不生"的说法。古人已经用艾灸关元、足三里，以培先天元气和后天脾胃之气，使之达到"正气存内，邪不可干"的目的。临床上采用针灸预防疾病多取关元和足三里等保健要穴。《医说》曰："若要安，丹田、三里常不干。""丹田"就是关元穴。《外台秘要》亦指出："凡人年三十以上，若不灸三里，令人气上眼暗，所以三里下气出。"这是古代医家长期观察和实践经验的总结。

（二）热证可灸，以热引热，发散透泄

清化湿热，消瘀散结，扶阳济阴，阳生阴长。关于热证是否可灸，自古以来存在着不同见解。近年来，灸治热证的大量临床报道和笔者三十余年的临床实践表明，灸治热证疗效确切，无可争议。现代医学研究为灸治热证作用机制也提供了很多客观依据。

1. 理论依据

如唐代孙思邈《千金要方》和《千金翼方》，不仅从理论和临床上确立了灸法的基本原则，而且把灸法的适应证扩大到治未病、急症、热证等。

如痈疽旋灸。《千金翼方》云："凡卒患腰肿，附骨肿，痈疽疖肿，风游毒热肿，此等诸疾，但初觉有异，即急灸之，立愈。"

脏腑实热施灸。《千金要方》云："小肠热满，灸阴都，随年壮。"

湿热施灸。《千金要方》云："五淋灸大敦三十壮。"

阴虚内热施灸。《千金要方》云："腰背不便，筋挛痹缩，虚热闭塞，灸第二十一椎，两边相处各一寸五分，随年壮。"

《西方子明堂灸经》多处有热证用灸记载，如灸大敦穴"治热病心烦，心闷而汗不出，头痛，身热如火"，兑端主"小便黄、舌干、消渴、衄血不止"等。

金代刘守真认为灸法有"引热外出"和"引热下行"的作用，主张热证用灸。实热证用灸法属于"引热外出"法，寒热格拒用灸法属于"引热下行法"。

元代朱丹溪完善了"热证可灸"的理论，认为热证包括实热与虚热两方面，而灸法有攻有补，并把灸法用于热证的作用，归纳为"泄引热下""散火祛痰""养阴清热"三方面。从正反逆从的治疗原则来看，正治与逆治是同一治法。以寒治热，以热治寒，逆其气而折之。而反治与从治也是同一种治法，以寒治寒，以热治热，从其气而达之，体现了中医"治病求本"的原则。《理瀹骈文》云："若夫热证可以用热者，一则得热则行也，一则以热能引热，使热外出也，即从治之法也。"周楣声《灸赋》云："夫人有虚实，药有补攻，病分寒热；治有反从，寒凝气陷，灸之所擅，热升火郁，灸更有功。"

2. 灸治热证的作用机理

（1）以热引热，发散透泄。《医学入门》曰："虚者灸之，使火气以助元气也；实者灸之，使实邪随火气而发散也；寒者灸之，使其气复温也；热者灸之，引郁热之气外发，火就燥之义也。"

（2）清化湿热，消瘀散结。《圣济总录》云："肿内热气被火夺之，随火而出也。"痈疽、疮疡、丹毒等症均由外感邪毒、内有蕴热引起，因热毒壅滞经脉而成。灸火之热可使气血流畅，经脉流通，郁热壅滞消散。此化火之源已去，故热自归平复。

（3）扶阳济阴，阳生阴长。《丹溪心法》云："大病虚脱，本是阴虚，用艾灸丹田者，所以补阳，阳生则阴长也。"

《灸赋》云："寒热互治，正逆所由；寒热同治，反从可等。药有反佐，火能艾投。虚热用灸，元气周流，实热用灸，郁结能瘳；表热可灸，发汗宜谋；里热可灸，引导称优，火郁宜发，早有嘉猷，同声相应，同气相求，开门逐贼，顺水行舟。"笔者认为虚实、寒热是同一种致病因素，作用于不同的人体，产生不同的病理反应而已。如一同受凉后而患感冒者，就有风寒感冒和风热感冒之分，何也？阳虚体质易患风寒感冒，阴虚体质易患风热感冒。无论是寒还是热，皆因凉邪作怪，灸之即灵，这是其一。其二，精气夺则虚，邪气盛则实。无论是虚还是实，皆因正气不足，"邪之所凑，其气必虚""正气存内，邪不可干"。灸有培补元气、升阳举陷的作用，所以皆能治之。《温热经纬》说："六气之邪，有阴阳不同，其伤人也，又随人身之阴阳强弱变化而为病。"《医原·百病提纲论》云："六气伤人，因人而化，阴虚体质，最易化燥，燥固为燥，即湿亦化为燥；阳虚体质，最易化湿，湿固为湿，即燥亦必挟湿。"其他如寒邪入里可以化热。刘完素在谈论火热与风、湿、燥、寒诸气的关系时，强调风、湿、燥、寒诸气在病理变化中，皆能化热生火。应当指出，病邪的转化是在一定条件下进行的，多与体质与邪郁有关。所谓转化，是指病症的证候特点与初受之邪所致的病证，发生了不同性质的变化。

3. 现代医学研究

国内最新研究和大量实验报道证明，灸能退热，抗休克，改善微循环，防止肾功能损害，并有抗病毒和纠正流行性出血热引起的体液因素紊乱等作用。如刘景秀实验证明，艾灸大椎，可以增加白细胞数量，其中以中性粒细胞升高最为明显。王宇华的实验观察发现，艾炷灸有明显的退热作用及改善微循环的作用。动物实验表明，艾灸的降温作用，除了改善体温、调节中枢机能状态外，还必须考虑到能激活机体免疫防御机能，从而有助于尽快消除各种有害致病因子。

4.灸治热证临床应用

（1）带状疱疹及皮肤病的红肿、痛、痒等热证均可用清艾条温和灸，每次灸30～50分钟，以皮肤红晕为度，2～3次即愈。

（2）外感发热，取大椎、曲池、合谷、肺俞灸之，每次30～50分钟，灸后患者发汗，大多2～3次即愈。

（3）类风湿关节炎，常年阵发性高热，每天1～2次，每次1小时许。取清艾条，温和灸大椎、曲池、合谷、肾俞、命门、足三里、三阴交、涌泉，持续治疗1～2个月，可以治愈。

（4）肺热咳嗽，并兼肾虚，咳嗽时小便失禁，阵发性发作者，取艾条温和灸肺俞、风门，3分钟可缓解，一般灸30分钟，3～5天可愈。

（三）补中益气，升阳举陷

用于治疗气虚下陷、脏器下垂之证，如胃下垂、肾下垂、子宫脱垂、脱肛及崩漏日久不愈之证。

（四）温中散寒，活血通痹，疏风解毒

治疗寒邪为患，偏于阳虚，如脾胃虚寒之脘腹冷痛、久痢久泻等。

（五）温经通络

艾叶性温，可通经络，逐寒湿，加上艾火之热力，可深透肌层，温通经络，散寒活血逐痹，用于寒湿痹痛等症。

（六）温阳补虚，回阳固脱

《素问·生气通天论》说："阳气者，若天与日，失其所则折寿而不彰。"阳虚阴盛，阴盛则寒，为厥，其则欲脱，施以艾灸，常能起到回阳固脱的作用。故《扁鹊心书》云："若四肢厥冷、六脉微细者，其阳欲脱也，急灸关元。"《伤寒论》也云："下利手足厥冷，无脉者灸之。"大汗淋漓、四肢厥冷、脉微欲绝的阳气虚脱证。中气不足，阳气下陷而引起的遗尿、脱肛、阴挺、胎动不安、崩漏带下等症，均可灸之。

（七）消瘀散结，拔毒泄热

《素问·调经论》云："血气者喜温而恶寒，寒则泣而下流，温则消而去之。"用于乳痈初起，瘰疬、寒性脓肿未化脓者。

二、灸法的现代研究

灸法是中医学中的一个重要组成部分。《灵枢·官能》说："针所不为，灸之所宜。"

杨华元①认为："艾灸在燃烧过程中，放射近红外线，可以激励人体穴位内生物大分子的氢键，产生受激相干谐振吸收效应，通过神经－体液系统传递人体细胞所需能量。而近红外线可直接渗透到人体较深部位，它的穿透深度为10mm以内，其通过毛细血管网将热传递到更广泛、更深的部位（艾条温和灸骶尾部位时，它的热效应可向小腿后侧、足背放射，屡试屡验，笔者常作为保健之用）并为人体组织所吸收，从而进一步调整机体的免疫功能和神经功能，应用红外线治疗慢性感染性炎症，可增强细胞的吞噬功能，引起主动脉性充血，改善血流循环，降低神经性兴奋，具有镇痛作用。同时还可以改善组织营养，消除肉芽水肿，减少烧伤创面的渗出物，消除扭伤、挫伤而引起的组织肿胀，促进瘢痕软化等。艾条的近红外线辐射为机体细胞活动提供了必要能量。当人体经穴受到近红外线照射后，细胞内的线粒体、三磷酸腺苷受到激发，产生大量能量，使生物电能量增大，形成电位差，从而激发其他细胞的能量。有研究表明：ATP释放的能量可为已死细胞提供活化能，使已死亡的肌细胞、精子细胞和成纤维细胞复活……也为能量缺乏的病态细胞提供活化能。

吴俊梅②认为，（二十世纪）五六十年代以来，不断有资料表明，针

① 杨华元.生物物理机制探讨［J］.中国针灸，1996（10）：17.

② 吴俊梅.针灸调节IL2-IFN-NRC免疫网络的研究概况［J］.中国针灸，1996（6）：54-57.

灸对白细胞巨噬细胞T、B、K以及淋巴细胞等细胞免疫，乃至免疫球蛋白杀菌素补体、溶菌酶、调理素、备解素等体液免疫功能都有促进和调节作用。针灸对白细胞介素-2（IL-2）、干扰素（IFN）、自然杀伤细胞（NKC）及IL-2-IFN-NKC免疫调节的影响，表现出针灸通过调节IL-2活性而具抗癌的优势。尤以足三里、关元、大椎、合谷为调节主穴。

张英英等[①]认为，中医认为气与血是维持人体生命活动的基本物质，气血随着年龄递长而由盛转衰，致使脏腑功能失调，疾病丛生，所以老年人易患高血压、冠心病、糖尿病、肿瘤等。颜德馨教授认为，血瘀是衰老的根本原因，由于血瘀的产生和存在，使气血失去平衡，脏腑得不到正常濡养，脏腑功能衰弱，同时脏腑功能衰弱又进一步加重气血失衡而进入恶性循环，直至衰老死亡。艾灸能有效地改变血液高浓、黏、凝、聚状态，尤其能使全血黏度及血沉显著下降，这将有助于改善老年机体红细胞的微环境，使组织细胞的血供、氧供有明显提高。通过艾灸大椎、关元、肾俞、脾俞等穴，能起到补先、后天之气的作用，强生化之源，补益阳气，疏通经络，加强机体气血运行，促进脏腑功能，使机体细胞器官的生理功能得到进一步发挥，起到防病、治病的目的。

癌症死亡率高，严重威胁人们的身心健康。田亚贤[②]认为，针灸可能改善癌瘤患者的临床症状，延长生存期。有人在足三里、三阴交、关元穴交替埋藏麝香，治疗卵巢癌，使患者健存8年。王丽针刺子宫、曲骨、横骨交替取穴，配合腰部与下肢穴以及耳部皮质腺穴，治疗子宫肌瘤346例，结果痊愈288例，有效39例，瘤体缩小2/3以上19例。日本有人施用灸法对Ehrlich固体癌进行治疗，结果施灸组全部肿瘤消失，而对照组癌肿均增大。有人用皮内针治疗良性肿瘤，早期采用局部埋针，中、晚期肿瘤相应

① 张英英，赵粹英，王虹英，等.艾灸对老年人血液流变性及红细胞变形能力的影响［J］.上海针灸，1997（3）：5-6.

② 田亚贤.国内外针灸治疗肿瘤近况［J］.中国针灸，1987（4）：44.

脏腑经络背俞穴埋针，结果30例中，痊愈22例，显效6例，好转2例。

针灸可提高肿瘤患者的免疫功能，结果表明：①灸对动物移植性肿瘤具有抗癌作用。②施灸部位的皮肤组织，提取物含有抗癌物质。③本抗癌因子是施灸的物理性刺激对机体的一种非特异性反应，其抗癌作用是非特异性的，可能与机体内的某种因子起到协调作用有关。针灸后还能促进机体新陈代谢的加强，各器官组织细胞繁殖旺盛，相应地增多了机体的抗癌物质，这就为癌细胞转化为正常细胞创造了条件。

潘小霞[①]认为，艾灸用于养生延年有着悠久历史，现代研究证实，艾灸对机体的免疫、内分泌、血液循环等系统及微量元素、自由基方面有良好的调节作用……王氏观察到保健灸后，老年人头发锰的增加有非常显著的意义；锌、钙的增加有显著意义；头发铜、铁虽有增加，但与灸前比较差别不明显。并推测保健灸主要是改善了人体的生理机能，特别是消化、吸收、排泄功能，导致体内微量元素的含量，出现有利于延缓衰老的变化。艾的燃烧生成物的甲醇提取物有自由基清除剂作用，且比艾的甲醇提取物强。一般认为艾灸的这种治疗效果，可能是艾燃烧生成物从施灸部位皮肤渗透，达到自由基或过氧化酯质的消除。艾灸延缓衰老的机理研究对于临床无疑是具有深远意义及广泛应用前景的。

梁德文[②]在《传统灸法考证及临床应用体会》一文中说："如颈淋巴结核，有的来势较凶，甚至怀疑为癌症。化脓灸曲池、丰隆，肿块常随灸疱化脓而缩小，直至消散。慢性肾炎灸肾俞，慢性支气管炎灸肺俞；目属肝，内眼病的角膜炎、青光眼、葡萄膜炎、视神经炎，通过灸肝俞，能消除炎症，恢复视力。"

先人经验，如小儿夜啼，用艾条在百会上雀啄灸1～2分钟即安；遇有角膜炎，给其灯芯灸耳尖（俗听弹星）一次即愈；多发性毛囊炎、疮节、痈疽，用隔蒜灸，屡灸屡愈。一女性患者，额上发际处有一红色疣，一经

① 潘小霞.艾灸抗衰老的机理研究进展［J］.上海针灸杂志，1997（6）：34.

② 梁德文.传统灸法考证及临床应用体会［J］.中国针灸杂志，1996（12）：29.

碰伤（梳头）就流血不止，曾两次手术割除，复长如故。给其以小艾炷直接灸即枯落，毫无芥蒂，亦无复发。

赵源[①]曾经记录：①小腿外侧开水Ⅱ度烫伤，8cm × 2cm创面，不愈合，按即出血，周围皮肤略红肿，舌紫无苔，脉弦。《医学入门》说："热者灸之，引郁热之气外发，火就燥之义也。"治则：以热引热，发散透泄。方法：用三支药艾条捆牢，点燃后大火力熨灸，燃尽为止，每日2穴，治疗4次痊愈出院。②糖尿病下肢缺氧溃疡。《灵枢·官能》云："阴阳皆虚，火自当之。"将下肢三条阴经脉循经灸之，每日一次，用回旋灸法灸2.5小时，加常量口服维生素E。15次痊愈。旋灸时，着火升温，首先能调整病变部位的体温和血浆渗透压，激活经络，循经感传，达到"通"的目的。

一般认为，持续施灸能激活多种酶的活性，能使血液的白细胞、淋巴细胞、血色素量增加并长期维持，增强免疫功能，促进创伤、溃疡的愈合。苟荣光[②]在《艾灸治疗急症举隅》文中治鼻衄如注，诸医不效。灸双足涌泉穴各5～9壮，至患者诉足心发烫为度。鼻衄即止。吐血用上法灸之，须臾，吐血停止。继再生大黄10g，代赭石40g，黄连10g，杵细加入开水，搅出药液频频少量饮服2剂而愈。大脉管炎，中医称"脱疽""十趾零落"，冷痛入骨，日轻夜重，抱膝而坐，彻夜不眠者，用艾条3支捆牢，回旋灸，症状即刻缓解，中期患者有恢复的希望。

三、各穴所论

（一）足三里灸

足三里为防病治病要穴，有补益脾胃、调和气血、扶正培元、祛邪防病之功效。经常施灸足三里，能预防中风、祛病延年。古人把足三里灸法称为长寿灸法。灸法的不同，分足三里温和灸和足三里瘢痕灸。

（1）足三里温和灸：温和灸足三里，每次10～15分钟，以灸至局部稍

① 赵源.灸法的临床应用及机理探讨［J］.中国针灸，1995（2）：47.

② 苟荣光.艾灸治疗急症举隅［J］.上海针灸杂志，1997（4）：45.

红晕为度，隔日施灸1次，每月10次许。

（2）足三里瘢痕灸：在足三里穴施艾炷瘢痕灸（化脓灸）可3年灸1次，每次3～5壮，艾炷如麦粒、黄豆或半个枣核大。

具体操作方法：摆正体位，穴位面直朝上，75%酒精消毒穴位皮肤，而后穴位上涂敷大蒜液或凡士林，将艾炷底部黏附于穴位皮肤上，用线香从艾炷顶尖点燃，使之均匀向下燃烧，直到艾炷全部烧尽，艾火自熄，除去艾灰，再涂蒜液或凡士林后再换艾炷续灸，直至灸完预定壮数。施灸时艾火烧灼皮肤，患者感到灼痛时，医者可用手在所灸穴位四周轻轻拍打，以缓解疼痛。施灸皮肤往往被烧坏，甚至呈焦黑色，可用一般药膏贴于创面，嘱患者多食营养丰富的食物，促使灸疮正常透发，有利于提高疗效。一般一周左右创面化脓，化脓时每天更换膏药一次，灸瘢约45天愈合，疮痂脱落，遗留永久性瘢痕。灸疮流脓，但无痛感。该灸法灸时痛苦大，留有瘢痕，一般不随便采用。而无瘢痕灸，不等艾火烧到皮肤，当患者感到烫时即用镊子将艾炷夹去或压灭。连续灸3～7壮，以局部发生红晕而不起泡为度，有时灸后起小水疱，但不化脓，不须处理，灸后不留瘢痕，无瘢痕灸适应证广，易为人们所接受。

（二）神阙灸

神阙穴属任脉，有温补元阳、健运脾胃、复苏固脱之效，在此施灸可以益寿延年，强健脾胃。常用的有神阙艾条的温和灸、艾炷的神阙隔姜灸、神阙隔盐灸。

（1）神阙艾条温和灸用于保健灸。

（2）神阙隔姜灸，切厚2分许生姜片，用针刺数十孔，上插艾炷，放穴位上施灸。神阙穴上施隔姜灸，隔日1次，每月10次，最好每晚9点钟施灸，每次以灸之局部温热舒适，灸处红晕为度。作用温中散寒，宣散发表，温经通络，治面瘫等。

（3）神阙隔盐灸，在神阙穴上施隔盐灸，《类经图翼》有“若灸到三五百壮，不惟愈疾，亦且延年”之说。所灸壮数，时间及感觉与神阙隔姜灸相同，具有回阳救逆、温中散寒的作用。主治四肢厥冷、中风等。

（三）气海灸

《针灸资生经》说："以为元气之海，则气海者，盖人元气所生也。"常灸此穴，有培补元气、益肾固精的作用。常用有气海温和灸、气海隔姜灸和气海附子饼灸。

（1）气海温和灸：同足三里温和灸。

（2）气海隔姜灸：隔姜灸气海穴，参照足三里隔姜灸。每日或隔日或3个月灸1次，每月施灸10～15次。

（3）气海附子饼灸：用附子切片厚约2分，针刺数小孔做间隔施灸。亦可用附子面加面粉少许（以增加其黏力）用水或黄酒调和，做成2～3分厚附子饼，用针在其上穿数孔，置于穴位上，再放上艾炷施灸。隔附子饼灸具有温肾壮阳、消坚破结的作用。故用来治疗各种阳虚之证，如遗精、阳痿、早泄等。外科中的疮毒久不收口，阴疽既不化脓又不消散者，可选取适当部位施灸，灸之皮肤出现红晕为止。近人有以附子及其他一些温热芳香药物制成药饼做间接灸，灸时在药饼下衬垫纱布，以免烫伤。药饼灸后可反复使用，每次灸3～5壮，隔日1次，每月10次。

（四）关元灸

关元为任脉经穴，亦称丹田，有温肾固精、补气回阳、通调冲任、理气活血之功效，为老年保健灸要穴。此法孕妇不宜采用。通用有关元温和灸、关元隔姜灸和关元附子饼灸，具体操作同气海隔物灸。

（五）涌泉灸

涌泉为足少阴肾经的井穴，有宁神开窍、补肾益精、疏调肝气的作用，常灸之有保健益寿之功，是老年保健灸之要穴。常用的有涌泉艾条隔姜灸、涌泉艾炷隔姜灸和涌泉无瘢痕灸。

（1）涌泉艾条温和灸：艾条点燃后放在地上，置涌泉穴位于艾火上灸之，可以双涌泉穴同时进行。

（2）涌泉艾炷隔姜灸：取俯卧位，在涌泉穴上施艾炷隔姜灸，隔日施灸1次，每月灸10～20次。

（3）涌泉无瘢痕灸：取俯卧位，按艾炷无瘢痕灸法操作，每穴3～5壮，艾炷如小麦粒或小莲子大，以灸之灼痛，迅速更换艾炷，谨防起疱，防止感染。

（六）大椎灸

大椎为手、足三阳与督脉之会穴，有解表通阳、疏风散寒、清脑宁神之功效，为保健要穴。常用大椎温和灸。

（七）身柱灸

身柱穴属督脉，有通阳理气、祛风退热、清心宁神、降逆止咳之功效。对小儿有强身保健作用，为小儿保健要穴。常用温和灸。每次用艾条温和灸身柱穴5～10分钟即可，每月最多15～25次。

还可取风门、命门、肾俞、曲池、中脘、天枢、合谷、三阴交，均可采用艾条温和灸。值得注意的是，保健灸法男女老幼皆可应用，且方便易学，但一定要坚持“功到自然成”。只有长期坚持，才能取得更好的效果。清代，针灸曾一度偏废，但民间阿是灸一直沿用，并有常言道：“灸着灸不着，抵服三贴大补药。”

秘方介绍

一、腊肉松明油

1.概述

本药源自浙江省丽水市雅溪镇仙渡乡，专用于治疗湿疹。其制作方法独特，以猪肥肉制成腊肉，年份越久，药效越佳。将腊肉悬空挂起，点燃多年松木中间呈红棕色的松明部分，烧灼腊肉，使腊肉油与松节油充分融合，取此混合油作为药用。

笔者对传统方法进行了改良，将松明与猪肥腊肉一同置于铁桶中，点燃烧灼后，油从底部流出，收集于碗中，待凉后备用。此油不仅可作为外用药的药基，调和其他药物，还可与单叶铁线莲粉末混合，用于治疗痤疮等。见图7。

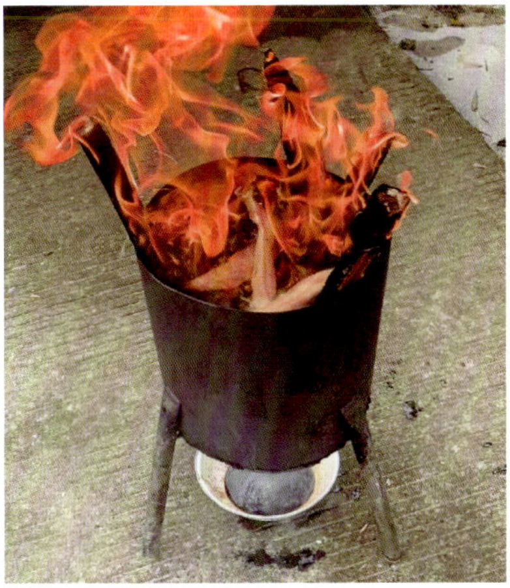

图7　腊肉松明油

2. 主治

针对久治不愈的褥疮、糖尿病足溃疡、下肢静脉曲张性溃疡等慢性创面，可改善深度溃疡（包括筋膜暴露）的愈合进程；对24小时内新发扭伤、挫伤、闭合性跌打损伤，早期局部冷敷后配合外用，可缓解急性期症状；对疖肿、毛囊炎、轻度烧烫伤（未破溃）等，可控制感染扩散；对神经性皮炎、湿疹、虫咬性皮炎等引起的瘙痒，可缓解症状；与单叶铁线莲等中药粉剂混合外用，可改善炎性丘疹；对于生殖器溃疡、湿疣的皮损表面亦有治疗作用。

本品的应用可作为辅助方案参考，但不可替代现代医学的诊断与治疗。使用后应密切观察疗效，必要时及时就医，行综合治疗，以免延误病机。

二、周毛悬钩子

1. 概述

周毛悬钩子，为蔷薇科植物周毛悬钩子的全株，生于海拔400～1600m的山坡路旁丛林或竹林内，或生于山坡红黄壤林下。为常绿蔓生小灌木，茎长20～300cm，无皮刺，茎和叶柄、叶片下面中脉、总花梗、花梗及花萼密生紫色刚毛状长腺毛和淡黄色绢毛。单叶，纸质，叶柄长2.5～5.5cm，托叶羽状深裂，裂片条形，叶片卵形或宽卵形，掌状3～5浅裂，先端渐尖，基部心形，边缘有尖锯齿。花常5～12朵，成近总状花序，顶生或腋生，稀3～5朵簇生，花白色，直径1～1.5cm，萼裂片披针形，内外两面密生柔毛。聚合果半球形，直径约1cm，暗红色。花期5～6月，果期7～8月。本品广泛分布于江苏、安徽、浙江、江西、福建、湖北、湖南、广东、广西、四川、贵州等地，在浙江省丽水市雅溪镇俗名“蒙牛”。见图8。

2. 主治

本品活血调经、收敛止带、祛风除湿，可用于月经不调、带下量多等病症；能缓解风湿痹痛，对浅表性创伤、出血以及骨折合并出血，有局部止血作用，鼻腔假性血管瘤引起的鼻腔出血也有一定效果；对慢性溃疡、皮肤瘙痒可缓解症状。

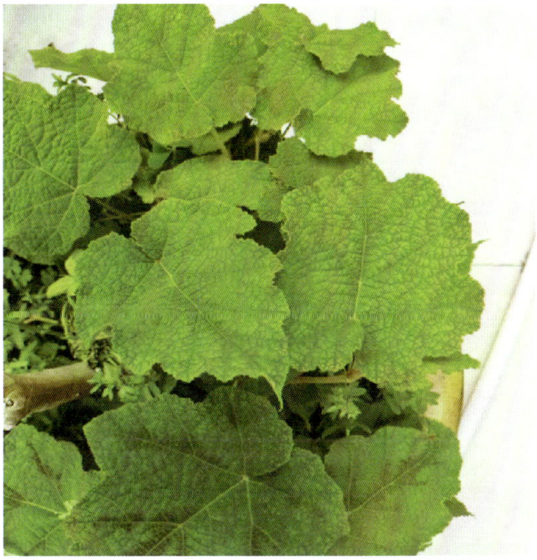

图 8　周毛悬钩子

本品的应用可作为辅助方案参考，但不可替代现代医学的诊断与治疗。使用后应密切观察疗效，必要时及时就医，行综合治疗，以免延误病机。

3. 验案

1963年，笔者在岳母家砍树时不慎滑倒，左手掌捺在石尖上，伤口六七处，流血不止，疼痛难忍。亲戚见状，随手从山上摘来周毛悬钩子叶，咬碎外敷，即刻止血止痛。

1969年3月，笔者上山砍树时，右大趾末节被树枝纵向砸伤，鲜血直流。笔者立刻捏住右大趾，取周毛悬钩子叶咬碎糊之，即刻止血止痛。而后背树走十里路回家无碍。换药时见伤口干净，无血迹。定期换药10多天后，伤口无红肿感染，但切口未愈合。再次换药时发现伤口处有一块死骨，摘除后次日切口愈合。后X线片示仍有3块死骨，至今近40年无不适。

20年前，笔者曾经时发鼻衄，间断持续1年左右，经诊断为鼻腔假性血管瘤引起。后行手术治疗，术后鼻衄症状复发。笔者取周毛悬钩子晒干碾粉，外敷，1～2次痊愈，后20年间未复发。

三、仙桃草

1.概述

仙桃草为一年生草本植物，株高10～25厘米，通常自基部多分枝，主茎直立，侧枝披散，全体无毛或疏生柔毛。叶无柄，下部的倒披针形，上部的长矩圆形，边缘整齐或中上端有三角状锯齿。总状花序长，果期可达20厘米，花冠白色或浅蓝色。果实倒心形，种子矩圆形。花期5～6月。本品分布于东北、华东、华中、西南各地，在西南各地可达海拔3000米处。它常生于潮湿的荒地、田野、路边、河边、水田和沟边等阴湿草丛中。见图9。

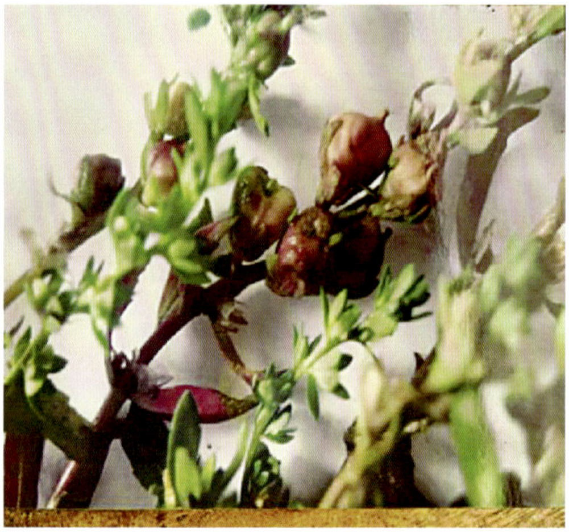

图9　仙桃草

2.主治

本品有化瘀止血、清热消肿、活血止痛之效，适用于胃出血、咳血、吐血、衄血、便血等出血性病症，尤其对血热妄行或瘀滞出血有良效；针对跌打损伤、痈疽疮疡、咽喉肿痛等外科病症，可缓解局部红肿热痛；对肝胃气痛、疝气痛、痛经等气滞血瘀型疼痛具有针对性疗效。

本品的应用可作为辅助方案参考，但不可替代现代医学的诊断与治疗。使用后应密切观察疗效，必要时及时就医，行综合治疗，以免延误病机。

3. 验案

家兄50年前背树，小腿被树砸伤，不能屈伸。服仙桃草煎剂后，半小时就能屈伸，至今未复发。

樊某，80岁，挑柴担时扭伤腰部，早上不能起床，要他人扶起，症状已持续2天。后取仙桃草煎剂服用，第2天可自己独立起床。

四、落新妇

1. 概述

落新妇是虎耳草科落新妇属植物落新妇、大落新妇的全草。根状茎粗壮，呈圆柱形，具多数须根。基生叶为二至三回三出羽状复叶，小叶对生或互生，边缘有锯齿或重锯齿，表面绿色，背面淡绿色，叶脉清晰可见。花序为圆锥状花序，大而松散，花朵密集，小苞片线形或披针形，花瓣呈紫红色或粉红色，也有白色品种。果实为蒴果，成熟后开裂，种子细小。本品分布于辽宁、河北、山西、山东、河南、陕西、甘肃、安徽、浙江、江西、湖北、四川、贵州、云南等地，多生于山阳坡地的疏林或草丛中，亦可于水稻田、旱地等多种环境生长。该植物适应性强，生命力旺盛，可生长于西伯利亚、茂密的草林里。生长期长达10年以上，甚至百年不死，质地坚硬，民间亦有“铁拳头”之称。见图10。

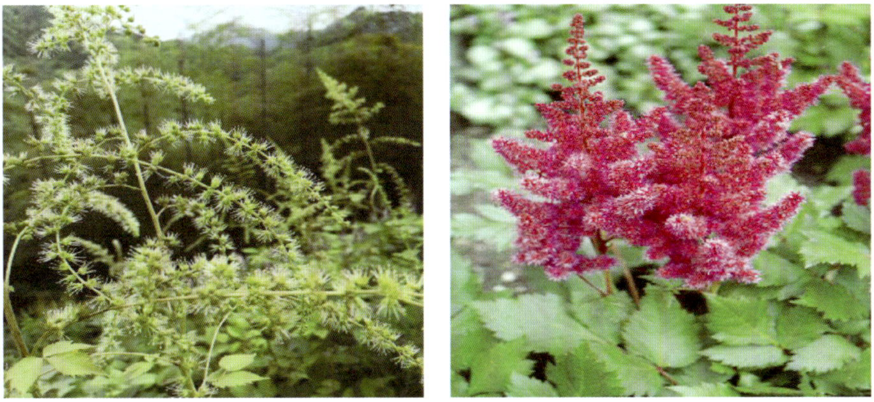

图10　落新妇

2. 主治

落新妇具有活血止痛、解毒散结、祛风除湿等功效，多用于治疗跌打损伤、风湿痹痛、积聚疼痛等症状。现代研究表明，落新妇及其有效成分对多种恶性肿瘤，如人乳腺癌、子宫颈癌、肝癌、卵巢癌、白血病、肺腺癌、胃癌等，具有抑制作用。

落新妇可用于咳嗽的治疗；对于冠心病、心律不齐等心血管疾病，现有研究主要聚焦于落新妇苷对心肌缺血再灌注损伤的保护作用；针对毒蛇咬伤、中暑、外伤、牙痛、经痛、痔疮等病症，落新妇可通过解毒散结、活血止痛等功效发挥辅助治疗作用，但需根据病情选择合理剂型和剂量。

本品的应用可作为辅助方案参考，但不可替代现代医学的诊断与治疗。使用后应密切观察疗效，必要时及时就医，行综合治疗，以免延误病机。

3. 验案

李某，男，23岁。患者患有脑癌，曾经多家医院治疗无效，后服用该药，3年治愈。之后正常生活。

李某，男，60岁。患者2012年突然咳血，被诊断为肺癌，经手术治疗。2013年再次咳血，被医院告知预期寿命2个月。回家服用该药，2个月后复查体征基本正常。2017年访知：一切正常。

朱某，72岁。2016年10月8日患者右手背被五步蛇咬伤，当即送某医院注射血清，右上肢肿胀，剧痛难熬，口服止痛药、注射止痛剂无效，经他人介绍来我诊所。散剂服药半小时后疼痛停止，第2天痊愈出院回家。

李某，男，57岁，患慢性气管炎五十余年，服该药治愈。

笔者2018年上山采药时不慎绊倒，左胁被顶伤，喘气困难，汗出不止，服该药粉9g许，半小时后疼痛消失，开车回家无碍。后不慎头部着地跌伤，左锁骨骨折，服该药后正常乘车回家。

五、瘦风轮

1. 概述

瘦风轮为唇形科植物，俗名野紫苏，别名塔花、剪刀草，一年生草本植物，高10～30cm。形态与落新妇近似，但茎细而柔软，单一，稀分枝，无显著的四棱。萼外面脉上有短毛。花期3～4月，果期5～6月。本品分布于广东、广西、贵州、云南、台湾等地，生长于荒地、路边及山坡等处。见图11。

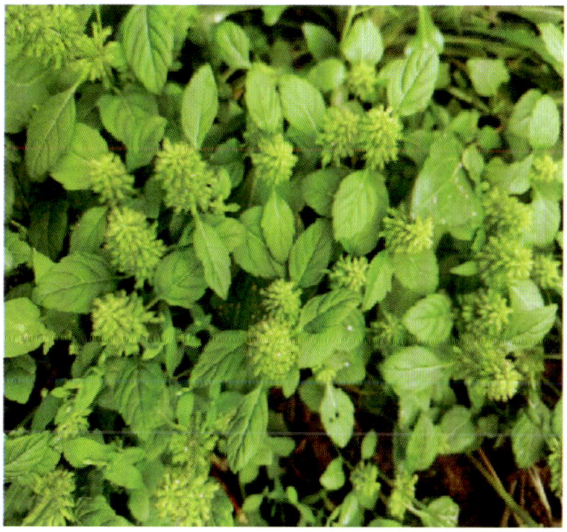

图11 瘦风轮

2. 主治

本品清热解毒，消肿止痛，可用于白喉、咽喉肿痛、肠炎痢疾等感染性疾病，对乳腺炎有消肿作用；可缓解雷公藤等植物中毒的胃肠道反应，但不能代替洗胃、导泻等急救处理；亦可用于跌打损伤，消除疼痛；可缓解心脏病、胃痛、小儿厌食、过敏性皮炎的症状。

本品的应用可作为辅助方案参考，但不可替代现代医学的诊断与治疗。使用后应密切观察疗效，必要时及时就医，行综合治疗，以免延误病机。

3. 验案

某人不慎砸伤手指，疼痛难忍，取该药加白糖捣烂，外敷，半小时后疼痛缓解。

六、白首乌

1. 概述

白首乌，又名隔山消，俗称野蕃薯，为萝藦科植物隔山消的块根。肉质根近纺锤形，灰褐色。茎被单列毛。叶对生；叶片薄纸质，卵形，长5～6cm，宽2～4cm，基部耳状心形，两面被微柔毛；基脉3～4条，放射状，侧脉4对。近伞房状聚伞花序半球形，有花15~20朵，花序梗被单列毛；花萼外面被柔毛；花冠淡黄色，辐状，裂片长圆形，内面被长柔毛；副花冠裂片近四方形，比合蕊柱短；花粉块每室1个，长圆形，下垂。蓇葖果单生，刺刀形，长达12cm，直径约1cm。种子卵形，顶端具约2cm的白绢质种毛。花期5～9月，果期7～10月。本品分布于辽宁、山西、陕西、甘肃、新疆、山东、江苏、安徽、河南、湖北、湖南和四川等地，生长于海拔800～1300米的山坡、山谷或灌木丛中、路边草地。见图12。

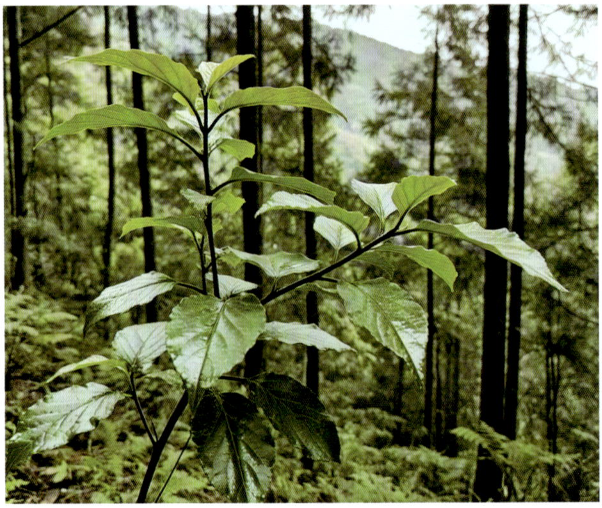

图12　白首乌

2. 主治

本品对脾胃有双向调理作用，对功能性便秘或急慢性肠炎引起的腹泻具有辅助治疗作用，通常一二剂可见效；本品尚有安神之效，可改善失眠作用，通常三剂可见效。

本品的应用可作为辅助方案参考，但不可替代现代医学的诊断与治疗。使用后应密切观察疗效，必要时及时就医，行综合治疗，以免延误病机。

3. 注意事项

本品以野生入药为佳，药效更好；本品不宜与金属类药物同煎，否则影响药效；萝藦科植物部分种类含强心苷类成分，过量使用可能引发心律失常、恶心呕吐等中毒反应，需在医师指导下合理用药。

4. 验案

赵某，女，38岁。大便每3～4日一行。服药当日即大便1次，成形；次日大便1次，后逐渐恢复正常。

史某，男，50岁，便溏多年，大便日行4～5次。服药后第2天次数减少，大便成形。

傅某，男，17岁，日泻7～8次，服该药1次后愈。

灰黑苔诊疗经验

舌为五脏六腑之外候，通过望舌可洞察脏腑气血之盛衰、病邪侵犯之浅深以及病情变化之进退，对处方遣药与判断预后具有重大意义。

一、灰黑苔的辨别

苔色呈浅黑色时即为灰苔，苔色呈深灰色时则视为黑苔，故灰、黑二苔可相提并论。从形成机制来看，灰苔多由白苔发展演变而来，而黑苔则多由黄苔转化而成，少数黑苔由灰苔进一步转化。

《舌胎统志》在阐述灰黑舌苔的形成时指出：“黑色本主寒水，滑润者，寒水之性也；其不滑润而燥者，主热，为寒极生热，性之变也。火性热而其色赤，理之常也，其火热之为病，多见于苔黑者，何也？盖热极反见胜己之化也。犹薪之得火则赤，火过而为炭黑者是也。”

二、灰黑苔与疾病性质

一般认为，病至苔色见灰或黑色，均属里证，是寒证或热证发展到极端的表现。尽管如此，灰色与黑色舌苔在病变性质上仍有所区分。灰色舌苔多为实证、热证的反映，如《舌鉴辨证》所言：“灰见舌色，有实热证，无虚寒证。”临床中，邪热传里、时疫、郁积、蓄血等病证，均可出现灰色舌苔。而黑色舌苔则寒、热、虚、实的病变皆可出现。寒邪传里化火，或实热伤里，其黑苔多由中部黑起，延及舌根、尖部。其中，热甚所致黑苔干焦起裂，往往有自白转黄、由黄转黑的变化过程，这种黑苔刮之不脱，湿之不润，乃热极伤阴之故。若寒湿证中见到黑苔，其苔必湿滑；虚寒证中见到黑苔，其苔必薄；真寒假热证中见到黑苔，苔全黑而满舌，由淡白突然变黑，多无变黄的过程。

三、灰黑苔的临床意义

灰黑薄苔，乃中焦阴寒之象。苔色灰黑而滑，为寒饮痰湿之征。苔色灰黑而黏厚腻，是湿痰郁热之表现。舌之两侧灰黑，余为白苔，见于中焦寒湿。白苔之中散见黑点，是表邪入里之征。苔色白腻，但有黑点成斑，是湿热内盛之象。白苔中有黑色芒刺，润不碍手，是真寒假热之证。白苔黑刺，粗糙刺手，是寒邪化热之表现。中黑边白之滑苔，为阳虚寒湿之征。半白滑半黄黑舌苔，是肝胆热结之象。舌边尖有黄苔而中心有黑苔，是脾胃湿热之表现。

黑苔多在病重之际产生，而灰苔则不尽然。有的患者常年呈浅灰苔，但一般情况良好；而黑苔则多属病重。因此，必须对症下药，方可救治沉疴。

四、临证验案

病案一

周某，女，72岁。患者因肺炎住院治疗，体温高达39℃，住院5天热势不退。服白虎汤5剂后退热，但咳嗽痰多，喉咙痰声作响，经雾化、中药等治疗均无效，并出现黑苔。以白矾和米醋贴敷足心涌泉穴后，喉咙痰鸣声消失，但黑苔仍在。遂用紫荆皮10g，金星蕨10g，夜合草10g，六月雪10g煎服，每天4次。患者黑苔逐渐消退。见图13。

病案二

俞某，女，52岁，2017年9月就诊。患者舌上有灰苔十余年，多处求治无效。予紫荆皮散每次10g，每天3次，服药3天后灰苔恢复正常。见图14。

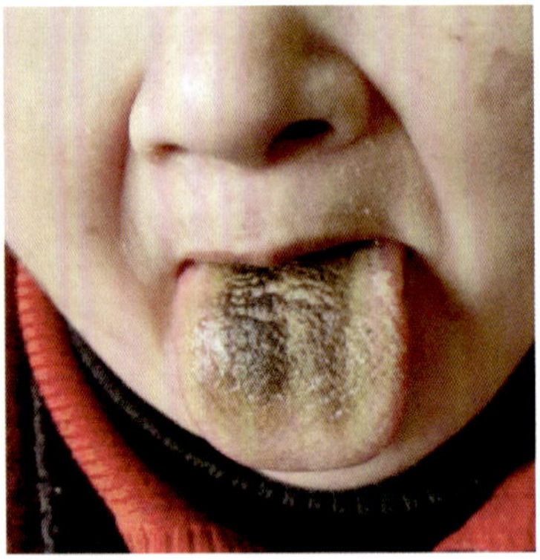

治疗前

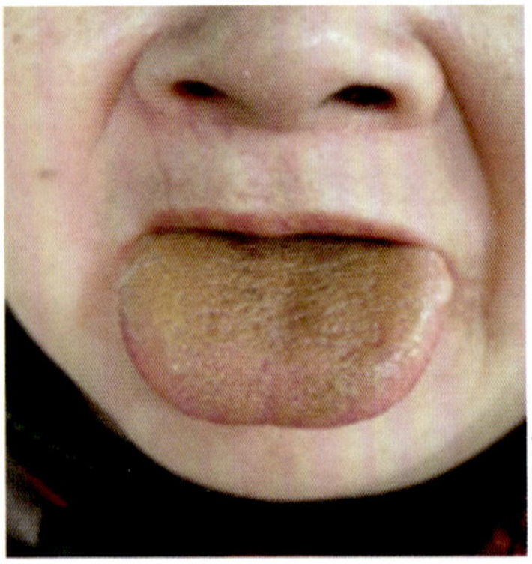

治疗后

图 13　灰黑苔疗效对比（1）

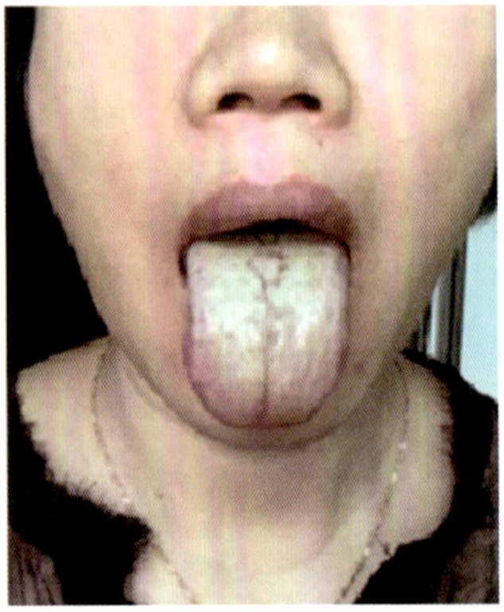

治疗前

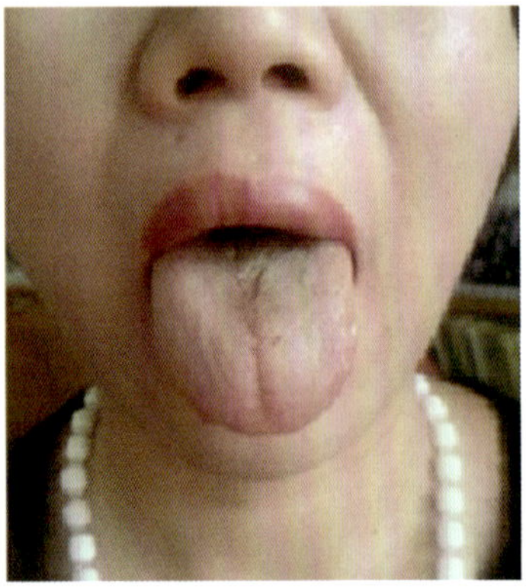

治疗后

图 14　灰黑苔疗效对比（2）

取穴经验

（1）全头痛：按压率谷或百会，即刻症状消失或减轻；如头角疼痛，按压左右风池，即刻症状消失或减轻。

（2）头颈不能侧转：压住同侧风池、哑门，即刻转动自如。

（3）颈肩酸痛，抬肩加重：按压哑门，即刻症状消失或减轻。

（4）睁眼费力：按压双侧风池，即刻舒适。

（5）肩关节后伸功能受限：按压或叩击臑俞、肩后、曲池，即刻好转。

（6）肘关节伸展困难：按压手三里、曲泽、天井，即刻伸直。

（7）潮热：大椎放血、拔罐，1～2次可愈。

（8）麦粒肿：耳尖放血，肝俞刺血后拔罐，即刻见效。

（9）失眠：经强光刺激，夜间失眠者，予耳尖、肝俞放血，并拔罐，即刻见效。

（10）高血压：耳尖放血，约15分钟血压可下降10mmHg许。但疗效不能巩固。

（11）闭经：于三阴交植药，有效。

（12）皮肤过敏：神阙穴拔罐，有效。

（13）大便失禁：以清艾条温和灸骶尾部，10分钟见效，1～2次愈。

（14）膝关节屈伸不利：于犊鼻、内膝眼、鹤顶植药，即刻好转。

（15）胆囊炎、胆结石：按压胆囊点，有止痛效果。

以上为笔者部分临证取穴经验。在临床实践中，患者个体差异显著，病情瞬息万变，症状表现、病理机制及对治疗的反应均存在明显异质性。

因此，笔者的临证取穴经验仅为特定情境下的治疗方法，绝非普适性方案，请读者酌情参考。临证时，医师还需以严谨的临床思维进行全面的病情评估，合理选择治疗方案，不可盲目套用。

十四经常用穴表

1. 手太阴肺经

穴名	取穴方法	主治	针法	备注
中府	锁骨下1寸，前正中线旁开6寸处	支气管炎、肺炎、哮喘、肺结核	向外上斜刺0.5～1寸	肺之募穴
云门	锁骨下缘，前正中线旁开6寸	咳嗽、哮喘、胸痛、胸闷、肩背痛	斜刺0.5～1寸	
天府	腋前皱襞尽头下3寸，肱二头肌外侧缘	哮喘、鼻衄、上臂内侧痛	直刺0.5～1寸	
尺泽	肘横纹中央稍偏桡侧，肱二头肌腱之桡侧凹陷中	咳嗽、哮喘、咯血、咽喉肿痛、肘臂肿痛	直刺1～1.5寸	合穴
孔最	前臂桡侧，腕横纹上7寸	咳嗽、哮喘、咯血、扁桃体炎、肘臂痛不能伸屈	直刺0.5～1寸	郄穴
列缺	桡骨茎突上方，腕横纹上1.5寸，即两手虎口交叉，食指尖下所指筋骨凹陷处	头痛、颈项强痛、咳嗽、哮喘、面神经麻痹	向上方斜刺0.5～1寸	络穴，八脉交会穴（通任脉）
经渠	桡骨茎突内侧缘，腕横纹（太渊）直上1寸处	咳嗽、哮喘、胸痛、咽喉肿痛、手腕痛	直刺或斜刺0.5寸，避开桡动脉	经穴

续表

穴名	取穴方法	主治	针法	备注
太渊	腕横纹之桡侧凹陷处	哮喘、咳嗽、胸痛、腕臂痛	直刺 0.5 寸，避开桡动脉	输穴，原穴，八会穴（脉会）
鱼际	第 1 掌骨掌侧中点赤白肉际	咳嗽、哮喘、咯血、咽喉肿痛、发热	直刺 0.5 ~ 1 寸	荥穴
少商	拇指桡侧距指甲角 0.1 寸许	咳嗽、咽喉肿痛	直刺 0.1 寸或点刺出血	井穴

2. 手阳明大肠经

穴名	取穴方法	主治	针法	备注
商阳	食指桡侧距指甲角 0.1 寸许	耳聋、牙痛、咽喉肿痛、肩背痛、手指麻木、发热、哮喘	直刺 0.1 寸或点刺出血	井穴
二间	食指掌指关节桡侧前凹陷处，握拳取穴	鼻衄、牙痛、咽喉肿痛、肩背痛、面神经麻痹、发热	直刺 0.2 ~ 0.3 寸	荥穴
三间	食指桡侧第 2 掌骨小头后方凹陷处，握拳取穴	眼痛、下牙痛、三叉神经痛、咽喉肿痛、手指及手背红肿	直刺 0.5 ~ 0.8 寸	输穴
合谷	拇、食两指张开，以另一手拇指关节横纹放在虎口边缘上，拇指尖到达之处，亦即第 1、2 掌骨结合部与虎口边缘连线之中点，稍偏食指侧处	头痛、牙痛、鼻炎、咽喉肿痛、耳聋、眼病、面神经麻痹、外感发热、上肢关节痛、偏瘫、滞产、神经衰弱	直刺或斜刺 0.5 ~ 1 寸	原穴，孕妇不宜针
阳溪	腕背横纹桡侧端凹陷处，即当拇指上翘时，拇长、短伸肌腱之间凹陷中	头痛、眼痛、耳聋、耳鸣、牙痛、手腕痛、小儿消化不良	直刺 0.3 ~ 0.5 寸	经穴

续表

穴名	取穴方法	主治	针法	备注
偏历	阳溪穴上3寸，或两手虎口交叉，中指尖到达处之桡骨外侧凹陷处	扁桃体炎、面神经麻痹、前臂神经痛、鼻衄、水肿	直刺或斜刺0.5～1寸	络穴
手三里	曲池穴下2寸，阳溪与曲池连线上	肩臂痛、上肢麻痹、腹痛、腹泻	直刺1～1.5寸	
曲池	曲肘成90°，肘横纹桡侧头稍外方	上肢关节痛、麻痹、偏瘫、肩背痛、咽喉肿痛、发热、高血压、甲状腺肿大、荨麻疹	直刺1～1.5寸，或透刺少海	合穴
肘髎	屈肘，在曲池穴斜向上外1寸，近肱骨边缘处	肘臂痛、拘挛、麻木	直刺0.5～1寸	
手五里	曲池穴上3寸，屈肘取之	肺炎、腹膜炎、肘臂疼痛，颈淋巴结结核	直刺1寸，避开血管	
臂臑	上臂外侧，曲池上7寸，三角肌前缘处	臂痛、偏瘫、眼病	直刺1～1.5寸	
肩髃	臂外展平举，在肩关节上出现两个凹陷，本穴就在前面的凹陷中。或垂肩时锁骨肩峰端直下约2寸的骨缝中	肩臂痛、上肢关节痛、偏瘫、麻痹	斜刺入骨缝中1～1.5寸	
扶突	喉结旁开3寸，胸锁乳突肌的胸骨头与锁骨头之间	咳喘、痰多、咽喉肿痛、臂痛	直刺0.5～1寸	
迎香	鼻翼外缘中点旁开0.5寸，鼻唇沟中	鼻塞、鼻炎、副鼻窦炎、面神经麻痹	向内上方斜刺0.3～0.5寸	

3. 足阳明胃经

穴名	取穴方法	主治	针法	备注
承泣	眼平视，瞳孔直下，下眼眶边缘上	急性及慢性结膜炎、迎风流泪、近视、远视、散光、视神经炎、视网膜炎、视神经萎缩、白内障	以左手食指向上固定眼球，针尖沿眼眶下缘对眶尖缓慢刺入 0.5 ～ 1 寸。余同膀胱经睛明穴	
四白	眼平视，瞳孔直下 1 寸稍内，当眶下孔部位	面神经麻痹、三叉神经痛、眼病	直刺或斜刺 0.3 ～ 0.5 寸	
地仓	口角外侧旁开 0.4 寸处	流涎、面神经麻痹	斜刺 0.3 ～ 0.5 寸，或透刺颊车穴	
大迎	下颌角前凹陷处，相当颊车穴前 0.5 寸，闭口鼓腮，当下颌骨边缘出现沟形处	牙关紧闭、颊肿、牙痛、面神经麻痹	斜刺 0.5 寸，避开血管	
颊车	下颌角前上方约一横指，咀嚼时肌肉隆起处	牙痛、腮腺炎、面神经麻痹	直刺或斜刺 0.5 ～ 1 寸	
下关	下颌小头前方，颧弓后下缘凹陷处，闭口取之	牙痛、三叉神经痛、耳聋、耳痛、下颌关节炎、面神经麻痹	直刺 0.5 ～ 1.5 寸	
头维	前发际额角处，相当神庭穴旁开 4.5 寸	偏头痛、目眩、眼痛、迎风流泪	斜刺 0.5 ～ 1 寸	
人迎	喉结旁开，当胸锁乳突肌前缘，动脉搏动处	高血压、哮喘、咽喉肿痛、发音困难，偏瘫	直刺 0.5 ～ 1 寸，注意避开动脉	
水突	胸锁乳突肌前缘，人迎穴与气舍穴连线之中点	咽喉肿痛、哮喘	斜刺 0.5 ～ 1 寸	
气舍	人迎穴直下，与锁骨上缘相交处	咽喉肿痛、哮喘、项强	直刺 0.3 ～ 0.5 寸	

续表

穴名	取穴方法	主治	针法	备注
缺盆	锁骨上缘凹陷之中点，约与乳头相对	咽喉肿痛、哮喘、胸膜炎、肋间神经痛	直刺 0.3 ～ 0.5 寸，避开血管	
气户	骨下缘，璇玑穴旁开 4 寸	哮喘、支气管炎、胸背疼痛、呃逆、呼吸困难	斜刺 0.5 ～ 0.8 寸	
乳中	乳头中央，相当锁骨中线第 4 肋间下方			不针灸，作为胸腹部取穴定位的标志
乳根	乳头直下，乳房下沟凹陷处，相当第 5 肋间	乳汁不足、乳腺炎、胸胁痛	斜刺 0.5 ～ 0.8 寸	
承满	脐上 5 寸上脘穴旁开 2 寸	急性及慢性胃炎、胃痛、腹直肌痉挛	直刺或斜刺 1 ～ 1.5 寸	
梁门	脐上 4 寸中脘穴旁开 2 寸	溃疡病、急性及慢性胃炎、胃神经官能症	直刺 1 ～ 1.5 寸	
关门	脐上 3 寸建里穴旁开 2 寸	腹痛、腹胀、食欲不振、肠鸣腹泻、水肿	直刺 1 ～ 1.5 寸	
天枢	脐中旁开 2 寸	急慢性肠炎、痢疾、便秘、肠麻痹	直刺 1 ～ 2 寸	大肠募穴
外陵	脐下 1 寸，阴交穴旁开 6 寸	腹痛、痛经	直刺 1 ～ 2 寸	
水道	脐下 3 寸，关元穴旁开 2 寸	肾炎、膀胱炎、尿潴留、睾丸炎、痛经、不孕	直刺 1 ～ 2 寸	本穴又为奇穴，左为胞门，右为子户
归来	脐下 4 寸，中极穴旁开 2 寸	睾丸炎、子宫内膜炎、附件炎、月经不调、子宫脱垂	直刺 1 ～ 2 寸	

续表

穴名	取穴方法	主治	针法	备注
气冲	脐下 5 寸，曲骨穴旁开 2 寸	生殖系统疾病	直刺 0.5 ～ 1 寸	
髀关	伏兔穴直上 6 寸，与会阴穴水平线之交点。又法：与阴茎根平齐的大腿前正中处	下肢麻痹、瘫痪、腹股沟淋巴腺炎、腰痛	直刺 1 ～ 2.5 寸	
伏兔	髌骨外上缘直上 6 寸处	下肢瘫痪或麻痹、膝关节炎、荨麻疹	直刺 1 ～ 2 寸	
阴市	髌骨外上缘直上 3 寸处	腿膝麻痹、酸痛	直刺 1 ～ 2.5 寸	
梁丘	髌骨外上缘上 2 寸凹陷处	胃痛、腹泻、乳腺炎、膝关节痛	直刺 1 ～ 2 寸	郄穴
犊鼻	屈膝，髌骨下，髌韧带外侧凹陷中（即外膝眼）	膝关节炎	稍向内斜刺 0.5 ～ 1 寸，或透刺内膝眼	
足三里	外膝下 3 寸，胫骨外侧约 1 横指处	胃炎、溃疡病、腹泻、腹胀、便秘、消化不良、高血压、偏瘫、癫痫、神经衰弱	直刺 1 ～ 2.5 寸	合穴，胃下合穴
上巨虚	足三里穴下 3 寸	腹痛、腹胀、腹泻、偏瘫	直刺 1 ～ 2.5 寸	大肠下合穴
条口	上巨虚穴下 3 寸，相当犊鼻穴下 8 寸	膝关节炎、下肢瘫痪	直刺 1 ～ 2.5 寸	
下巨虚	上巨虚穴下 3 寸，相当犊鼻穴下 9 寸	急性及慢性肠炎、下肢瘫痪、肋间神经痛	直刺 1 ～ 2.5 寸	小肠下合穴
丰隆	外踝上 8 寸，相当犊鼻与外踝尖连线的中点，胫骨前缘外开二横指处，胫骨、腓骨之间	咳嗽痰多、偏瘫、咽喉肿痛、精神病	直刺 1 ～ 2.5 寸	络穴

续表

穴名	取穴方法	主治	针法	备注
解溪	踝关节前横纹中央，两筋之间，与外踝尖平齐	踝关节痛、足下垂、头痛	直刺 0.5 ～ 1 寸	经穴
冲阳	解溪穴下 1.5 寸，相当足背最高处，有动脉应手	足背痛、下肢瘫痪、牙痛、齿龈炎、癫痫	直刺 0.3 ～ 0.5 寸，避开血管	原穴
陷谷	第 2、3 跖骨接合部前方凹陷处	颜面浮肿、水肿、肠鸣腹痛、足背肿痛	直刺 0.5 ～ 1 寸	输穴
内庭	足背第 2、3 趾缝间，趾蹼缘后 0.5 寸处	胃痛、头痛、牙痛、扁桃体炎、痢疾	直刺或斜刺 0.5 ～ 1 寸	荥穴
厉兑	第 2 趾甲外侧，距甲角 0.1 寸许	面神经瘫痪、鼻衄、牙痛、扁桃体炎、消化不良、神经衰弱	直刺 0.1 寸	井穴

4. 足太阴脾经

穴名	取穴方法	主治	针法	备注
隐白	足拇趾内侧，距趾甲角 0.1 寸许	腹胀、崩漏、多梦、惊风、精神病	直刺 0.1 寸	井穴
大都	足拇指内侧，第 1 跖趾关节前下方赤白肉际	腹胀、腹痛、高热无汗	直刺 0.3 ～ 0.5 寸	荥穴
太白	足内侧，第 1 跖骨小头的后下方赤白肉际	胃痛、腹胀、痢疾、便秘、吐泻	直刺 0.3 ～ 0.5 寸	输穴，原穴
公孙	足内侧，第 1 跖骨基底之前下凹陷处赤白肉际	胃痛、消化不良、呕吐、腹泻、痛经	直刺 1 ～ 1.5 寸	络穴，八脉交会穴之一
商丘	内踝前下方凹陷处，相当舟骨粗隆与内踝尖连线中点	胃炎、肠炎、消化不良、足踝部疼痛	直刺 0.3 ～ 0.5 寸	经穴

续表

穴名	取穴方法	主治	针法	备注
三阴交	内踝尖上3寸，胫骨后缘	月经不调、痛经、白带多、崩漏、遗精、阳痿、早泄、盆腔炎、睾丸炎、遗尿、尿频、尿闭、腹痛、腹泻、消化不良、偏瘫、神经衰弱	直刺1～1.5寸，或透刺悬钟	孕妇禁针
漏谷	胫骨后缘，三阴交上3寸凹陷处	腹胀、肠鸣、腿膝厥冷、麻痹	直刺1～1.5寸	
地机	阴陵泉下3寸，胫骨后缘	腰痛、腹胀、痛经、月经过多、遗精	直刺1～2寸	郄穴
阴陵泉	屈膝，胫骨内髁下缘凹陷处，与胫骨粗隆平齐	腹痛、水肿、小便不利、遗尿、遗精、月经不调、痢疾	直刺1.5～2寸，或透刺阳陵泉	合穴
血海	正坐屈膝，髌骨内上缘上2寸，当股内侧肌内侧缘	月经不调、功能性子宫出血、荨麻疹	直刺或稍向上斜刺1～2.5寸	
箕门	髌骨内上缘直上8寸，相当血海穴上6寸处	小便不通、遗尿、腹股沟淋巴结炎	直刺1～1.5寸，避开动脉	
冲门	耻骨联合上缘正中旁开约3.5寸	睾丸炎、精索痛、子宫内膜炎、疝气	直刺0.5～1寸，避开动脉	
府舍	冲门穴斜上0.7寸，前正中线旁开4寸	腹痛、疝气、阑尾炎、便秘	直刺1～1.5寸	
大横	脐中旁开4寸	腹胀、便秘、肠麻痹、腹泻、下腹痛、肠寄生虫病	直刺1～2寸	
天溪	第4肋间，前正中线旁开6寸	胸痛、咳嗽、乳腺炎、乳汁不足	斜刺0.5～0.8寸	
胸乡	第3肋间，前正中线旁开6寸	胸胁胀痛	斜刺0.5～0.8寸	

续表

穴名	取穴方法	主治	针法	备注
周荣	第2肋间，前正中线旁开6寸	胸胁胀痛、咳嗽	斜刺0.5～0.8寸	
大包	腋中线直下第6肋间处	胸胁痛、气喘、全身疼痛、四肢无力	斜刺0.5～0.8寸	

5. 手少阴心经

穴名	取穴方法	主治	针法	备注
极泉	腋窝正中，腋动脉内侧	胁肋疼痛、心痛、肘臂疼痛	直刺0.5寸，避开动脉	
青灵	少海穴上3寸	胁痛、肩臂痛	直刺0.5～1寸	
少海	屈肘，肘横纹尺侧端与肱骨内上髁之间	肋间神经痛、尺神经痛	直刺0.5～1寸	合穴
灵道	掌后尺侧，神门穴上1.5寸	心痛、尺神经痛、癔病	直刺0.5～0.8寸	经穴
通里	神门穴上1寸	癔病性失语、心痛、腕臂痛、神经衰弱	直刺0.5～1寸	络穴
阴郄	神门穴上0.5寸	神经衰弱、心痛、心悸、盗汗、肺结核	直刺0.5～1寸	郄穴
神门	仰掌，腕横纹尺侧端稍上方凹陷处	多梦、失眠、心慌、心跳、癔病	直刺或斜刺0.3～0.5寸	输穴，原穴
少府	握拳时小指与无名指的指尖之间所对的掌心，在4、5掌骨之间	心悸、胸痛、阴痒、小便不利、遗尿、掌中热	直刺0.5寸	荥穴
少冲	小指桡侧，距甲角0.1寸许	心悸、胸痛、中风昏迷	直刺0.1寸	井穴

6. 手太阳小肠经

穴名	取穴方法	主治	针法	备注
少泽	小指尺侧距甲角 0.1 寸许	头痛、眼病、乳腺炎、乳汁不足	直刺 0.1 寸	井穴
前谷	第 5 掌指关节尺侧凹陷处，握拳时掌指关节前之横纹头赤白肉际	臂痛、手指麻木、热病、目翳、耳鸣、喉痹	直刺 0.3 ~ 0.5 寸	荥穴
后溪	半握拳，第 5 掌骨小头后方掌横纹头	肩背痛、头顶痛、聋哑、肋间神经痛、腰痛	直刺或向上斜刺 0.5 ~ 1 寸	输穴，八脉交会穴之一
腕骨	手背尺侧，第 5 掌骨底与钩骨、豌豆骨之间凹陷处	腕、肘及指关节炎、头痛	直刺 0.3 ~ 0.5 寸	原穴
阳谷	腕背横纹尺侧端凹陷处	臂外侧痛、颈颌肿痛、手腕痛、精神病、热病、耳聋、耳鸣	直刺 0.3 ~ 0.5 寸	经穴
养老	屈肘，掌心对胸，尺骨小头桡侧缘上 0.2 寸骨缝中	上肢关节痛、肩背痛、后头痛、落枕、偏瘫	直刺或斜刺 0.5 ~ 1 寸	郄穴
支正	腕背横纹尺侧端上 5 寸，阳谷穴与小海穴的连线上	项强，肘、臂、手指痛，精神病	直刺 0.5 ~ 0.8 寸	络穴
小海	肘关节后，屈肘，尺骨鹰嘴与肱骨内上髁之间	项强、肩背痛、颊肿、癫痫	直刺 0.3 ~ 0.5 寸	合穴
肩贞	垂臂合腋，在腋后皱襞尽头上 1 寸	肩胛痛、手臂不能高举、耳鸣、耳聋	直刺 1 ~ 2 寸	
臑俞	肩贞穴直上，肩胛骨肩峰突起之后下缘凹陷处	肩臂酸痛无力	直刺 1 ~ 2 寸	
天宗	肩胛冈下窝的中央，约与臑俞、肩贞穴成三角形	肩臂痛、肘臂痛	直刺 0.5 ~ 1 寸	

续表

穴名	取穴方法	主治	针法	备注
秉风	肩胛冈上窝的中央，天宗穴直上，举臂时成凹陷处	肩胛疼痛、上肢酸麻	斜刺 0.5 ～ 1 寸	
肩外俞	第 1 胸椎棘突下旁开 3 寸	肩胛痛	斜刺 0.5 ～ 1 寸	
肩中俞	大椎穴旁开 2 寸处	肩背痛、落枕、支气管炎、哮喘	斜刺 0.5 ～ 1 寸	
天窗	喉结旁开 3.5 寸，胸锁乳突肌后缘扶突穴后 0.5 寸	耳聋、耳鸣、咽喉肿痛、颈项强痛	直刺 1 ～ 1.5 寸	
天容	耳垂下，下颌角后方，胸锁乳突肌之前	扁桃体炎、咽喉肿痛、发音困难	直刺 1 ～ 1.5 寸，避开血管	
颧髎	目外眦角直下，颧骨下缘凹陷处	面神经麻痹、牙痛	斜刺 0.5 ～ 1 寸	
听宫	耳屏中点前缘与下颌关节之间凹陷处，微张口取之	耳聋、耳鸣、中耳炎、外耳道炎、幻听	直刺 0.5 ～ 1 寸	

7. 足太阳膀胱经

穴名	取穴方法	主治	针法	备注
睛明	目内眦内 0.1 寸许	急性结膜炎、慢性结膜炎、迎风流泪、近视、远视、散光、视神经炎、视网膜炎、视神经萎缩、白内障	以左手食指将眼球推向外侧固定，针尖稍向外偏斜，对眶尖沿内侧缘缓慢刺入，针 0.5 ～ 1 寸深，不提插，不捻转，出针后压迫局部 2 ～ 3 分钟，以防出血	
攒竹	眉头内侧凹陷处	头痛、流泪、目赤肿痛、视物不清、角膜白斑	斜刺 0.3 ～ 0.5 寸	

续表

穴名	取穴方法	主治	针法	备注
眉冲	攒竹穴直上入前发际 0.5 寸处	头痛、眩晕、眼病、癫痫	斜刺 0.3 ～ 0.5 寸	
通天	承光穴后 1.5 寸	头顶痛、副鼻窦炎、鼻炎	斜刺 0.3 ～ 0.5 寸	
天柱	哑门穴旁开 1.3 寸，入后发际 0.5 寸凹陷处	后头痛、颈项强痛、咽喉痛、神经衰弱、癔病	斜刺 0.5 ～ 1 寸	
大杼	第 1 胸椎棘突下旁开 1.5 寸处	支气管炎、肺炎、胸膜炎、落枕、肩背痛、骨结核、关节炎、肢体麻木	斜刺 0.5 ～ 1 寸	八会穴之骨会
风门	第 2 胸椎棘突下旁开 1.5 寸处	感冒、支气管炎、荨麻疹	斜刺 0.5 ～ 1 寸	
肺俞	第 3 胸椎棘突下旁开 1.5 寸处	支气管炎、肺炎、肺结核、感冒	斜刺 0.5 ～ 1 寸	
厥阴俞	第 4 胸椎棘突下旁开 1.5 寸处	神经衰弱、胸闷、胸痛、心包炎、呃逆	斜刺 0.5 ～ 1 寸	
心俞	第 5 胸椎棘突下旁开 1.5 寸处	心律不齐、心慌心跳、神经衰弱、心绞痛、癔病	斜刺 0.5 ～ 1 寸	
督俞	第 6 胸椎棘突下旁开 1.5 寸处	心内膜炎、肠鸣腹痛、呃逆	斜刺 0.5 ～ 1 寸	
膈俞	第 7 胸椎棘突下旁开 1.5 寸处	慢性出血性疾患、贫血、呃逆、神经性呕吐、荨麻疹	斜刺 0.5 ～ 1 寸	八会穴之血会
肝俞	第 9 胸椎棘突下旁开 1.5 寸处	肝病、胃病、眼病、神经衰弱、肋间神经痛	斜刺 0.5 ～ 1 寸	
胆俞	第 10 胸椎棘突下旁开 1.5 寸处	胆囊炎、肝炎	斜刺 0.5 ～ 1 寸	

续表

穴名	取穴方法	主治	针法	备注
脾俞	第 11 胸椎棘突下旁开 1.5 寸处	胃炎、溃疡病、肝炎、肠炎、消化不良、浮肿、荨麻疹、慢性出血性疾病、肢体乏力	斜刺 0.5 ~ 1 寸	
胃俞	第 12 胸椎棘突下旁开 1.5 寸处	胃炎、溃疡病、肝炎、肠炎、消化不良、胃下垂	斜刺 0.5 ~ 1 寸	
三焦俞	第 1 腰椎棘突下旁开 1.5 寸处	胃痛、消化不良、肠炎、肾炎、神经衰弱、腰痛、遗尿	直刺 1 ~ 1.5 寸	
肾俞	第 2 腰椎棘突下旁开 1.5 寸处	腰痛、遗精、遗尿、阳痿、月经不调、慢性盆腔炎、肾炎、神经衰弱	直刺 1 ~ 1.5 寸	
气海俞	第 3 腰椎棘突下旁开 1.5 寸处	腰痛、痛经、痔疮	直刺 1 ~ 1.5 寸	
大肠俞	第 4 腰椎棘突下旁开 1.5 寸处	肠炎、痢疾、便秘、腰痛	直刺 1 ~ 1.5 寸	
关元俞	第 5 腰椎棘突下旁开 1.5 寸处	腰痛、肠炎、膀胱炎、附件炎、遗尿、消渴	直刺 1 ~ 1.5 寸	
小肠俞	横平第 1 骶后孔，后正中线旁开 1.5 寸处，相当于髂后上棘内缘与骶骨间凹陷处	坐骨神经痛、腰痛、遗精、遗尿、肠炎、便秘、盆腔炎	直刺 0.5 ~ 1 寸	
膀胱俞	横平第 2 骶后孔，后正中线旁开 1.5 寸处	膀胱炎、腰骶痛、坐骨神经痛、腹泻、便秘、糖尿病	直刺 0.5 ~ 1 寸	
中膂俞	横平第 3 骶后孔，后正中线旁开 1.5 寸处	肠炎、腰骶痛、坐骨神经痛	直刺 1 ~ 1.5 寸	
白环俞	横平第 4 骶后孔，后正中线旁开 1.5 寸处	坐骨神经痛、腰骶痛、子宫内膜炎	直刺 0.5 ~ 1 寸	

续表

穴名	取穴方法	主治	针法	备注
上髎	第1骶后孔中	睾丸炎、附件炎、月经不调、小便不利等泌尿生殖系疾病，下腰痛、坐骨神经痛、痔疮、神经衰弱	直刺1～2寸	
会阳	尾骨下端距正中线旁开约0.5寸处	经期腰痛、白带过多、阳痿、腹泻、痔疮	直刺1～1.5寸	
承扶	臀下横纹中央	腰背痛、坐骨神经痛、臀部疮疡、痔疮、便秘、尿闭	直刺1～3寸	
殷门	承扶穴与委中穴连线中点上1.5寸处	腰背痛、坐骨神经痛、下肢麻痹、瘫痪	直刺1.5～3寸	
委阳	屈膝，腘窝横纹外端两筋间	腓肠肌痉挛、腰背痛	直刺1～2寸	三焦经下合穴
委中	腘横纹中央	腰背痛、腿痛、坐骨神经痛、半身不遂	直刺1～2寸	合穴
附分	第2胸椎棘突下旁开3寸处	肩项强痛、肋间神经痛、肘臂麻木	斜刺0.5～0.8寸	
魄户	第3胸椎棘突下旁开3寸处	支气管炎、哮喘、胸膜炎、呕吐、肩胛痛、肺结核	斜刺0.5～1寸	
膏肓	第4胸椎棘突下旁开3寸处	肺结核、胸膜炎、支气管炎、神经衰弱、久病体弱	斜刺0.5～1寸	
神堂	第5胸椎棘突下旁开3寸处	心脏病、支气管炎、哮喘、肩背痛	斜刺0.5～1寸	
譩譆	第6胸椎棘突下旁开3寸处	心包炎、肋间神经痛、呃逆、呕吐、眩晕、哮喘	斜刺0.5～1寸	

续表

穴名	取穴方法	主治	针法	备注
膈关	第7胸椎棘突下旁开3寸处	肋间神经痛、呕吐、呃逆、项背强痛	斜刺0.5～1寸	
阳纲	第10胸椎棘突下旁开3寸处	腹泻、肠鸣、腹痛、黄疸	斜刺0.5～1寸	
意舍	第11胸椎棘突下旁开3寸处	背痛、腹胀、消化不良、肝病、呕吐	斜刺0.5～1寸	
胃仓	第12胸椎棘突下旁开3寸处	胃痛、呕吐、腹胀、便秘、脊背痛	斜刺0.5～1寸	
肓门	第1腰椎棘突下旁开3寸处	上腹痛、便秘、乳腺炎	斜刺1～1.5寸	
志室	第2腰椎棘突下旁开3寸处	遗精、阳痿、小便不利、水肿、腰脊强痛	直刺1～1.5寸	
胞肓	第3骶椎棘突下旁开3寸处	肠炎、腹胀、腰背痛、尿潴留	直刺0.5～1寸	
秩边	第4骶椎棘突下旁开3寸处	膀胱炎、痔疮、下腰痛、坐骨神经痛、下肢瘫痪、麻木	直刺1～2寸	
合阳	委中穴直下2寸，在委中穴与承山穴联线上	腰腿痛、下肢麻痹	直刺1～2寸	
承山	用力伸足，在小腿后面正中出现“人”字的凹陷处。如“人”字不显，可从委中穴与昆仑穴连线的中点处取之	腓肠肌痉挛、腰背痛、腿痛、瘫痪、脱肛、痔疮	直刺1～2寸	
飞扬	外踝后昆仑穴上7寸	目痛、目眩、腰腿痛、肾炎、膀胱炎、小腿无力	直刺1～1.5寸	络穴
昆仑	外踝尖与跟腱连线中点	脚跟痛、下肢瘫痪、坐骨神经痛、腰背痛、头项强痛	直刺0.5～1寸，或透刺太溪穴	经穴

续表

穴名	取穴方法	主治	针法	备注
仆参	外踝后下方，昆仑穴直下 1.5 寸，跟骨旁凹陷处	踝跟部疼痛、下肢痿软无力，足跟痛	直刺 0.3 ～ 0.5 寸	
申脉	外踝下缘下 0.5 寸凹陷处	踝关节痛、腰腿痛、下肢无力、头痛、眩晕、梅尼埃综合征、癫痫	直刺 0.3 ～ 0.5 寸	八脉交会穴（通阳跻脉）
金门	外踝前下方，第 5 跖骨粗隆后方凹陷处	踝关节痛、腰腿痛、小儿惊风、癫痫	直刺 0.3 ～ 0.5 寸	膀胱经郄穴
通谷	第 5 跖趾关节前外侧凹陷	头痛、项强、目眩、鼻衄	直刺 0.2 ～ 0.3 寸	荥穴

8. 足少阴肾经

穴名	取穴方法	主治	针法	备注
太溪	内踝尖与跟腱连线的凹陷中	肾炎、膀胱炎、遗尿、月经不调、下肢瘫痪	直刺 0.5 ～ 1 寸，或透刺昆仑穴	输穴，原穴
水泉	太溪穴直下 1 寸，跟骨结节内侧前上部凹陷处	月经不调、子宫脱垂、小便不利、近视	直刺 0.3 ～ 0.5 寸	肾经郄穴
照海	内踝尖直下 1 寸处	月经不调、子宫脱垂、扁桃体炎、神经衰弱、癫痫	直刺 0.5 ～ 1 寸	八脉交会穴（通阴跻脉）
复溜	太溪穴直上 2 寸	肾炎、睾丸炎、盗汗、腹泻、腰痛	直刺 1 ～ 1.5 寸	经穴
筑宾	太溪穴直上 5 寸，胫骨内侧缘后约 2 寸	腓肠肌痉挛、癫痫、精神病	直刺 1 ～ 2 寸	
阴谷	正坐屈膝，腘窝横纹内侧端，两筋间取之	膝痛、下腹胀痛、生殖系统疾病	直刺 1 ～ 2 寸	合穴

续表

穴名	取穴方法	主治	针法	备注
横骨	脐下曲骨穴旁开0.5寸	小便不利、疝痛、遗尿、遗精、阳痿	直刺1～2寸	
大赫	横骨穴上1寸，中极穴旁开0.5寸	阴部痛、遗精、白带过多	直刺1～2寸	
气穴	横骨穴上2寸，关元穴旁开0.5寸	月经不调、腹泻	直刺1～2寸	
四满	横骨穴上3寸，石门穴旁开0.5寸	崩漏、产后腹痛、腹泻	直刺1～2寸	
阴都	肓俞穴上4寸，中脘穴旁开0.5寸	肠鸣、腹胀、腹痛	直刺1～2寸	
通谷	肓俞穴上5寸，上脘穴旁开0.5寸	呕吐、腹泻、腹胀、腹痛	直刺1～2寸	
幽门	肓俞穴上6寸，巨阙穴旁开0.5寸	胸痛、嗳气、呕吐、腹泻	直刺1寸	
神藏	紫宫穴旁开2寸，第2肋间处	咳喘、呕吐、肋间神经痛	斜刺0.5～1寸	
俞府	璇玑穴旁开2寸，锁骨内端下缘凹陷处	咳喘、胸痛、呕吐	斜刺0.5～1寸	

9.手厥阴心包经

穴名	取穴方法	主治	针法	备注
天池	乳头外1寸，第4肋间处	胸胁痛、腋下肿痛	斜刺0.5寸	
天泉	腋前皱襞尽头下2寸处，肱二头肌的两头之间	胸胁痛、咳嗽、背及上臂内侧痛	直刺1～1.5寸	
曲泽	在肘横纹上，肱二头肌腱尺侧缘	心悸、心痛、肘臂痛、手颤	直刺1～1.5寸	合穴

续表

穴名	取穴方法	主治	针法	备注
郄门	腕横纹正中直上 5 寸，两筋之间	心动过速、心绞痛、胸膜炎、乳腺炎、神经衰弱	直刺 1 ～ 1.5 寸	心包经郄穴
间使	内关穴上 1 寸，两筋之间	心慌、心跳、胃痛、呕吐、热病、疟疾、癫痫、臂痛	直刺 0.5 ～ 1 寸	经穴
内关	腕横纹正中直上 2 寸，两筋之间	胸胁痛、胃痛、心慌、心跳、呃逆、恶心、呕吐、哮喘、咽喉肿痛、癔病、癫痫	直刺 0.5 ～ 1 寸，或透刺外关穴	络穴八脉交会穴之一
大陵	腕关节掌侧第 1 横纹正中，两筋之间	心肌炎、肋间神经痛、扁桃体炎、精神病	直刺 0.5 ～ 0.8 寸	输穴，原穴
劳宫	握拳，中指指尖对掌心处（在第 2、3 掌骨之间）	胁痛、中风昏迷、中暑、小儿惊风、精神病、癔病	直刺 0.3 ～ 0.5 寸	荥穴
中冲	中指尖中央，距指甲约 0.1 寸许	心绞痛、头痛、休克、耳鸣	直刺 0.1 寸，或点刺出血	井穴

10. 手少阳三焦经

穴名	取穴方法	主治	针法	备注
关冲	无名指尺侧端，距指甲角约 0.1 寸许	头痛、咽喉肿痛、发热、肘臂痛不能举	直刺 0.1寸，或点刺出血	井穴
液门	第 4、5 指缝间，指蹼缘后 0.5 寸许	头痛、结膜炎、耳聋、咽喉肿痛、手臂痛、疟疾	直刺 0.3 ～ 0.5 寸	荥穴

续表

穴名	取穴方法	主治	针法	备注
阳池	腕背横纹中央稍偏尺侧凹陷处，指总伸肌腱尺侧	手腕痛、肩背痛、疟疾	直刺 0.3 ~ 0.5 寸	三焦经原穴
外关	腕背横纹正中上 2 寸，两骨之间	上肢关节痛、麻痹、偏瘫、腮腺炎、耳聋、耳鸣、落枕	直刺 0.5 ~ 1 寸	络穴，八脉交会穴（通阳维脉）
支沟	外关穴上 1 寸	肩臂酸痛、便秘	直刺 0.5 ~ 1 寸	经穴
三阳络	支沟穴上 1 寸，两骨之间	耳聋、臂痛、失语	直刺 0.5 ~ 1 寸	
天井	尺骨鹰咀上方，屈肘时呈凹陷处	偏头痛、胸臂痛、颈肩痛、瘰疬	直刺 0.5 ~ 1 寸	合穴
臑会	在肩髎穴与尺骨鹰嘴连线上，当三角肌止点后缘处	肩臂痛	直刺 1 ~ 2 寸	
肩髎	肩峰的后下际，上臂外展平举，肩髃穴后约 1 寸的凹陷处	肩痛、臂痛不能举	直刺 1 ~ 1.5 寸	
天髎	肩峰突起与大椎穴连线之中点，肩井穴后约 1 寸	肩臂痛、臂痛不能举、肩胛痛、颈项部疼痛	直刺 0.5 ~ 1 寸	
翳风	乳突前下方凹陷处，与耳垂平齐，张口取之	耳聋、耳鸣、面神经麻痹	直刺 1 ~ 1.5 寸	
角孙	耳壳向前曲折，耳尖正上方入发际处	面部红肿、角膜云翳、牙痛	斜刺 0.2 ~ 0.3 寸	
耳门	听宫穴上方，与耳屏上切迹相平处，张口取之	耳聋、耳鸣、中耳炎、牙痛	张口稍向下斜刺 1 ~ 1.5 寸	

11. 足少阳胆经

穴名	取穴方法	主治	针法	备注
听会	听宫穴下方，与耳屏切迹相平，张口取之	耳聋、耳鸣、中耳炎、牙痛、面神经麻痹、下颌关节炎	张口直刺 1 ～ 1.5 寸	
曲鬓	耳上水平线与耳前垂直线交点	颔颊部肿胀、张口困难、头痛、项强	直刺 0.3 ～ 0.5 寸	
率谷	耳尖直上入发际 1.5 寸，咀嚼时牵动处	偏头痛	斜刺 0.3 ～ 0.5 寸	
天冲	率谷穴后 0.5 寸，耳根上后方入发际 2 寸处	头痛、牙龈肿痛、癫痫	斜刺 0.5 ～ 0.8 寸	
完骨	耳后乳突后下方凹陷处，俯首取之	耳鸣、牙痛、颊肿、面神经麻痹	斜刺 0.5 ～ 0.8 寸	
风池	颈后枕骨下，与乳突下缘相平，大筋外侧凹陷处	头痛、眼病、鼻炎、感冒、中风、偏瘫、耳聋、耳鸣	针尖向对侧眼窝方刺 1 ～ 1.5 寸，或透刺对侧风池穴	
日月	期门穴直下 1 肋，即第 7 肋间	胃痛、肝炎、胆囊炎、呃逆	斜刺 0.5 ～ 1 寸	
京门	第 12 肋游离端	肾炎、肋间神经痛	直刺 0.5 ～ 1 寸	募穴
带脉	从 11 肋端与 12 肋端连线中点引线下行与脐相平处	子宫内膜炎、膀胱炎、腰胁背痛、月经不调	直刺 1 ～ 2 寸	
五枢	带脉穴前下 3 寸，平关元穴，髂前上棘之前方	下腹痛、腰痛、子宫内膜炎、睾丸炎	直刺 1 ～ 2 寸	
维道	五枢穴下 0.5 寸	子宫内膜炎、下腹痛、习惯性便秘	直刺 1 ～ 2 寸	

续表

穴名	取穴方法	主治	针法	备注
居髎	维道穴后下方3寸，屈髋时股横纹尽处。又法：髂前上棘与大转子最高点连线中点凹陷处	腰腿痛、下腹痛、睾丸炎、子宫内膜炎、膀胱炎	直刺1～2寸	
环跳	股骨大转子的后方，并足直立时出现的凹陷处。常用两种取穴方法：①侧卧，伸下腿，屈上腿成90°，术者拇指指关节横纹压在大转子上，指尖向脊柱，拇指尖到达处。②侧卧或俯卧，尾骨尖上2寸（骶管裂孔）与股骨大转子连线的外1/3与内2/3交界处	腰腿痛、坐骨神经痛、下肢麻痹、瘫痪	直刺2～3寸	
风市	直立，两手自然下垂贴于大腿外侧，中指尖所到之处	下肢关节痛、下肢麻痹、瘫痪、坐骨神经痛	直刺1.5～3寸	
膝阳关	股骨外髁上方凹陷处，屈膝取穴时，阳陵泉穴上3寸。又：股骨外髁之后方	膝关节痛、下肢麻痹、瘫痪	直刺1～2寸	
阳陵泉	屈膝，小腿外侧，腓骨小头前下缘凹陷处	膝关节痛、坐骨神经痛、偏瘫、胸胁痛、胆囊炎	直刺1.5～2寸，或透刺阴陵泉穴	合穴，胆之下合穴，八会穴之筋会
光明	外踝尖直上5寸，腓骨后缘	近视、夜盲、视神经萎缩、偏头痛、小腿外侧痛、乳腺炎、产后乳汁少	直刺1～2寸	络穴
阳辅	外踝尖直上4寸，腓骨后缘	腰痛、膝关节炎、全身痛	直刺1～2寸	经穴

续表

穴名	取穴方法	主治	针法	备注
悬钟（绝骨）	小腿外侧，外踝尖上 4 寸，腓骨前缘	膝及踝关节痛、胁痛、落枕、半身不遂	直刺 1 ～ 1.5 寸，或透刺三阴交穴	八会穴之髓会
丘墟	外踝前下方凹陷处	腋窝淋巴结炎、胸胁痛、胆囊炎、坐骨神经痛、疟疾	斜刺 0.5 ～ 1 寸	原穴

12. 足厥阴肝经

穴名	取穴方法	主治	针法	备注
大敦	足大趾外侧，距甲角 0.1 寸许	子宫脱垂、疝痛、崩漏、遗尿	直刺 0.1 寸	井穴
行间	足拇趾、次趾趾缝间，距趾蹼缘后约 0.5 寸处	头痛、目眩、头顶痛、青光眼、月经过多、小儿惊风、肋间神经痛、盗汗	斜刺 0.5 ～ 1 寸	荥穴
太冲	第 1、2 跖骨结合部之前凹陷处	头顶痛、目眩、高血压、崩漏、闭经、乳腺炎	直刺 0.5 ～ 1 寸	输穴、原穴
中封	内踝下缘前 1 寸，肌腱内侧，踝关节背屈时呈凹陷处	下腹痛、尿闭、疝痛、遗精、阴茎痛	直刺 0.3 ～ 0.5 寸	经穴
膝关	胫骨内踝后下方，当阴陵泉穴后约 1 寸许	膝关节痛	直刺 1 ～ 2 寸	
曲泉	股内侧腘窝横纹端，股骨内踝之后，半膜肌停止部的前缘	子宫脱垂、阴部痒痛、小便不利、遗精、膝痛、大腿内侧痛	直刺 1 ～ 2 寸	合穴
足五里	大腿内侧阴廉穴下 1 寸处	下腹胀、尿闭、遗尿、阴囊湿疹	直刺 1 ～ 3 寸	

续表

穴名	取穴方法	主治	针法	备注
阴廉	耻骨联合上缘中点旁开 2.5 寸再下 2 寸处	股内侧痛、白带过多、月经不调	直刺 1 ～ 2 寸	
章门	侧卧，第 11 肋浮游端稍下处	呕吐、腹胀、腹泻、肝炎、胸胁痛	斜刺或直刺 0.8 ～ 1 寸	脾经募穴，八会穴之脏会
期门	不容穴旁开 1.5 寸，第 6 肋间处。又：在第 9 肋软骨附着部稍下方	胸膜炎、肋间神经痛、肝炎、消化不良	斜刺 0.5 ～ 1 寸	肝经募穴

13. 督脉

穴名	取穴方法	主治	针法	备注
长强	尾骨尖直下 0.5 寸处	痔疮、脱肛、腰背痛	取膝胸位，向上斜刺 1 ～ 1.5 寸	络穴
腰俞	骶骨与尾骨连接处，在椎管裂孔中	腰骶疼痛、月经不调、痔疮、脱肛、下肢麻痹、瘫痪	稍向上斜刺 0.5 ～ 1 寸	
阳关	第 4 腰椎棘突下	腰骶疼痛、下肢瘫痪、月经不调、遗精、阳痿、肠炎、腹泻	稍向上斜刺 0.5 ～ 1 寸	
命门	第 2 腰椎棘突下	腰痛、遗尿、阳痿、遗精、白带多、子宫内膜炎、附件炎、头痛、耳鸣	稍向上斜刺 0.5 ～ 1 寸	
悬枢	第 1 腰椎棘突下	腰背痛、消化不良、肠炎、腹泻	稍向上斜刺 0.5 ～ 1 寸	
灵台	第 6 胸椎棘突下	哮喘、支气管炎、腰背痛、胃痛	稍向上斜刺 0.5 ～ 1 寸	
身柱	第 3 胸椎棘突下	支气管炎、肺炎、胸痛、背痛、精神病、小儿惊痫	稍向上斜刺 0.5 ～ 1 寸	

续表

穴名	取穴方法	主治	针法	备注
陶道	第 1 胸椎棘突下	疟疾、头痛、项背强痛、癫痫、精神病	稍向上斜刺 0.5 ~ 1 寸	
大椎	第 7 颈椎棘突下	热病、外感、疟疾、项强、背痛、支气管炎、哮喘、瘫痪、癫痫、精神病	稍向上斜刺 0.5 ~ 1 寸	
哑门	第 1、2 颈椎棘突间，入后发际 0.5 寸处	脑性瘫痪、头痛、癫痫、聋哑、精神病	直刺 0.5 ~ 1 寸，不可向上斜刺、深刺	
风府	后发际正中上 1 寸，相当枕骨粗隆直下凹陷处	感冒、头痛、项强痛、精神病、中风不语	直刺 0.5 ~ 0.8 寸	
后顶	强间穴直上 1.5 寸	头痛、项强、目眩、呕吐	斜刺 0.5 ~ 0.8 寸	
百会	后发际正中上 7 寸，相当头顶正中线与两耳尖连线之交点处	头痛、头晕、脱肛、子宫脱垂、中风不语、精神病	斜刺 0.5 ~ 1 寸，或透刺四神聪	
前顶	百会穴前 1.5 寸	头顶痛、眩晕、颜面红肿、小儿惊风	斜刺 0.5 ~ 0.8 寸	
神庭	前发际正中上 0.5 寸	前头痛、眩晕、鼻炎、癫痫、惊悸、失眠	斜刺 0.5 ~ 0.8 寸	
素髎	鼻之尖端	鼻炎、鼻衄、鼻疖、酒糟鼻、休克	直刺 0.2 ~ 0.3 寸	
水沟	人中沟中、上 1/3 交界处	休克、虚脱、中暑、昏迷、癔病、癫痫、急性腰扭伤	向上斜刺0.3 ~ 0.5 寸	

14. 任脉

穴名	取穴方法	主治	针法	备注
会阴	男子为阴囊根部与肛门的中间，女子为大阴唇后联合与肛门连线的中间	痔疮、阴道炎、阴茎痛、闭经、遗精、子宫脱垂、溺水窒息	直刺 0.5 ~ 1 寸	

续表

穴名	取穴方法	主治	针法	备注
曲骨	耻骨联合中点上缘	遗尿、小便不利、阳痿、遗精、白带多，子宫收缩不全、会阴瘙痒	直刺 1 ～ 1.5 寸	
中极	前正中线脐下 4 寸	泌尿生殖系统疾患（同关元穴）	直刺 1 ～ 2 寸	膀胱经募穴
关元	前正中线脐	腹痛、腹泻、痢疾、月经不调、痛经、白带多、盆腔炎、阳痿、遗精、遗尿、尿闭、尿频、尿痛、蛔虫症	直刺 1 ～ 2 寸	小肠经募穴
石门	前正中线脐下 2 寸	腹胀、水肿、小便不利、崩漏、闭经、白带多	直刺 1 ～ 2 寸	三焦经募穴
气海	前正中线脐下 1.5 寸	腹胀、腹痛、崩漏、月经不调、遗尿、遗精、神经衰弱	直刺 1 ～ 2 寸，气虚体弱者多用灸法	
阴交	前正中线脐下 1 寸	尿道炎、子宫内膜炎、月经不调、产后腹痛、恶露不净、阴痒、疝痛	直刺 1 ～ 2 寸	
神阙（脐中）	脐之止中	慢性肠炎、慢性痢疾、水肿、腹痛、脱肛	灸	禁针
水分	前正中线脐上 1 寸	小便不利、水肿、腹泻	直刺 1 ～ 2 寸	
下脘	前正中线脐上 2 寸	胃痛、消化不良、胃下垂、肠炎	直刺 1 ～ 2 寸	
建里	前正中线脐上 3 寸	胃痛、呕吐、消化不良、水肿、腹膜炎	直刺 1 ～ 2 寸	
中脘	前正中线脐上 4 寸	胃炎、溃疡病、腹胀、呕吐、腹泻、便秘、消化不良、高血压、神经衰弱、精神病	直刺 1 ～ 2 寸，或透刺下脘、鸠尾、梁门等穴	胃经募穴，八会穴之腑会

续表

穴名	取穴方法	主治	针法	备注
上脘	前正中线脐上 5 寸	胃炎、溃疡病、呕吐、腹胀、呃逆	直刺 1 ～ 2 寸	
巨阙	前正中线脐上 6 寸	心慌、心跳、胃痛、呕吐	向下斜刺 1 寸	心经募穴
鸠尾	剑突下，相当脐上 7 寸	心痛、胃痛、呕吐、呃逆、癫痫、精神病	向下斜刺 0.5 ～ 1 寸	
中庭	前正中线平第五肋间，相当膻中穴下 1.6 寸	咳嗽、哮喘、小儿吐奶、呕吐	斜刺 0.3 ～ 0.5 寸	
膻中	前正中线平第四肋间（两乳之间）	咳嗽、哮喘、胸闷、胸痛、乳腺炎、乳汁不足、肋间神经痛	向上或向下横刺 0.5 ～ 1 寸。向乳根方向透刺可治乳部疾患。向上透刺华盖穴，对哮喘有效	心包经募穴
玉堂	前正中线膻中穴上 1.6 寸，横平第 3 肋间	支气管炎、哮喘、胸膜炎、呕吐	斜刺 0.3 ～ 0.5 寸	
紫宫	前正中线，横平第 2 肋间	支气管炎、肺结核、胸膜炎	斜刺 0.3 ～ 0.5 寸	
天突	胸骨上缘凹陷处	哮喘、气管炎、咽炎、甲状腺肿大、呕吐	先直刺 0.2 寸，然后转向下沿胸骨后刺入 1 ～ 1.5 寸。	不宜过深
廉泉	喉结上方凹陷处	支气管炎、咽喉炎、哮喘、舌炎、流涎、中风后语言不清	向上斜刺 0.5 ～ 1 寸	
承浆	颏唇沟之中央凹陷处	面神经麻痹、牙关紧闭、牙痛、流涎、头项强痛	斜刺 0.3 ～ 0.5 寸	

经外奇穴表

穴名	取穴方法	主治	针法	备注
四神聪	百会穴前后左右各1寸处	头痛、眩晕、癫痫、精神病	斜刺0.3～0.5寸	
印堂	两眉头连线之中点	前头痛、眩晕、鼻病、眼病、高血压、小儿惊风	斜刺0.3～0.5寸	
鱼腰	眼平视，瞳孔直上眉中心凹陷处	角膜翳、角膜炎、睑缘炎、面神经麻痹、眼肌麻痹	斜刺0.3～0.5寸	
太阳	眉梢与眼外眦之间向后1寸许的凹陷处	头痛、眼病	斜刺0.5～1寸	
鼻通	鼻骨下凹陷中，鼻唇沟上端尽处	屈光不正、鼻炎、鼻塞、鼻部疖疮	向内上方斜刺0.3～0.6寸	
耳尖	耳壳上之尖端，折耳取之	沙眼、角膜翳、偏头痛、耳聋	直刺0.1～0.2寸	
耳后静脉三条	耳壳背面三条静脉上各一穴	麦粒肿、结膜炎、皮肤病、甲状腺肿	点刺放血	
翳明	乳突下缘、翳风穴后1寸处	近视、远视、夜盲、白内障、失眠	直刺或稍偏向前刺1～1.5寸	
牵正	耳垂前0.5～1寸	面神经麻痹、口腔溃疡	向前斜刺0.3～0.5寸	

续表

穴名	取穴方法	主治	针法	备注
金津、玉液	舌系带两侧静脉上，左为金津，右为玉液	口腔炎、舌肿、呕吐	点刺出血	
崇骨	第 6 颈椎棘突下	感冒、疟疾、颈项强痛、肺结核、支气管炎、癫痫，亦用于催吐	斜刺 0.5 ～ 1 寸	
止泻	脐下 2.5 寸	痢疾、肠炎	直刺 1.5 ～ 2 寸	
定喘	大椎穴旁开 0.5 寸	哮喘、支气管炎、上肢瘫痪	直刺 1 寸许	
结核穴	大椎穴旁开 3.5 寸	肺结核及其他结核病	直刺 0.5 ～ 0.8 寸	
胃脘下俞	第 8 胸椎棘突下旁开 1.5 寸处	糖尿病、肋间神经痛、胸膜炎、支气管炎、呕吐、腹痛	斜刺 0.5 ～ 1 寸	又名胰俞、膵俞
痞根	第 1 腰椎棘突下旁开 3.5 寸处	肝脾肿大、胃炎、肠炎、腰痛	直刺 1 ～ 1.5 寸	
腰眼	第 4 腰椎棘突下旁开 3.8 寸处	腰痛、睾丸炎、妇科病	直刺 1.5 ～ 2 寸	
十七椎下	第 5 腰椎棘突下凹陷处	腰痛、腿痛、下肢瘫痪、妇科病	直刺 1.5 ～ 2 寸	
腰奇	第 2 骶椎棘突下凹陷处	癫痫	向上斜刺 1 ～ 2 寸	
臀中	以股骨大转子至坐骨结节连线为底边，向上做一等边三角形，三角形的顶点处	坐骨神经痛、下肢偏瘫、小儿麻痹后遗症、荨麻疹、足冷	直刺 2 ～ 3 寸	

续表

穴名	取穴方法	主治	针法	备注
环中	环跳穴与腰俞穴连线之中点	坐骨神经痛、腰痛、腿痛	直刺 2 ~ 3 寸	
华佗夹背穴	第 1 胸椎棘突下至第 5 腰椎棘突下，每椎棘突下旁开 0.5 寸处，计 17 对，左右共 34 穴	肺结核、哮喘、胃肠病、肝胆及泌尿生殖系统疾患、神经衰弱、腰背痛、肢体瘫痪	直刺 1 寸左右。根据病情一次选用数穴，轮换使用，或针灸同用，或一针透刺数穴，或用梅花针	
十宣	两手十指尖端，距指甲约 0.1 寸许	用于急救如昏迷、中暑、小儿惊风、癔病、癫痫发作	点刺出血	
四缝	第 2、3、4、5 指掌面近端指关节横纹中点	疳积、百日咳	浅刺，从针孔中挤出少许黄白色透明液体	
八邪	手背相邻两掌骨小头之间、左右共 8 穴	指掌关节炎、手背红肿、麻痹、头痛、牙痛、蛇咬伤	斜刺 0.5 ~ 1 寸，或浅刺出血	
臂中	腕横纹与肘横纹中点连线之中点，两骨之间	上肢偏瘫、痉挛、前臂神经痛、癔病	直刺或透刺至对侧皮下	又名手逆注
扭伤穴	稍屈肘，半握拳，掌心向内，阳池穴与曲池穴连线的上 1/4 与下 3/4 交界处	急性腰扭伤	直刺 1.2 寸，强刺激，同时让患者不断活动腰部	
抬肩	肩峰前下 1.5 寸	上肢瘫痪、小儿麻痹后遗症	直刺 1 ~ 2 寸	
肩三针	肩髃：见大肠经穴；肩前：在腋前皱襞尽头上 1 寸；肩后：在腋后皱襞尽头上 1.5 寸	肩关节痛、手不能高举、上肢瘫痪、麻痹	直刺 1 ~ 2 寸	

续表

穴名	取穴方法	主治	针法	备注
八风	足背相邻两个跖骨小头之间，左右共8穴（包括内庭、行间两穴）	头痛、牙痛、月经不调、疟疾、足背红肿、蛇咬伤	斜刺0.5～1寸，或浅刺出血	
内膝眼	髌骨尖两旁凹陷处（外侧凹陷处即犊鼻穴）	膝关节炎	斜刺0.7～1寸，或透刺对侧外膝眼（犊鼻）	
阑尾	足三里穴下2寸处	急、慢性阑尾炎，抬腿无力，偏瘫	直刺2～3寸	
胆囊点	阳陵泉穴下1横指处	急、慢性胆囊炎，胆石症、胆道蛔虫症	直刺2～3寸	
四强	髌骨上缘中点上4.5寸	下肢麻痹、瘫痪	直刺1.5～2寸	
百虫窝	血海穴上1寸处	荨麻疹、湿疹	直刺2～3寸	

手针穴位表

穴名	取穴方法	主治
腰腿点	手背腕横纹下 1.5 寸，第二伸指肌腱桡侧及第四伸指肌腱尺侧处左右共 4 穴	腰腿痛，以急性扭伤效果较好
夜尿点	掌面小指远端指关节横纹中点处	夜尿、尿频
足跟点	大陵穴与胃肠点连线中点处	足跟痛